間‧歇‧斷‧食‧減‧重
〔全指南〕

避開讓你失敗的斷食地雷，
量身訂做專屬你的無痛苦減重計畫

FAST. FEAST. REPEAT

The Comprehensive Guide to Delay, Don't Deny® Intermittent Fasting - Including the 28-Day FAST Start

Gin Stephens
琴‧史蒂文斯

駱香潔　譯

這本書獻給世界各地每一個正在間歇斷食的你，
包括新手與經驗豐富的老手。

給新手：歡迎你奔向自由！在間歇斷食的漫漫長路上，你可以把這本書當成珍貴的參考書。隨時拿起來溫習！有些資訊第一次看不懂，得看第二次、第三次或第四次才能領悟。隨著斷食經驗愈來愈豐富，你的觀念也會漸漸轉變，包括剛開始斷食的時候一知半解的觀念。請答應我，你會偶爾翻開這本書溫故知新。一年後，你由內到外都將煥然一新。

給間歇斷食老手，尤其是看過我第一本書《耐心等待，不要壓抑》（ *Delay, Don't Deny* ）的讀者：只要是跟間歇斷食有關的問題，看這本書就對了！這本新書在科學方面的探究更加深入，我希望你看這本書的時候，會有「原來如此！」的感覺。老實說，雖然我已有多年的間歇斷食經驗，但我依然每天都在學習相關新知。

給所有的讀者，無論你是新手還是老手：希望間歇斷食能把你從眼花撩亂的飲食法中拯救出來，因為你將學會耐心等待，晚一點再吃，而不是都不吃。

目次

Part III　重複循環

推薦序

「謝謝你介紹我認識『耐心等待，不要壓抑』的間歇斷食法！這個方法改變我的一生！」

　　我是內科醫師，在我將近二十年的基礎醫療生涯中，偶爾會碰到病患展現興高采烈的情緒。但自從我開始推廣間歇斷食（尤其是看了琴‧史蒂文斯的著作《耐心等待，不要壓抑》〔*Delay, Don't Deny*，暫譯〕之後），病患的興高采烈變成一種常態。做為基礎醫療的醫師，推薦琴的第一本書是我給病患最有成效的建議。以我的病患來說，這本書的效用超越任何醫療、健康計畫與飲食法。我自己也已習慣這樣的生活方式，不但能有效減重、體力變好，甚至連關節痛也在不知不覺中神奇消失。間歇斷食是一種非常簡單、非常靈活的生活習慣。除了平常在家之外，外出旅行與特殊的慶祝場合也絲毫不麻煩。享用美食與斷食真的可以同時並存。我間歇斷食已將近兩年，完全沒有恢復「一日三餐外加點心」的念頭！

　　琴完成了第二本間歇斷食著作。她以第一本書的科學實證為基礎，繼續指引讀者如何在生活中實踐間歇斷食！《間歇斷食減重全

指南》是一本資訊豐富、深入淺出的指南，除了說明間歇斷食的科學原理，也介紹各種方法與技巧，讓間歇斷食變得既實用又簡單。她像老師一樣用深入淺出的方式拆解複雜的科學觀念。看這本書的時候，你甚至會覺得自己正在跟作者交談、討論。琴的文筆非常溫馨、親切、平易近人。

琴的二十八天「FAST開跑」是進入與調整斷食／進食模式的絕佳妙方：你的身體會慢慢療癒，同時開始燃燒體脂肪。而看完「純淨斷食挑戰」，你會明白純淨斷食為什麼能讓間歇斷食變成一種生活習慣，而不是短暫的節食。本書提供純淨斷食的最新資訊與明確作法，同時針對幾種斷食模式（包括隔日斷食、18:6、19:5、OMAD〔一日一餐〕等等）有比過往更加深入的介紹。

二〇一九年十二月，《新英格蘭醫學期刊》（*New England Journal of Medicine*）裡有一篇分析間歇斷食健康益處的論文，這篇文章除了驗證我對間歇斷食的健康信念，也明確指出間歇斷食不只是限制熱量：「間歇斷食與減重效果不可一概而論。間歇斷食的好處還包括：調節血糖、血壓與心律，提升耐力訓練的成效，削減腹部脂肪。」換成日常用語，這句話的意思是雖然間歇斷食經常用來減重，但是間歇斷食有更多健康益處：降血壓、降低糖尿病風險／改善糖尿病、減少對有害健康的腹部脂肪。這篇文章也提到間歇斷食的益處與神經退化性疾病、降低罹癌風險、長壽、血脂異常、胰島素抗性及發炎有關。這意味著間歇斷食就是「仙丹」。它是我們企盼已久的良方。從我開始執業以來，這是我第一次能夠為病患減藥或停藥。病患減少或停用降血壓、降血糖與降膽固醇藥物的情

況不再少見。以上這幾種效果，若是藥廠或飲食法業界能穩定提供其中一種，肯定會暢銷到賺大錢。我們很幸運，因為完全免費的間歇斷食能帶來上述的每一種效果，而不是只有一種！

　　不管你是對斷食感到好奇，已經準備好嘗試斷食，還是早有豐富斷食經驗的人，這本書對你來說都極具參考價值。你還在等什麼？現在就加入這場健康革命！

茉莉・桑德爾（Julie Sandell）

骨療醫師（DO）、家醫內科

愛荷華州，錫達福爾斯（Cedar Falls, Iowa）

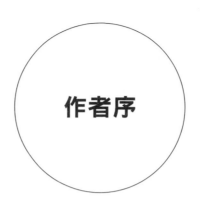

作者序

改變人生，
就從現在開始！

　　你好！我是琴‧史蒂文斯，很高興你選擇這本書！今天是令人興奮的日子，因為你終於要走下名為「節食」的雲霄飛車，進入適合自己的生活習慣。我將在這本書裡介紹一套超棒的身心健康策略叫「間歇斷食」，而且在你閱讀的過程中，我希望你記得主導間歇斷食的人是你，不是我。你可以選擇你要吃什麼、何時吃。你是最了解自己身體的專家，而今天就是你拿回掌控權的日子。我們把身體的主導權交給別人，遵循「專家」口中的飲食計畫與規則。但是，這本書不一樣。我們將攜手為你的身體量身打造最適當的健康計

畫，你也將學會如何調整最適合自己的改變。

　　容我先介紹一下自己。我是誰？為什麼我會寫這本書？我想說明我受過哪些專業訓練，希望你能知道我是怎樣的人，但最重要的是了解我不具備哪些資格。

　　我大學主修基礎教育，擁有自然科學碩士學位與資優教育博士學位。我是老師，受過開發課程與傳授資訊的專業訓練。我擁有豐富的科學知識，也學過研究方法。我懂得如何閱讀與理解科學論文，再以通俗的方式解釋給別人聽。我當過二十八年的小學老師，所以我有一顆老師的心。我帶過資優生，所以擅長提問。我受過科學與研究訓練，所以深知科學研究的優點與限制。

　　我不具備以下資格：我不是專業醫療人士、不是營養學家，也不是實驗室裡的研究員。你在閱讀這本書的時候，隨時都能查閱我提供的參考資料，確認我說的話是否屬實。我保證我不會像許多作家那樣曲解科學論文的意思。（這是健康書籍的通病。這種情況發生的次數多到我已數不清：我看到作者提出一個主張，去查了作者參考的那篇研究論文，結果發現我們對同一篇論文的詮釋截然不同。原本的研究根本沒有提到作者宣稱的主張。我保證我不會做這樣的事。）

　　二〇一六年我寫了第一本書《耐心等待，不要壓抑》。當時寫書的契機是我自己成功減重三十二公斤，而且沒有復胖，我想分享我對間歇斷食的了解。「耐心等待，不要壓抑」是我減重的大功臣。那本書是我的驕傲，它在亞馬遜網站的減重書籍排行榜中名列第一。數以萬計的讀者因為這本書認識了間歇斷食，我非常開心。但

隨著研究日新月異，提供新建議的新書也應與時俱進。我很高興能與各位分享《間歇斷食減重全指南》。這本新書對科學研究的探討比我的前一本著作更加深入，所以就算你看過前作，也能從這本書裡獲得更多新知。

除了寫書之外，我也主持了兩個深受好評的間歇斷食podcast節目：The Intermittent Fasting Podcast（間歇斷食Podcast）專門回答聽眾針對斷食提出的各種問題；Intermittent Fasting Stories（間歇斷食的故事）剖析來自世界各地的間歇斷食真實案例，他們分享了間歇斷食碰到的困難與成功，發人深省。

我的親身經歷使我對間歇斷食以及同伴們所面臨的挑戰知之甚詳。二〇一五年我成立了一個小小的線上互助團體，後來它擴展成好幾個線上互助團體，吸引了數十萬名會員，來自七大洲。（沒錯，我們有一個駐紮在南極洲的會員！）我花了幾年的時間追蹤並支持互助團體的會員，因此說到幫助別人建立合適的間歇斷食習慣，我有豐富的實際經驗。我知道大家會問什麼問題，也知道常見的錯誤有哪些。在你碰到困難時，我知道你可以嘗試哪些調整。我的建議雖然嚴格，但不會過分嚴厲，符合你的需要：間歇斷食看似容易，卻不一定簡單！我將在這本書裡傾囊相授，幫助你打造專屬於你的間歇斷食習慣。

以上就是我的專業背景。你或許也想知道：我跟你有什麼相似之處？我對飲食法與體重管理的艱辛有什麼了解？

我跟許多讀者一樣，成年後花費大把時間對食物、節食與體重斤斤計較。從童年期到青少年期，我幾乎一路旁觀母親為了控制體

重苦苦掙扎，不知不覺把這種掙扎視為理所當然：控制飲食、批評自己的身材、吃進（或沒吃進）嘴裡的每一口食物都有分「好」與「壞」。這當然不是我母親的錯，因為這種執念無所不在。滑手機時一定會看到各種「神奇效果」的減重產品廣告。超商跟雜貨店的八卦小報上也有「來自雨林的神祕草藥，一個星期就能瘦三個尺碼！」之類的廣告。朋友相聚肯定會聊到最近流行的奇蹟飲食法，你的朋友現在只吃月光下採收的食材。沒錯！各式各樣「驚人」與「奇蹟」的飲食法全方位轟炸我們。只要我們能找到那神奇的飲食法、補充品或草藥，減重難題就可迎刃而解，一勞永逸。問題出在我們就是找不到，所以在各家飲食法與減重計畫之間來回游移。昂貴卻無用的產品捨不得丟掉，只好通通塞進抽屜裡，說不定哪天心血來潮會想再試一次，說不定這次會有用。

當然，這些方法能幫我們減掉一些體重。我每次嘗試新方法的時候，一開始總是成效斐然，但隨著我對每天限制飲食感到厭倦之後，效果很快就消退了。無論是咬緊牙關計算數字（熱量、點數、脂肪公克數、醣類淨重），還是事前的準備工夫（購買搭配血型或滿足減重計畫條件的昂貴特殊食品），都很難做到持之以恆。我對能夠貫徹始終的人充滿敬意，因為我真的做不到。我的情況聽起來是否很耳熟？

我想在不需要計算食物是否適合減重計畫的前提之下，放心大啖美食。我不想計算自己吃了幾片餅乾，或是連一小塊乳酪也要秤重才能吃。更不想完全不吃餅乾（低醣飲食）或完全不碰乳酪（有些飲食法禁食乳製品）。我想在毫無壓力與焦慮的情況下，把乳酪

放在餅乾上一起吃。

　　間歇斷食是我的救贖。現在我不用對飲食斤斤計較。我可以吃乳酪配餅乾，吃到心滿意足才停下。我不用偷偷吃（因為大家都知道偷偷吃的食物熱量可忽略不計，對吧？）就算跟朋友一起聚餐慶祝，也不需要擔心自己犯錯或是「毀了飲食計畫」。現在我可以放心吃美食也不會有罪惡感，而且可以吃到滿足為止。間歇斷食給我自由，我永遠不需要擔心自己吃了什麼，也不用再控制飲食。

　　你是否已躍躍欲試？我不怪你！自由就在前方！繼續看下去，做好改變人生的心理準備。

　　迫不及待想要立刻開始？哈哈，我能理解。你可以直接去看第10章，開始嘗試間歇斷食。但是你必須保證你還會回到開頭，把這本書從頭到尾看一遍。我是老師，學生有沒有寫功課我一眼就看得出來，所以你最好說到做到。#TeachersSeeAll

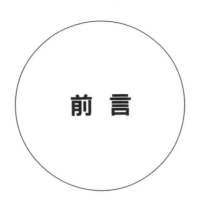

前　言

節食的殘酷真相

　　你應該聽過這個驚人的數字：據說成功減掉大量體重的人之中，九十五％會復胖。有些人復胖後甚至變得更胖，體重超越減重之前。雖然這個數字正確與否仍有爭議，但是美國減重產業二〇一七年的產值高達六百六十億美元是不爭的事實。如果節食長期有效，我們就不會花這麼多錢控制體重，對吧？（在此告訴你一個好消息：間歇斷食完全免費，不需要吃任何補充品，長期而言說不定還能幫你省錢，因為你會減少進食頻率。）

　　減重與維持減重效果為什麼這麼難？答案在於荷爾蒙與新陳代謝。曾與體重奮戰的人都有一種身體跟自己作對的感覺，努力減重反而變得更胖，代謝也變得更差。值得慶幸的是這並非你的錯，也

不是因為你意志薄弱、控制不了自己。這是生理機制的作用。

讓我們花點時間回顧一下「節食的記憶長廊」。這是我的說法，你也可以叫它「節食瘋狂小鎮」。我想大部分的人都去過這座小鎮，有些人是訪客，有些人是永久居民。

我是在一九八〇年代搭上名為節食的雲霄飛車，當時計算熱量是減重王道。吃什麼不重要，重要的是攝取多少熱量。我隨身攜帶口袋大小的熱量計算機和一本小筆記簿，記錄吃進嘴裡的每一口食物。那時我還年輕，每天維持低於一二〇〇大卡的攝取量就能瘦身。漸漸地，這個方法不再有效，繼續看下去你就知道為什麼。儘管能瘦，但是吃東西如此斤斤計較一點也不好玩（我剛才吃了三片洋芋片？還是四片？），所以我會在體重達標之後停止計算熱量，等到復胖才又拿出筆記簿。根本就是惡性循環！

接下來進入的是低脂年代！脂肪在一九九〇年代成了過街老鼠。我看的第一本減重書叫《生熱效應飲食法》（The T-Factor Diet，暫譯），內容頭頭是道，風行全美。一九九〇年代低脂／零脂食品大行其道。早餐用可樂（因為可樂不含脂肪）配零脂瑪芬蛋糕。我還記得當時我最愛做的三明治是零脂麵包塗抹零脂美乃滋與零脂芥末醬，然後夾零脂波隆那火腿。有時我會吃掉一整罐外層是零脂巧克力的零脂棉花糖餅乾。還記得那種加熱後不會融化、像一塊橘色塑膠片的零脂乳酪嗎？真是不堪回首。（有件事很有趣：我最近找到一本《生熱效應飲食法》二手書，就把書重看了一次。其實這本書鼓勵讀者吃低脂的天然食物，例如蔬菜、全穀物、水果跟瘦肉。作者完全沒有推薦取代脂肪的加工食品。不知道為什麼廣大讀者自

動忽略了這件事。）我確實因為把脂肪攝取量維持在特定的門檻以下成功減重，但是回頭看看當時的照片，我發現自己看起來瘦得離譜，一點也不健康。我不健康也很正常，畢竟我忙著吃低脂加工食品，沒有吃真正的食物。

　　低脂熱潮結束之後，接班的是低醣。低脂群眾錯怪了脂肪，真正的罪魁禍首是醣類。在這段時期，除了我的偶像阿特金斯博士（Atkins）之外，海勒斯夫婦（Richard and Rachael Heller）也言之鑿鑿地說我們全都「醣類成癮」，並在著作《醣癮者該怎麼吃》（*The Carbohydrate Addict's Diet*，暫譯）一書中提供飲食建議。於是我再次拿出計算機，在許可的範圍內大吃低醣食物。我沒有因為低醣飲食減輕體重（後來我做了DNA分析才知道原因：以我的基因組成來說，高醣低脂飲食比較容易減重。下一章將有更多介紹！）。曾幾何時，我們愛吃的食物都出現了低醣版本，取代醣類的加工食品更是琳瑯滿目。

　　我嘗試過許多飲食法，以上只是其中幾種。除了主流飲食法之外，我幾乎每一種方法都試過：血型飲食法，精準計算自己吃了幾口食物（這種飲食法確實存在。你沒猜錯，我都吃得超大口），郵購沒有味道、昂貴又難吃的食物，催眠，「乾淨」飲食，「骯髒」飲食，價格高昂的代餐奶昔（甚至想賣代餐給朋友，這樣我才有錢買代餐），跟著影片跳有氧舞蹈。我甚至找過醫師幫忙減重，除了吃醫師開的減肥藥，還注射荷爾蒙騙身體我懷孕了，好讓身體燃燒我體內儲存的脂肪。（最後這兩種方法我幾乎不敢承認自己試過，但我還是決定開誠布公……這也能讓讀者知道我曾為了減肥無所不用

其極。你應能體會？）不過這些方法的效果都不持久，每一種方法都使我在復胖之後變得比以前更胖。反覆減重復胖的結果是我胖到九十五公斤，以我的身高一六五公分來說，已可歸類為肥胖症。

回顧這些年來試過的各種減重法，我發現我不但住在「節食瘋狂小鎮」，我根本就是鎮長。

時間快轉到現在，我已成功減重三十二公斤，沒有復胖，而且維持體重一點也不難。每年換季拿出去年的衣服時，試穿之前我都很緊張……今年還穿得下嗎？

每年的答案都是：穿得下！除了有幾件穿起來太大之外，我的衣服尺寸每年都很合身。我不需要節食也能輕鬆維持體重，這都要感謝間歇斷食與純淨斷食，搭配我將在第16章介紹的食欲矯正（appetite correction）。現在我不再逛大尺碼女裝，因為我穿得下〇號跟二號的衣服，而且我經常在服飾店的小尺碼區買衣服。時光荏苒，我年紀已邁入五十大關（經歷更年期也完全沒發胖），體重持穩使我愈來愈相信我今生的體重奮鬥已永遠結束。#ThankYou IntermittentFasting

看了我的減重歷程，或許你也心有戚戚焉。我是普通人，跟你沒兩樣。幾十年來我不斷嘗試，再接再厲。要是光靠努力就能瘦身，肥胖問題會簡單許多。如果你和我一樣，你肯定能體會遵循各種飲食建議體重卻還是不斷上升的挫折感。

請先做個深呼吸。

現在我要告訴你本章最重要的觀念：不是你辜負了節食，是節食辜負了你。

請好好思考這句話。

錯不在你。生理機制才是癥結所在。

那麼,為什麼這些飲食法反而讓我們愈來愈胖?為什麼不管我們怎麼努力,就是沒辦法減重成功?

我要告訴你一個殘酷的事實:你愈努力,這件事就愈困難。原因出在生理機制,不是你的意志太薄弱或努力不夠。二〇一三年的一項回顧研究指出,在他們檢視的二十篇論文之中,有十五篇發現過往的節食經驗是未來體重上升的預測因子。[1]對疲憊的節食減重人士來說,這項發現並不陌生吧?我們控制飲食、復胖、再次節食、再次復胖。問題出在暴飲暴食嗎?當然不是。(天生苗條的人或許以為胖子都很貪吃。我記得我開始間歇斷食之前,奮力瘦身了好多年。我老公很瘦,當他建議我「少吃多動就會瘦」的時候,我簡直想掐死他。老公,拜託你閉嘴,謝謝。)

減肥不是「少吃多動」這麼簡單。長期節食的人體內有很多複雜的因素,導致他們節食以後容易復胖。讓我們一起來看看這種現象的科學解釋。

簡單地說,身體希望我們好好活著、繁衍後代。正因如此,當身體認為我們面對餓死之類的危機時,它會啟動保護機制。這個機制曾幫助人類祖先捱過戰爭、乾旱與嚴冬。身體不知道我們正在為了夏天穿上泳裝努力瘦身,它以為我們危在旦夕。

能解釋這種現象的科學研究非常多。最早期的研究始於一九四四年。二次大戰步入尾聲之際,科學家安瑟爾·凱斯(Ancel Keys)想知道人體在極度飢餓之後恢復進食會有什麼反應,於是他

與明尼蘇達大學的同事進行了一項有名的實驗，叫做「明尼蘇達飢餓實驗」。[2]這個主題在當時備受關注，因為他們知道戰時的歐洲嚴重饑荒，此刻面臨重新餵飽人民的重大任務。在這場實驗之前，人類對極度飢餓的生理與心理影響幾乎一無所知。因此這項研究的目的是了解人類在接近極度飢餓的狀態下會有怎樣的身心反應，以及恢復攝取食物之後會發生什麼情況。

　　凱斯與同事找來三十六位自願受試者。這群年輕的男性都是基於良心拒服兵役的人（conscientious objectors），意思是他們雖然反對戰爭，卻依然想用非暴力的方式做出有意義的貢獻。為了讓研究人員收集基準數據，最初三個月受試者每天攝取三二〇〇大卡熱量，目的是維持穩定的體重。接下來的六個月進入「極度飢餓期」，他們吃的東西跟戰後歐洲居民一樣，例如馬鈴薯、根莖蔬菜、黑麵包與通心粉。最後三個月是「營養恢復期」，受試者隨機分成四組，接受多種方式的飲食補給，方便研究人員判斷身體恢復進食後的反應。

　　極度飢餓期的目標是讓受試者每週減重一・一公斤，因此食物的攝取量會根據受試者的個別減重情況進行調整。若減重速度變慢，食物的攝取量就隨之減少，好讓受試者按照實驗規定的速度持續減重。除此之外，他們每週必須步行三十五・四公里。這聽起來很像我們熟知的「少吃多動」減重建議，對吧？如果你曾以計算熱量的方式減重，你肯定記得到後來你必須愈吃愈少才能持續減重，這種情況也發生在這群受試者身上。

　　在極度飢餓期間，受試者對低卡飲食漸漸失去興趣。他們表示

自己精神變差，脾氣愈來愈暴躁，變得畏寒怕冷，注意力渙散。他們滿腦子想的都是食物，而且會放慢吃東西的速度，咀嚼跟吞嚥都很慢很慢，藉以延長進食的時間。有幾名受試者開始收集料理書籍與食譜，而且一閒下來就在腦海中想像食物。在生理方面，隨著攝取的熱量減少，他們的代謝率也漸漸變慢；雖然減少了脂肪，卻也流失了珍貴的肌肉。

請注意凱斯把這六個月稱為「極度飢餓期」。我每次閱讀這項實驗的內容，都很驚訝受試者在這段「極度飢餓期」每天攝取的熱量是一八〇〇大卡。如果你跟我一樣長期節食，看到「一八〇〇」這個數字一定會心想：「搞什麼鬼？！每天一八〇〇大卡算什麼極度飢餓？！」我記得自己吃低卡飲食的時候，每日熱量的攝取目標是一二〇〇大卡以下。跟我的一二〇〇大卡限制比起來，一八〇〇大卡簡直就是大餐。由此可見，使用超低卡飲食法減重時，我們給自己的熱量限制甚至超越史上最嚴苛的「飢餓」實驗。

極度飢餓期結束後，進入三個月的營養恢復期。我們可以從這個階段獲得重要訊息。受試者的疲憊虛弱持續了一段時間，他們也持續感到極度飢餓，有些受試者甚至在實驗結束、返回正常生活之後依然感到極度飢餓。這是因為身體回應極度飢餓的方式是增加飢餓荷爾蒙的分泌量，促進他們進食的渴望。這是身體的保護手段，身體認為我們正在經歷大災難，所以鼓勵我們吃進足以撐過這場災難的食物分量。有一名受試者因為暴飲暴食而不得不洗胃。還有一名受試者在餐廳用餐時吃到吐，因為他就是停不下來。聽起來很耳熟嗎？你是否曾在限制熱量一段時間後，發現自己停止不了大吃大

喝？現在你知道原因不是你意志力太過薄弱，而是生理機制向你發出「快點吃！」的訊號。這根本不是你的錯。

有趣的是，若在營養恢復期限制受試者的進食量，他們在極度飢餓期下降的靜止代謝率依然不會回升。但等到他們可以愛吃多少就吃多少的時候，代謝率就會快速恢復。這表示我們有希望逆轉低卡飲食帶來的負面代謝影響。長期限制飲食會導致代謝率下降，但只要持續補充足夠的食物，就能使代謝率逐漸上升。對擔心長年節食破壞代謝作用的人來說，這是個好消息：傷害有機會逆轉！

明尼蘇達飢餓實驗提供了許多資訊，但現在讓我們快轉回到現代。二〇一六年有一群科學家想研究人類快速減掉大量體重會發生什麼事，這個有名的研究俗稱「超級減肥王研究」（the Biggest Loser Study）。[3] 它的正式名稱是〈超級減肥王賽後六年的代謝適應作用〉（*Persistent metabolic adaptation 6 years after The Biggest Loser competition*），看名字就知道科學家在節目結束後持續追蹤參賽者的變化長達六年。他們發現一種持續不斷的「代謝適應」（metabolic adaptation）作用，也就是說以參賽者減重之後的體型與年齡來說，他們的靜止代謝率都偏低。這項研究一發表，媒體就紛紛用聳動的標題報導，直指減重後想要維持體重顯然是天方夜譚。

原因是參賽者在減重前、為期三十週的比賽結束時以及賽後六年都測量了靜止代謝率。共有十四位參賽者參與了這項追蹤研究。科學家依照手中的數據算出他們的正常靜止代謝率（根據減重後的體型跟年齡），比對他們的實際靜止代謝率，發現他們減重前的靜止代謝率符合預期，但是減重後（六年後）的靜止代謝率每天比正

常值低了五百大卡。他們的代謝率不但偏慢，而且沒有隨著時間加快的趨勢。此外，減去最多體重的參賽者，代謝率變慢的情況最為顯著；跟復胖的參賽者相比，成功維持體重的參賽者的代謝率反而更慢。參賽者在賽後六年期間的代謝適應作用不降反升著實嚇了研究人員一跳。

為什麼減重最有成效的參賽者，代謝率變慢的情況反而最顯著？我們可以從明尼蘇達飢餓實驗的數據看出端倪。你或許還記得在明尼蘇達飢餓實驗中，不能在飲食恢復期隨心所欲進食的受試者（也就是持續限制飲食）代謝率持續偏低。若用這個結果來看「超級減肥王」參賽者的情況，單靠意志力維持體重（並持續節食）的人代謝率會愈來愈慢。你沒看錯。這揭露出一個真相：若用低卡飲食減重，熱量的攝取必須愈來愈低才能維持體重。不是不可能做到，只是非常困難（而且非常打擊鬥志）。

有沒有其他研究也發現了減重之後的代謝適應作用？有。事實上，有不少研究都證實了這種現象的存在。[4]

那麼，這種現象為什麼會出現呢？

二〇一七年，有幾位科學家檢視了大量的相關研究，發現減重會造成「熱量缺口」（energy gap），進而刺激飢餓肽的分泌（這是一種飢餓荷爾蒙），致使瘦素的分泌量大幅下滑（瘦素是帶來飽足感的荷爾蒙），靜止代謝率下降的幅度超乎預期，食物熱效應下降的幅度也超乎預期，保存熱量的適應行為出乎意料地增長。這正是「超級減肥王研究」觀察到的現象。[5]

這一段有好多拗口的術語，且讓我一一拆解，用通俗的說法解

釋給你聽。

基本上，體重減輕的時候，身體會有以下反應：

- **飢餓肽濃度上升**：飢餓肽是飢餓荷爾蒙，這表示你的食欲會變得旺盛。所以你才會狂吃洋芋片，而且好像整天吃個不停。激發這種行為的是飢餓荷爾蒙，不是大腦。
- **瘦素濃度下降**：瘦素是給你飽足感的荷爾蒙，瘦素不足會使你怎麼吃也吃不飽。所以你才會吃到肚子脹痛──這是「吃得夠多了」的訊號，讓你知道必須停止進食。
- **代謝變慢，減少每天消耗的熱量**：代謝率會比瘦身後的體型預估值還低二十五％。這是身體的保護機制。別忘了你的身體很愛你，它希望你好好活著！正因如此，你會覺得自己體力愈來愈差，提不起勁離開沙發、上健身房。

飢餓感上升，飽足感下降，代謝率／熱量消耗下降。這幾種作用同步發生導致體重增加，這在節食者身上很常見。[6]

回想一下你過往的節食經驗，現在你應該知道當時的情況：節食的時間愈長，就愈難持之以恆，因為身體會分泌更多飢餓肽，向你傳達「快吃東西！」的訊息。明白這一點之後，我們才意識到「快吃東西！」是一個非常危險的訊號，警告我們身體正在承受壓力，而不是你「很軟弱」或「很失敗」。事實上，身體發出這個訊號再正常不過。你可以大大鬆一口氣，因為我們可以相信身體發出的訊號。關於食欲矯正，第16章會有更詳細的說明。（劇透一下：斷食

「矯正」食欲訊號的效果絕對會令你瞠目結舌！）

再次強調：節食「失敗」不是你的錯。你的身體會調整荷爾蒙濃度與代謝，目的是為保存性命。身體不知道你是為了穿小一號的衣服或是在沙灘上展示身材而努力減重。它只知道你似乎陷入某種危險，所以它必須採取非常手段幫你維繫生命。#SayThankYouTo YourBody

我知道節食的高失敗率加上減重後的代謝適應與荷爾蒙變化，可能會讓人聞之卻步，還沒開始嘗試就想打退堂鼓。想要燃燒體脂肪和減重，我們攝取的食物分量確實必須低於身體所需。在限制進食一段時間之後，身體的許多保護機制也確實會導致復胖。

重點是：該怎麼做才能減少食量同時防止代謝變慢？我們能否阻擋代謝適應作用與相應的荷爾蒙變化讓我們復胖以及破壞代謝？

好消息！間歇斷食可啟動正向的荷爾蒙與代謝變化，跟我們以前試過的低卡飲食法截然不同。雖然間歇斷食也會減少你的進食量，但是斷食能幫助身體對抗更有害的代謝適應。（有些人甚至發現正向的荷爾蒙與代謝變化反而讓他們在開始間歇斷食後吃得更多。）更棒的是，飢餓與飽足荷爾蒙將恢復平衡，你終於可以在進食之後感到飽足。飢餓感不會愈演愈烈，而是隨著時間慢慢消退。繼續往下看就知道！

Part I

斷食

　　Part I 會先介紹間歇斷食的科學原理（間歇斷食為什麼比傳統的「節食」更適合減重？間歇斷食有哪些健康益處？它與長壽之間有何關聯？），並且說明間歇斷食最重要的階段：「純淨斷食」，以及每一個建議背後的科學觀念。

　　接著一一介紹不同的間歇斷食模式，幫助讀者了解如何混搭適合自己的模式，並且準備進入為不同個性量身打造、為期二十八天的「FAST開跑」。最後會教你如何調整到輕鬆狀態。

間歇斷食的各個階段

1. 我一定會成功！第一天！

2. 只能喝黑咖啡是什麼意思？？？

3. 頭痛。天啊，我好累。

4. 為什麼我會在進食時段大吃大喝？

5. 我間歇斷食六週了，體重還沒下降／反而上升。救命啊！

6. 嘿！我突然沒那麼餓了！晚餐還沒吃完，我就已經很飽。

7. 我體力充沛！白天不會再昏昏沉沉。真是太棒了！

8. 我的褲子變鬆了，但體重沒有變輕。

9. 我突然穿得下小兩個尺碼的衣服。

10. 求救！我的體重再次停止下降！我哪裡做錯了？

11. 我的衣服全都太大了，我必須重新買衣服！

12. 我居然覺得蔬菜比零食更好吃！我到底是誰？

13. #FoodSnob，我只吃最好的。「進食時段」只吃最有價值的食物。

14. 達標！

15. 維持期。我不會再使用其他飲食法。#DDDForLife

你或許會發現某幾個階段會重複出現，但是以上這十五個階段，幾乎大部分的人都會碰到（通常是全部）。

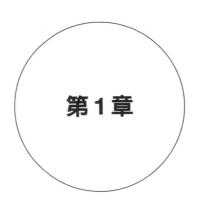

第1章

啟動燃燒脂肪的超能力！

　　此事千真萬確！間歇斷食跟我們以前試過的「少吃多動」飲食法截然不同。間歇斷食的成功取決於減少熱量攝取，所以跟其他「少吃」的飲食法沒兩樣，這是相當常見的誤解。（雖然進食的分量變少了，但許多間歇斷食的人都說自己攝取的熱量比開始間歇斷食之前更多……卻依然減輕了體重！為什麼呢？本章將會說明間歇斷食如何用前所未有的方式燃燒體脂肪，同時提升代謝率！）

　　我在前言中說明了代謝適應的原理，以及身體若認為我們面臨餓死的威脅就會啟動保護機制。我們的目標是設法甩掉脂肪、保留珍貴肌肉以及防止代謝率逐漸變慢。間歇斷食是達到這個目標的最佳方法。

先提醒你一下：本章會提到許多科學觀念和機制！請不要因為這樣就跳過不看。了解本章提供的資訊將是間歇斷食的成功關鍵，因為你會想要確定斷食時段身體能取用體脂肪來供應熱量，而且唯有了解身體的運作方式，你才知道如何運用本書提供的建議幫助身體燃燒脂肪。所以請你張開雙臂擁抱科學，發揮耐心聽我娓娓道來！如果你本來就是科學阿宅，請體諒我必須盡量化繁為簡幫助其他讀者理解，若有些地方解釋得不夠仔細，盼見諒。我希望能在熟悉與不熟悉科學的讀者之間取得平衡，讓大家看完這一章都能有所收穫。

還有一件事：身體轉換燃料的方式極度複雜（事實上，你經常同時使用多種燃料），所以我會用非常簡化的方式來解釋你體內錯綜複雜的代謝作用。若要詳細討論，恐怕需要一整本教科書才辦得到，而且非專業人士也很難看懂。老實說，雖然我花了這麼多年研究這件事，偶爾還是會碰到難以理解的內容。

讓我們先從基礎談起。我相信大家都知道，儲存多餘脂肪以備不時之需是人體天生具備的能力。人類祖先靠著這項能力存活下來，所以我們才得以存在。問題是在這個食物不虞匱乏的時代，我們永遠碰不到「不時之需」，因為食物幾乎無所不在。只要出門上班，無論是哪一種類型的辦公室（你應該明白我的意思），隨時都是零食時間。就算真的認真節食，我們的身體似乎也已失去長時間燃燒體脂肪的能力，於是我們陷入反覆減重復胖的輪迴。為什麼會這樣？我們是如何一腳踏進這種狀態裡？肥胖人口為什麼飆升得如此快速，甚至連兒童也淪陷？

讓我們先認識胰島素以及胰島素對體脂肪的影響！

你或許只聽過胰島素與糖尿病之間的關聯。例如第一型糖尿病患的身體不會分泌胰島素，所以必須注射胰島素才能活下去。在醫師了解糖尿病（以及發現胰島素）之前，他們只知道有糖尿病的人無論攝取再多食物，也終將衰弱死亡。（別著急，待會兒你就知道為什麼！）另一方面，第二型糖尿病在現代社會愈來愈猖獗。你知道第二型糖尿病其實是胰島素過量造成的嗎？沒錯，雖然都叫糖尿病，但是導致第二型糖尿病的胰島素抗性與第一型糖尿病的病因正好相反（胰島素抗性也跟肥胖有關）。不過這兩種病症的根源都是胰島素。

讓我們先認識胰島素的作用，當你搞懂第一型糖尿病為什麼令人消瘦、第二型糖尿病卻與肥胖有關，你會有種恍然大悟的感覺。

我們吃東西的時候，身體會分泌胰島素處理飯後上升的血糖濃度（其實光是嗅到食物的味道就會觸發所謂的胰島素反射分泌〔CPIR, cephalic phase insulin release〕。第4章將有更多討論！）胰島素是一種儲存荷爾蒙，它會幫助細胞吸收血糖，將血糖變成肝醣暫時儲存在肝臟與肌肉裡，當肝醣儲滿之後，胰島素會把多餘的肝醣轉換成脂肪儲存起來。

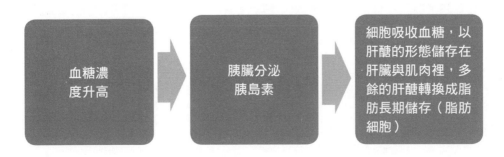

血糖濃度升高　→　胰臟分泌胰島素　→　細胞吸收血糖，以肝醣的形態儲存在肝臟與肌肉裡，多餘的肝醣轉換成脂肪長期儲存（脂肪細胞）

當血糖濃度慢慢降低之後（感謝胰島素正常發揮作用！），胰臟會分泌一種作用相反的調節荷爾蒙，叫升糖素（glucagon）。升糖素會指示身體釋放肝臟裡的肝醣，讓血糖上升以便維持身體（與大腦）的正常運作。若肝醣已用盡，身體會使用之前儲存下來的體脂肪。身體在分解體脂肪的時候會產生酮，在沒有血糖的時候，脂肪是大腦的絕佳燃料。

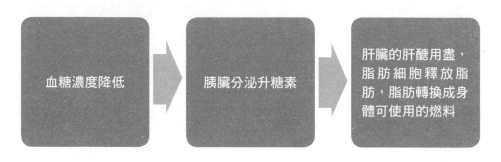

這是身體的運作方式。吃東西之後身體釋出胰島素，多餘的熱量儲存起來以備不時之需。若不吃東西，身體會釋出升糖素，之前儲存起來的熱量就能派上用場。這套機制正常運作的時候，一切都很完美！

可惜的是，許多人的身體並非如此運作。

下次外出時，你不妨觀察一下四周。多數人喝的飲料都是含糖或調味飲料，而且有很多人一整天都在吃零食。零食與含糖或調味飲料（包括零卡飲料）都會讓身體一整天釋放胰島素。（第4章將有更多討論！）

持續吃喝的結果是許多人會進入一種叫做高胰島素血症（hyperinsulinemia）的狀態，也就是胰島素過剩。胰島素分泌過多

與現代社會的許多病症有關，包括第二型糖尿病、代謝症候群、心血管疾病、癌症以及阿茲海默症。[1]

聽起來很可怕！高濃度胰島素竟然與這些疾病有關？一點也沒錯。

這跟體重有什麼關係呢？學學這個有趣的科學名詞：抗脂肪分解（antilipolytic）。「anti」意指「對抗」，「lipolysis」意指「分解」。胰島素具有抗脂肪分解的特性，也就是說，胰島素會對抗脂肪燃燒。（若你有機會跟別人討論減重，而對方跟你意見不合，你可以丟出這個詞炫一把：「我之前減重失敗是因為胰島素濃度太高，你也知道胰島素有抗脂肪分解的特性，弗萊德。」）

我們都知道如果想要減重，釋放（使用）的熱量必須超過攝取（儲存）的熱量。簡單明瞭，對吧？正因如此，計算熱量的減重理論大家都聽得懂。表面上看來是簡單的算術，但要是體內的胰島素長期處於高濃度狀態，脂肪反而會被鎖在脂肪細胞裡，無法取用！原因正是胰島素的抗脂肪分解特性。

別誤會，胰島素並不壞。我們需要胰島素才能活下去！但胰島素分泌過量會有麻煩，我們不需要一天二十四小時的高濃度胰島素。

讓我們回到前面提過的第一型與第二型糖尿病的差異，你恍然大悟了嗎？第一型糖尿病患在確診之前，食物吃得再多也胖不起來。為什麼？胰島素不足！他們的身體無法將多餘的血糖儲存起來備用！第二型糖尿病與肥胖症息息相關。為什麼？胰島素過多！他們的身體無法輕易取用並燃燒體脂肪，所以他們被困在儲存脂肪模式裡！

總而言之，高濃度胰島素會阻礙脂肪燃燒。[2]高濃度胰島素會把脂肪鎖在脂肪細胞裡！

既然如此，我們只要設計一套配合（而不是違逆）這種人類生理機制的飲食計畫不就行了？

好消息是，斷食是降低胰島素最好的方式，傲視群雄。[3]運用斷食，你終於可以順應身體天生的機制跟身體攜手合作！

> 你身體裡的脂肪處於儲存模式或燃燒模式取決於胰島素，斷食會把你穩穩地送入燃燒模式⋯⋯正合我們心意！

在我繼續往下說明之前，有個壞消息要提醒你：肥胖的人空腹胰島素與飯後胰島素的濃度都高於不肥胖的人。[4]他們被困在一個惡性循環裡。如果你覺得你不管怎麼努力就是會發胖，現在你已知道答案。除了長期居高不下的空腹胰島素濃度之外，還有幾個因素會導致身體分泌胰島素。已知的幾個原因包括果糖、高血糖、類固醇與某幾種藥物。

如果你長期過重或肥胖，或是服用與高胰島素濃度有關的藥物，若想燃燒體脂肪，你必須比一般人更加努力才有辦法降低胰島素。第22章會有更多討論，我將在那一章說明減重太慢的話該怎麼做。

現在我們已了解胰島素對儲存與燃燒脂肪的影響，也知道斷食有助於降低胰島素，接下來我們要探索斷食為什麼有助於代謝。二

〇一六年的一項研究指出，適應性生熱作用（adaptive thermogenesis，也就是代謝變慢）顯然與肝臟的肝醣耗盡有關。科學家認為當大腦的熱量需求沒有獲得滿足時，代謝就會變慢。[5]

聽起來有點複雜，你可以這麼想：如果體內儲存的肝醣用完了（也就是你無法取得足夠的葡萄糖為大腦提供熱量），再加上胰島素濃度很高（也就是無法有效率地燃燒體脂肪供應熱量），身體為了保存熱量會怎麼做？

身體必須阻止你餓死，所以它會減緩代謝幫你保命，直到它認為你已找到維持生存所需的食物（儘管你的身體早已為這樣的時刻儲存大量能源）。

這個過程的簡化版如下：

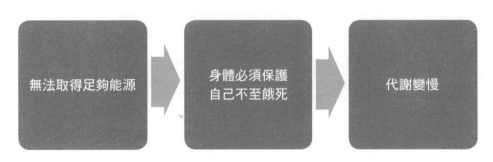

相反的情況是：

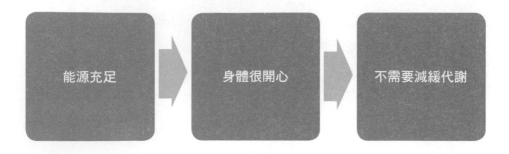

能源充足 ➡ 身體很開心 ➡ 不需要減緩代謝

　　斷食之所以能保護代謝作用，關鍵在於此。身體會在斷食期間減少胰島素的分泌，所以胰島素濃度會下降。此時肝臟釋出肝醣提供熱量，特別是大腦需要的熱量。因為胰島素濃度已降低，所以肝醣用盡之後，我們能夠取用身體儲存的脂肪，將脂肪分解成燃料，製造立即滿足大腦熱量需求的酮。身體知道我們有很多體脂肪，所以代謝不會變慢。如果胰島素濃度居高不下，就沒有辦法有效取用體脂肪，也不能為身體（或大腦）取得充足的燃料。

> 斷食有助於代謝作用維持正常，因為身體知道燃料完全夠用！

　　這正是科學家在一九九四年的發現！[6]在這項研究中，科學家追蹤觀察十七名女性與十二名男性受試者斷食七十二小時，記錄他們體內的各種變化。以下是其中最有趣的變化，值得注意：

	12 小時	36 小時	72 小時
靜止代謝率（kJ/min） 數值愈高＝代謝愈快	4.60	4.88	4.72
胰島素濃度（mU/l） 數值愈低＝濃度愈低	≈ 6	≈ 4	≈ 2
酮濃度（BHB, mmol/l） 數值愈高＝做為燃料的酮濃度愈 高，意即燃燒的脂肪愈多	≈ 0	≈ 1	≈ 3

　　從數據看得出，受試者從斷食第十二小時到第三十六小時的靜止代謝率呈現上升趨勢，從第三十六到第七十二小時小幅下滑。（正因如此，我不建議斷食超過七十二小時：儘管斷食七十二小時後的靜止代謝率仍高於十二小時，但畢竟已呈下滑趨勢，這表示代謝率正在下降。我們不要做任何會讓代謝變慢的事情！這項研究只觀察受試者七十二個小時，所以我們無法確知靜止代謝率何時會變得比一開始更慢，但下滑的趨勢應能提醒我們這個結果可能會發生。）

　　我們也能發現斷食期間胰島素濃度大幅下降（超棒！高胰島素血症拜拜！），β-羥基丁酸（BHB，能為大腦提供熱量的一種酮）也逐漸升高。這不是第一個也不是唯一一個發現斷食三十六至四十八小時代謝率會上升的研究，有好幾個研究都發現了這個現象。[7]

這種現象的其中一個原因是斷食期間身體會「打開代謝開關」，啟動燃燒脂肪的超能力。這個詞是二〇一八年在《肥胖症》期刊（Obesity）發表的一個研究中所使用的詞，這篇論文提及斷食的健康益處。我們的身體何時才會「打開代謝開關」呢？[8]答案是：當肝醣充分用盡，脂肪細胞被用來滿足熱量需求的時候。這通常會發生在斷食十二至三十六小時之間，確切的時間取決於每個人肝臟的肝醣儲量以及消耗多少熱量。（舉例來說，運動會消耗熱量，有助於代謝開關早點打開。）

打開代謝開關之後，身體會從燃燒血糖（來自食物與肝醣）變成燃燒脂肪細胞裡的脂肪，而供應大腦熱量需求的燃料也會變成酮（燃燒肌肉的可能性較低，原因是我們有足夠的體脂肪，而且胰島素濃度降低後，取用體脂肪將變得更容易！）。[9]斷食期間，身體會進入生酮狀態。

正是如此。代謝開關打開之後，就算不是吃生酮飲食，身體也會在斷食期間製造酮！關鍵在於肝臟裡的肝醣儲量。肝醣儲滿大約是七十五至一百公克（相當於三百至四百大卡熱量），[10]若在肝醣儲滿的情況下開始間歇斷食，第一天不會用完肝醣（進入生酮狀態），甚至頭幾週也不一定用得完。你會在每天的斷食時段消耗部分肝醣。只要持續斷食，久而久之你消耗掉的肝醣會超過進食時段補充的肝醣，就算攝取醣類也沒有關係。（進食後，血糖不會全部變成肝醣。部分血糖會用來滿足立即需求。）

當你每天用掉的肝醣比補充的更多，加上每天持之以恆的斷食，肝臟儲存的肝醣就會日漸減少。多日斷食充分消耗肝醣儲量、

同時完成純淨斷食之後，體內的肝醣所剩無多，所以身體必須為大腦尋找新的熱量來源。這時身體會切換到燃燒脂肪模式，並且進入生酮狀態。代謝開關「啪」地一聲打開！大腦會很開心，因為體脂肪製造的酮可穩定供應熱量。

長時間斷食燃燒肝醣儲量的速度更快，也能打開代謝開關。間歇斷食比較花時間，因為每天只消耗部分肝醣。沒有關係，你終究會等到斷食時段進入生酮狀態的那天，而且進食時段還可以大啖醣類。

大腦超愛酮。若身體能穩定供應酮，我們會在斷食時段感到耳聰目明、精神百倍！這是間歇斷食在我心目中最棒的效果，也是我把需要全神貫注的工作放在斷食時段的原因。（撰寫本章的此刻，我已經斷食十八小時，再過一小時左右就是我的進食時段。這些斷食的詞彙代表什麼意義？別擔心！第6章將有詳細說明。）

當身體學會在斷食時段取用脂肪之後，你會達到所謂的代謝靈活狀態（metabolic flexibility），我相信這是身體原本就應該發揮的功能。（事實上，代謝靈活跟許多現代社會的常見疾病有關，例如代謝症候群、第二型糖尿病、癌症、老化相關疾病等等。）[11]

代謝靈活如何在身體裡運作呢？我們進食後，食物成為身體的燃料。斷食會讓身體取用之前儲存的備用燃料，包括體脂肪。這就是代謝靈活！是身體的自然機制！在沒有便利商店和速食餐廳的年代，在食物櫃沒有堆滿零食的年代，這是相當重要的生理機制。身體根據需求切換能源的能力曾是生存關鍵。拾回這種能力至關重要！[12]

前面多次提到生酮與酮，你或許想要立刻衝出家門購買酮試劑，例如尿酮試紙、氣酮機或血酮機。但我的建議是不要執著於測量體內的酮濃度。

請容我說明一下。當體內的酮使用效率很高時，藉由尿液或呼吸排出的酮濃度會比較低，血液裡的酮濃度也一樣。這時測量酮濃度會讓人以為身體製造的酮並不多，但實際上是因為身體使用酮的效率變好了。若你只用酮濃度來評估斷食成效，很可能會感到挫敗。不要落入這種陷阱！只要在斷食期間感到精神奕奕、頭腦清晰，就表示身體運作正常，不需要測量酮濃度。（只斷食一天不會產生這種變化！你必須先經歷一段叫做「FAST開跑」的適應期，才能感受到精神變好、頭腦變清晰的神奇效果。）

接下來要討論的是另一個費解的重要代謝作用：斷食有助於保存（甚至增加）肌肉量。保存肌肉很重要，因為增加肌肉量與提升代謝率之間存在著關聯性，此外增肌也跟多種健康益處有關。[13]我在前面提過，斷食會讓身體優先取用體脂肪，因為斷食期間胰島素濃度會下降。身體不再處於抗脂肪分解狀態，而是忙著分解脂肪！（燃燒脂肪最讚！）這對保存肌肉有幫助，因為身體可燃燒大量的體脂肪取得熱量，不需要使用珍貴的肌肉。

另一方面，若你遵循傳統的低卡飲食法而且白天經常進食，身體會隨著你每一次進食（或喝飲料）反覆分泌胰島素。高濃度胰島素使你無法有效率地取用體脂肪，於是身體只好找到什麼就用什麼，包括肌肉組織。傳統的低卡飲食法減輕「體重」的速度比間歇斷食來得快，正是因為如此。你減掉的是肌肉。請務必了解磅秤的

數字下降不是我們的目的。我們的目的是減掉體脂肪，但總肌肉量應維持不變或增加。這正是我們在間歇斷食的人身上觀察到的情況！[14] 除了保存肌肉，身體也會變得更擅長增加肌肉組織。

間歇斷食有助於增加肌肉組織的主要原因之一，是斷食會促使人類生長激素（HGH，human growth hormone）的濃度自然上升。有好幾個研究都發現這種現象，十分振奮人心！[15,16] 有了間歇斷食，我們不需要注射生長激素也能增加體內的生長激素濃度。（你知道健美人士偶爾會注射生長激素來增加肌肉嗎？體內的生長激素濃度自動上升，是許多觀念新穎的健美人士選擇間歇斷食的原因。）也就是可以自然增肌！

有些人對此感到疑惑。他們說：「琴，我不上健身房也不做重訓，肌肉怎麼可能增加？」

別擔心，當你體內的生長激素變多之後，只要積極生活，增加肌肉的可能性就會上升。

想想嬰兒與幼兒。這是他們這輩子肌肉組織增加速度最快的時期！我可從沒見過嬰兒或幼兒在健身房裡重訓。

小孩子體內的生長激素最多，因為這是積極發育的人生階段，隨著年齡增長，生長激素會大幅下滑。間歇斷食能讓生長激素回升到某種程度。就算你不上健身房，但你總會做其他的事情吧：吸地、除草、上超市大採購。你一整天都在使用肌肉，就像嬰幼兒一樣。

順帶一提，生長激素變多的好處還真不少！除了增加肌肉量，生長激素變多也和骨密度增加以及傷口癒合速度變快之間存在著關聯性。[17,18,19,20]

總而言之，間歇斷食絕對是燃燒脂肪的超能力。以下是本章的重點整理：

斷食	傳統低卡飲食
● 胰島素濃度低，使我們得以取用體脂肪！這是純淨斷食的奇效。	● 少量多餐導致胰島素經常釋出，妨礙脂肪的燃燒效率。
● 代謝率上升！	● 代謝率下降！
● 肌肉組織受到保護（甚至有機會增加，原因是人類生長激素會變多）！	● 身體燃燒部分肌肉組織提供熱量，因為胰島素濃度高導致脂肪被鎖住，難以取用。

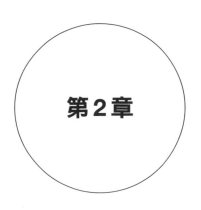

第 2 章

間歇斷食：減重只是副作用

　　儘管間歇斷食是燃燒脂肪的超能力，但間歇斷食的力量可不光是減重這麼簡單！很多人是為了減重才選擇間歇斷食，但是健康益處才是他們堅持到底的原因。

　　二〇一六年，諾貝爾醫學獎得主大隅良典的細胞自噬研究（autophagy）震撼斷食圈，這項與斷食有關的研究深具開創性。（若你沒聽過「細胞自噬」，繼續往下看就知道。雖然細胞自噬是科學界的新觀念，但這是一種與細胞共存亡的作用！）在那之後斷食與健康的關聯引發大量關注，我迫不及待想跟讀者分享最新的相關研究。跟上一章一樣，本章也會提到不少科學觀念和作用，但我一定會用你能聽懂的方式說明，看完保證你會像我一樣對間歇斷食的健

康益處充滿期待！

　　首先，我們要先釐清一件事。許多健康醫療領域的實驗都是用動物或老鼠進行。有些人批評，不是用人類做的科學實驗就沒有討論價值，我也承認動物跟人類確實不同。但是動物實驗的意義不容忽視！[1] 要確定動物滿足各項研究期待比較容易（比人類容易許多！），而且動物可在實驗室裡接受觀察，這一點在人類身上很難辦到。研究小鼠之類的動物比較容易，牠們擁有許多與人類相似的生理特性，但是動物實驗確實有其限制。多數科學家都承認這一點，不過他們依然使用動物研究人畜共有的基本生理作用。因此，若你決定深入了解我在本章（或其他章節）提及的科學研究，請別忘了將動物實驗的優點與限制納入考量。此外也別忘了人類實驗並非毫無缺點。無論使用哪個物種做實驗，科學研究本來就很複雜，不容易理解（所以健康醫療界才會充滿困惑與看似矛盾的觀念）。是的，我即將討論的研究之中有不少都是使用動物實驗（不是全部），但這不代表這些研究沒有實用價值。

　　另外提醒一件事：每次看見與身心健康有關的浮誇主張和保證時，一定要記住書本與文章中譁眾取寵的許多科學主張不一定經得起檢驗。為了蒐集資料寫這一章，我花了好幾週的時間詳讀優質來源的科學文獻。這是因為我希望我在書中提及的科學主張都有可靠的憑據。若你想深入了解並確認我在書中的主張，這些文獻都在〈參考資料〉裡，你可以自己去閱讀研究論文。別忘了，科學界對間歇斷食健康益處的理解仍處於發展階段。

　　我相信在未來的幾年和幾十年內，這個令人期待的領域會有愈

來愈多研究。雖然現階段的研究仍在發展階段，但我相信此刻的我們站在一場健康革命的最前線！

　　說明清楚之後，現在我們要討論幾個間歇斷食帶來的健康益處，每一個都有實證依據！請記住本書提供的資訊，無法取代醫師給你的醫療建議。你是否適合間歇斷食？以你個人的健康情況來說間歇斷食是否有用？在決定間歇斷食之前，一定要諮詢你的醫療團隊。

→ 斷食能對抗高胰島素血症！

　　上一章說胰島素是非常重要的荷爾蒙，但是胰島素過量（高胰島素血症）不是一件好事。你或許還記得我說過高胰島素血症與第二型糖尿病、代謝症候群、心血管疾病、癌症及阿茲海默症有關。[2]

　　斷食是降低胰島素最好的方法！[3]分泌胰島素是進食之後的反應，所以每天斷食一段時間能讓身體休息一下，不用忙著應付接連不斷的胰島素需求。二○一八年有一個限制進食時間的研究（進食時段六小時）發現，實驗開始時高胰島素血症比較嚴重的受試者，胰島素濃度降低的幅度比較大！[4]這對高胰島素血症患者來說（或懷疑自己是患者的人）是一大福音！更棒的是，二○一九年有一項研究讓受試者隔日斷食十二個月，斷食組的空腹胰島素濃度平均下降了五十二％（控制組只下降了十四％），胰島素抗性也下降了五十二％（控制組只下降了十七％）。[5]

→ 斷食可預防和逆轉代謝症候群！

代謝症候群指的是幾種症狀的組合，包括肥胖（尤其是腹部肥胖）、胰島素抗性、三酸甘油酯偏高與高血壓等等。你或許知道代謝症候群和許多疾病有關，例如罹患心血管疾病、糖尿病、中風與阿茲海默症的風險都會升高。[6]

以大鼠跟小鼠進行的研究發現，間歇斷食對代謝症候群的每一種症狀都有好處。只要了解對抗代謝症候群的幾個關鍵要素，包括降低空腹血糖、降低血中胰島素濃度與逆轉胰島素抗性，斷食的健康益處就會變得顯而易見。[7,8]

→ 斷食或許可以逆轉第二型糖尿病！

二〇一九年，科學期刊《開心》（*Open Heart*）的一篇編輯評論說：「只要矯正觸發因素，初期的第二型糖尿病有機會完全扭轉；也就是採用改善胰島素敏感性的飲食和運動，以及適當減重。」[9]

這是非常大膽的主張！多年來專家一直告訴我們第二型糖尿病是一種慢性病，一旦確診，患者只能控制病情，而且健康狀況會隨著時間日趨惡化。但是，馮傑森醫師（Jason Fung）可不這麼想。馮醫師是多倫多的腎臟科醫師，服務於飲食加強管理診所（Intensive Dietary Management clinic）。他的兩本重要著作分別是《肥胖大解密》（*The Obesity Code*）❶與《糖尿病大解密》（*The Diabetes Code*）❷。（要是你本人或親友是第二型糖尿病患，請用手刀跑百米

的速度去買一本《糖尿病大解密》。這本書將顛覆你對第二型糖尿病的認識。）

在二○一八年的一項案例研究中，馮醫師公布了三名第二型糖尿病患在他的診所的治療結果。[10] 三名病患都是在其他地方確診，研究開始前，他們的確診時間介於十到二十五年之間。開始斷食之前，三名病患每天都注射胰島素。研究人員追蹤他們七到十一個月，發現他們三人在開始斷食之後，分別於五到十八天內停用胰島素。三人的糖化血紅素濃度都降低了，腰圍變小，體脂肪下降。

不光是如此！二○一九年的一項研究發現，第二型糖尿病的高風險患者在進行為期一週的限時進食（也就是間歇斷食的進食時段）之後，糖耐力都變好了。[11] 過去的小鼠研究也觀察到相同結果（糖耐力上升），而且連胰島素敏感性也有進步。此外有一項二○一二年的研究發現，因為宗教信仰而斷食的猶他州病患，罹患第二型糖尿病的機率遠低於其他病患。[12]

二○一七年有一個以十名第二型糖尿病患為對象的研究發現，受試者的空腹血糖值與飯後血糖值都有所改善。

顯然還需要更多臨床研究的支持，但上述的研究結果已令人充滿希望。私底下很多試過間歇斷食的人都曾提及類似的成效：糖化血紅素濃度降低，減藥或完全停藥（包括胰島素），甚至不再被定義為第二型糖尿病患。這些效果聽起來很不可思議，但是在我們間

---

❶ 譯註：繁體中文版由晨星出版社於2018年出版。
❷ 譯註：繁體中文版（新版）由晨星出版社於2021年出版。

歇斷食圈可不是什麼新鮮事。

再告訴你一個令人振奮的消息：科學家發現間歇斷食可使老鼠的 β 細胞再生。[13] β 細胞是胰臟內製造胰島素的細胞。若這個現象亦適用於人類，對 β 細胞受損的長期第二型糖尿病患來說將是一線曙光。

→ 斷食可以抗發炎！

慢性發炎對健康有嚴重的負面影響。事實上，嚴重的發炎可能會造成許多慢性病症，例如心臟病與癌症。[14] 所幸已有許多研究證實，間歇斷食可改善發炎標記。[15,16,17]

二〇一五年耶魯大學的研究人員發現，人體在斷食期間製造的酮化合物 β - 羥基丁酸（BHB）與減輕發炎有關。[18] 他們在這項研究中讓罹患發炎疾病的小鼠服用BHB，發現BHB似乎有助於降低發炎程度。前一章提過，斷食期間身體利用體脂肪做為燃料時會分泌酮。也就是說斷食不但能啟動燃燒脂肪的超能力，還能同時減輕發炎！

間歇斷食的抗發炎特性相關研究之中，有幾個曾以伊斯蘭齋戒月的成年人為研究對象，在為期一個月的齋戒月期間，穆斯林必須每天從黎明斷食到日落。其中一個研究發現，受試者在齋戒月期間的發炎標記顯著減少。[19]

還有一個齋戒月研究發現，斷食會壓抑體內一種叫做細胞激素（cytokine）的促炎分子。[20] 現今盛行的許多炎症都是因為細胞激素

過量造成的，例如過敏、氣喘、自體免疫疾病、發炎性腸道疾病等等。

二〇〇八年的一項研究讓氣喘病患進行為期八週的間歇斷食，受試者的氣喘症狀顯著減少。[21]他們體內的氧化壓力標記與發炎標記也都變少了。

以我個人為例，我的季節性過敏不再發作，簡直棒呆了！不過，這不是一夜之間發生的變化。我是在持續間歇斷食兩年多之後才觀察到這個健康益處。別不相信，很多間歇斷食的人都跟我一樣因為不用再吃過敏藥物而嘖嘖稱奇。只要明白間歇斷食如何減輕發炎，就不會大驚小怪了。

→ 斷食為自體免疫疾病帶來希望！

自體免疫疾病（例如類風濕性關節炎、乾癬、多發性硬化症、狼瘡、發炎性腸道疾病等等）的患者愈來愈多，尤其是女性。[22]別擔心，斷食對許多自體免疫疾病的預防和控制都有好處。[23]這是因為自體免疫疾病與一種異常發炎反應息息相關；只要能夠減輕發炎，就能改善與發炎有關的疾病。[24]以下是幾種自體免疫疾病與斷食的研究結果：

- **類風溼性關節炎**：一項小型研究發現斷食可減輕疼痛、僵硬、對止痛藥的依賴與幾個其他症狀。[25]另一項研究發現，齋戒月斷食的類風濕性關節炎患者晨僵的症狀獲得舒緩。[26]

- **乾癬**：二〇一九年有項研究在齋戒月斷食期間追蹤一〇八位中度至重度斑塊型乾癬患者，發現乾癬面積與嚴重度指數均顯著下降。[27]
- **多發性硬化症**：神經被髓鞘包覆，多發性硬化症患者的自體免疫系統會攻擊並摧毀髓鞘。這會造成脫鞘（demyelination，也叫髓鞘脫失），進而導致神經脈衝傳導受損。在一項二〇一六年的研究中，科學家以「斷食模擬飲食」在小鼠身上做實驗，[28]結果發現有二〇％的小鼠因為這種方法澈底逆轉症狀，而且他們也觀察到神經細胞的髓鞘再生。

→ 斷食對心血管有益！

心臟病在全球各地均被視為主要死因，研究發現斷食有益於心臟健康。[29]斷食與降血壓、減緩靜止心率、改善心血管系統的壓力反應以及心肌對損傷的抵抗力有關。[30,31]

二〇〇八年有項研究發現在猶他州的四六二九名病患之中，因宗教原因斷食的病患罹患冠狀動脈疾病的機率顯著較低。[32]二〇一八年的另一項研究發現，限時進食（進食時段六小時）對血壓可產生顯著影響，效果與藥物不相上下！[33]我在前面提過齋戒月研究，其中有項研究發現斷食對心血管疾病的風險因子有正面影響。[34]可喜的是上述這幾項研究都是人類研究。

斷食為什麼對心臟健康好處多多？二〇一〇年的一項大鼠研究或許提供了端倪。科學家發現有一種叫做脂聯素（adiponectin）的

化合物濃度會上升，脂聯素既能保護心臟又能對抗發炎。[35]脂聯素濃度上升後，間歇斷食的大鼠不但全身性發炎減輕，心臟細胞的損傷也減少了。

→ 斷食增進大腦健康！

我們都知道若想要健康活到老，一定要維持大腦活力、思想敏捷。我想當那種活到一○一歲還能身心健壯的老太太。我相信間歇斷食就是我的（非秘密）武器！

馬克‧麥特森博士（Mark Mattson）是斷食圈的搖滾巨星，他正在研究間歇斷食對神經的各種益處。他的研究顯示斷食可改善海馬迴的神經連結，防止類澱粉斑塊在大腦裡堆積。斷食可以減少憂鬱症前兆、改善記憶力、製造更多神經元、加強大腦對神經退化性疾病的抵抗力，例如阿茲海默症與帕金森氏症。[36,37,38,39]

間歇斷食已證實能夠增加腦源性神經營養因子（BDNF，brain-derived neurotrophic factor），改善突觸的可塑性，加強大腦對傷害與疾病的抵抗力。[40]有項小鼠實驗發現，間歇斷食可改善大腦的認知功能（學習和記憶）以及整體結構。[41]以小鼠為對象做的阿茲海默症研究發現，間歇斷食可幫助大腦對抗認知衰退。[42]間歇斷食可減緩神經退化，因此有許多研究發現間歇斷食可減少阿茲海默症、帕金森氏症及亨廷頓舞蹈症的相關症狀。[43]我剛才說斷食期間BDNF會增加，而BDNF有助於預防神經性退化疾病，因為BDNF會強化腦神經元抵禦退化的能力。BDNF太少也跟憂鬱症有關，所

以增加BDNF可望對憂鬱症患者有所幫助（事實上，有幾種傳統抗憂鬱藥物都會增加BDNF濃度）。[44]二〇一三年的一項心情與憂鬱症研究發現，年長男性間歇斷食三個月可改善心情，這是BDNF變多之後的合理效果。[45]

→ 斷食可削減腹部脂肪！

人體有兩種脂肪：皮下脂肪（位於皮膚底下，例如大腿上的脂肪）與內臟脂肪（位於內臟周圍）。內臟脂肪增加與多種病症的風險升高有關，例如糖尿病，甚至也跟死亡率上升有關。[46]間歇斷食已證實可減少總脂肪量與危害較高的內臟脂肪。[47]

科學家在一項二〇一六年的研究中發現，人體偏好先燃燒不健康的內臟脂肪來滿足熱量需求。[48]斷食期間，內臟脂肪滿足熱量需求的效率高於皮下脂肪。令人驚訝的是在斷食的情況下，皮下脂肪會變得趨近於內臟脂肪，因此更加容易取用，變成科學家所說的「儲備能源庫」。這簡直就是雙贏！同時用掉不健康的內臟脂肪以及頑固的皮下脂肪！

→ 斷食可調整飢餓與飽足荷爾蒙！

間歇斷食有個神奇的特色，那就是它會影響人體自然的食慾控制系統。飢餓肽被稱為飢餓荷爾蒙，因為身體會分泌飢餓肽向我們發出必須進食的訊號。相反地，瘦素是飽足荷爾蒙，身體用瘦素向

我們發出已經吃飽的訊號。我們天生擁有功能完備的食欲控制系統。想想嬰兒就知道，他們肚子餓了會哭到有人餵奶為止；飽了以後他們就不再喝奶，怎麼哄都沒用。不知道為什麼，我們漸漸接收不到身體的自然訊號。關於這一點，下一章會有更多討論，這是一種叫做「食欲矯正」的現象。

斷食對食欲控制有什麼幫助？研究顯示間歇斷食可減少飢餓肽（飢餓荷爾蒙），增加瘦素（飽和荷爾蒙）。[49,50] 我覺得間歇斷食就像是把身體恢復到原廠設定，重建我們與食欲訊號之間的聯繫。這是間歇斷食最令人嘆服的作用之一！

→ 間歇斷食可以「重組」腸道菌群！

近幾年來，我們發現健康的腸道菌群是維持整體健康的關鍵。在二〇〇〇年代之前，科學家不太了解既陰暗又臭哄哄的腸道裡住著什麼樣的生物。過去二十年來，DNA 定序的新技術帶來令人驚奇的發現。[51] 腸道除了是糞便的通道之外，也住著數以兆計的微生物，這些微生物構成你的腸道菌群。

現在我們知道腸道菌群對免疫系統的功能至關重要，也在代謝作用的整體健康扮演關鍵角色。[52] 你知道瘦子跟胖子的腸道菌群截然不同嗎？[53] 只要把胖子的糞便移植到瘦子體內（你沒看錯，我說的是糞便移植），就算瘦子不改變飲食習慣也可能變得肥胖。[54]

別擔心，我們不需要依賴糞便移植也能改變腸道菌群。限時進食的小鼠研究發現，斷食可降低腸道通透性（gut permeability），

增加腸道菌群多樣性，並且把腸道微生物變成與苗條有關的菌群，而不是肥胖。[55]改變腸道，就能改變健康！

→ 斷食不但抗腫瘤，對癌症治療也有正面作用！

斷食非但有希望抑制腫瘤生長，也可納入化療方案。[56]
以下列舉幾個斷食為什麼有助抗癌的生理機制：[57]

- 減緩細胞增生的速度；
- 身體承受正向的低強度壓力，可發揮保護作用；
- 氧化壓力降低與癌症的生長之間存在著關聯性；
- 抗氧化活性上升；以及
- 細胞自噬變得更活躍（後面會有更詳細的討論，別走開！）

前面討論過高胰島素血症跟腫瘤的生長有關。這項發現能說明為什麼有些癌症與肥胖症關係密切（也提醒我們胰島素濃度長期居高不下對健康有百害而無一利！）[58]雖然目前沒有重大的人類實驗結果支持斷食可預防癌症，但是有實驗發現斷食除了可使大鼠增加十五％至二〇％的壽命，還能使腫瘤生長程度減少六十五％至九〇％。[59]希望將來能看見更多相關的人體實驗。

已經確診癌症的人可以斷食嗎？研究顯示，當斷食與化療搭配

使用時，癌細胞會無法適應而且不會受到保護，身體的正常細胞反而會得到斷食帶來的保護。[60,61,62] 雖然我希望間歇斷食能發揮預防癌症的功效，但要是我被診斷出體內有腫瘤，我一定會努力找到熟悉斷食搭配化療的腫瘤科醫師。

→ 斷食促進細胞自噬！

前面提過，二〇一六年大隅良典深具開創性的細胞自噬研究為他贏得諾貝爾醫學獎，此事震撼斷食圈。忽然之間，所有人都在討論這個前所未聞的概念。

我將用本章接下來的篇幅介紹細胞自噬：這是斷食最令人期待的健康益處！

什麼是細胞自噬？「自噬」的意思是「吃掉自己」。[63] 這是一種重要的細胞作用，能在我們面臨壓力源的時候（例如饑荒）幫助細胞活下去。

你可以把細胞自噬想像成身體的終極回收升級計畫。什麼是回收升級？根據維基百科的定義，回收升級是「將副產品、廢棄材料、無用或沒人要的東西，改造成新材料或是品質更好、更具環保價值的產品。」[64] 這正是細胞自噬在人體內發揮的作用：細胞自噬將身體的副產品、廢棄材料、無用或沒人要的東西，改造成新材料或是品質更好、更具環保價值的產品！

小學老師都是超棒的回收升級高手！把垃圾變成有用的東西是我們老師與生俱來的本能。我們用舊輪胎、廢棄油漆罐跟食堂借來

的牛奶箱打造舒適的休息區。早餐穀片的空盒子到了我們手上，可以變成桌遊、卡牌跟書架。人類的身體也跟老師一樣，天生具備回收升級的本能。無論是在教室裡還是在身體內部，回收升級都能把垃圾變成寶物。

身體透過細胞自噬回收細胞裡受損或不要的部分，用它們來提供熱量或是做為新生細胞的原料。胞器受損？細胞自噬會將有用的部分回收升級！細胞內有病原體？細胞自噬來救你！細胞裡有廢物？細胞自噬幫你清乾淨！

斷食期間，細胞自噬作用會變得更頻繁，確保我們能在沒有進食的情況下存活。[65]

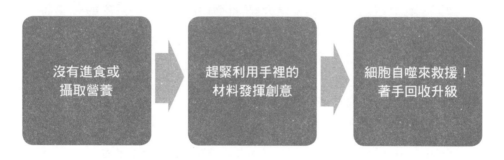

我每天斷食的時候，想到細胞自噬都覺得很開心。我的身體努力尋找老舊無用的細胞零件，把它們改造成嶄新的身體部位。

若你曾在電視或雜誌上看過減去大量體重的人，會發現他們身上通常有很多贅皮。我自己減掉了大約三十六公斤，這表示苗條的我不需要那麼多皮膚，但是我完全沒有贅皮。我減重之後，多出來的皮膚到哪兒去了？馮傑森醫師說他沒有一個病人需要做切除贅皮的整形手術，就算減重四十五公斤以上也不用。[66]他認為細胞自噬

會分解無用的皮膚組織，用來打造新的身體部位。

細胞自噬在我們身體裡發揮的作用，當然不止是回收升級而已。我們的目標是確保細胞自噬能夠順應自然地頻繁發揮作用。體內的細胞自噬受到阻礙，可能會觸發癌症、肝病、老化、代謝症候群和神經退化等現象。[67,68]我希望我每天都能享用細胞自噬帶來的好處。

或許很多人會感到困惑。細胞自噬到底何時會發生？我們如何知道它正在發生？每天間歇斷食，一定會促進細胞自噬嗎？我們是否需要長時間斷食才能促進細胞自噬？

請停下來想一想。身體會為了神奇的細胞淨化作用要求你連續斷食好幾天嗎？這並不合理，對吧？

我在第1章說過，我們的身體天生具備代謝適應的能力。在進入現代社會之前，人類祖先靠採集漁獵過活，偶爾斷食是他們的生活常態。他們仰賴酮為大腦提供熱量，使他們維持頭腦清晰與活力，才有辦法出門尋覓身體需要的食物。代謝適應作用幫助他們挺過每天的覓食活動與艱難時刻。

細胞自噬是這種重要的適應作用的一環，它也跟生酮狀態有關。當代謝開關開啟、身體必須尋找能源的時候，這些作用就會啟動。這麼想會比較容易懂：想像你已經很久沒上超市，你被大雪困在家裡，冰箱跟櫥櫃空空如也，但是你很餓！你必須在家裡翻箱倒櫃，湊齊能煮一餐的食材。這就是斷食狀態，你的身體會想方設法尋找能源（然後進入脂肪燃燒與生酮狀態），同時尋找可以拆解再利用的材料（這必須透過細胞自噬）。因此生酮與細胞自噬不是同

一種作用，當身體必須四處搜尋能源的時候，這兩種作用都會出現。[69,70,71]

間歇斷食圈經常有人說斷食二十四到三十六小時後，細胞自噬才會變得更活躍。這句話使很多人感到困惑，但這是因為這句話說得不夠完整！回憶一下前一章提到肝醣充分用盡、進入脂肪燃燒狀態之後，就能進入生酮狀態。若一開始肝醣是儲滿的狀態，確實需要花二十四到三十六小時（或更久），細胞自噬才會更加活躍。別忘了在撐過代謝適應作用之後，肝醣儲量就不再是滿的！處於斷食狀態的我們，每天都能進入生酮狀態（這或許會在斷食十二小時左右發生，不過也可能長達十六至二十小時以上，實際狀況取決於飲食內容與進食量、活動量，甚至連血液裡的胰島素濃度也會有影響）。我們已經知道生酮加速，細胞自噬也會加速，因此你不需要經常斷食二十四到三十六小時或更久，也能得到細胞自噬的好處。[72]

當然斷食的時間愈長，生酮狀態會持續得愈久，細胞自噬也會更加活躍，但是這麼做沒有必要。你要相信自己的身體會充分利用每天的斷食時段，所以不用延長斷食……除非你想要斷食得久一點。第7章將有更多討論！

認識了間歇斷食的幾個健康益處之後，接下來我要介紹讓人興奮的另一項發現：間歇斷食與延年益壽有關！敬請期待下一章。

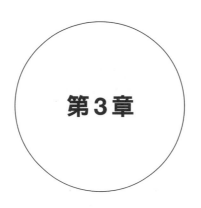

第3章

斷食：真正的青春泉源？

　　除了我在前一章提到的諸多健康益處之外，科學家也指出斷食有許多跟長壽有關的好處。雖然此類研究以動物實驗為主，但人類實驗也發現大有可為的結果。我將在本章概述以斷食與長壽的關聯為主題的最新研究。若你想深入了解這些主題，可到〈參考資料〉查閱這些研究論文。

　　二〇一九年沖繩科學家發表了以人類為實驗對象的驚人研究成果。[1]我一直很愛看此類研究的標題，因為這些拗口的科學詞彙聽起來好像很厲害。這篇沖繩的研究論文叫〈透過人類血液的非靶向代謝組學分析，揭示五十八小時斷食期間啟動的多種代謝反應〉（*Diverse metabolic reactions activated during 58-hr fasting are revealed by non-targeted metabolomic analysis of human blood*）。現在就讓我們一起來看看他們有哪些發現吧！

這項沖繩研究請四位志願受試者斷食五十八小時，並且在特定的時間點抽血採樣：斷食第十、第三十四與第五十八小時。（雖然樣本數很小，但這項研究依然令人期待！接下來可用更大的樣本數複製相同實驗。）這是否意味著我們必須斷食五十八小時，這些健康益處才會出現？當然不是。斷食十小時到三十四小時，這些化合物就已經增加。

這項研究為何如此令人期待？隨著年齡老化，許多重要代謝物的濃度會逐漸下降；代謝物是身體代謝作用產生的物質，因此看見這些代謝物濃度上升著實令人興奮。這項研究發現在四十四種化合物之中，過去只有十四種曾與斷食狀態建立關聯。這些代謝物都與肌肉組織的維護以及抗氧化活性有關；抗氧化活性有助於預防跟老化有關的損傷。我認為這就是青春泉源的功效！

以下引述論文內容：

> 人類斷食期間體內的代謝標記變多，以糖質新生和體脂肪做為替代熱量來源……我們發現由斷食誘發、過去未被發現的代謝機制……可能是因為身體需要抗氧化物、NADPH、糖質新生與合成代謝……化合物的整體增加反映出斷食期間體內組織的粒線體活性上升……斷食激發的分解代謝與合成代謝變得非常活躍，造成多種代謝物顯著增加。抗氧化或許是斷食的主要反應。

呼，專有名詞一大堆，對吧？

讓我用簡單的詞彙解釋一遍。這群科學家到底發現了什麼？

斷食會增加以下化合物的濃度：

▎ 丁酸鹽

丁酸鹽是短鏈脂肪酸，健康益處包括（但不限於）抗發炎、調節免疫系統、預防和治療胰島素抗性。[2]

▎ 肉鹼與支鏈胺基酸

這兩個名詞你可能在健身補充品的原料表裡看過。它們是常見的健身前與健身後補充品元素，可幫助肌肉生長。其實我們不需要另外補充這兩種化合物，因為身體可以自然滿足這些需求！它們不但能促進肌肉生長，也有助於減少肌肉細胞的分解。

▎ 抗氧化物

大家都聽過抗氧化物，通常是在選擇食物的時候，這種對健康有益的化合物愈多愈好。我們的身體也會製造抗氧化的化合物，它們幫助細胞抵禦危險的自由基分子；自由基可能會傷害細胞（這種傷害可能會造成許多跟老化有關的病症）。

▎ 粒線體活性

粒線體經常被稱為「細胞發電機」，因為它們是細胞的消化

系統，負責吸收、分解營養素，再把營養素變成可供細胞使用的熱量形態。粒線體也在分解細胞內的廢物上發揮重要作用（為細胞自噬歡呼！）[3] 除此之外，粒線體也有助於「細胞凋亡」（apoptosis）。你可以把細胞凋亡想像成細胞自噬的升級加強版。簡單地說，細胞凋亡是「預定的細胞死亡」。聽起來雖然嚇人，但我們確實希望某些細胞「死去」，包括受到感染、損壞和不被需要的細胞。[4] 斷食可強化能夠保護身體的粒線體作用。

▌分解代謝

簡單說來，分解代謝就是把大東西分解成小東西。細胞自噬就是一種分解代謝作用，讓身體能夠分解我們不再需要的東西。[5] 斷食會加速分解代謝。

▌合成代謝

合成代謝跟分解代謝正好相反。身體把小零件以新的方式組裝起來。比如說，身體在製造新的肌肉細胞時，會把幾種從舊細胞分解出來的胺基酸組裝在一起。這就是回收升級！廢物變身成有價值的肌肉組織！[6]

二〇一九年的沖繩研究特別令人興奮的一點是它並非以老鼠為實驗對象，而是以人類做研究。斷食對人體的影響並非假設，而是千真萬確的，是科學家在實驗室裡測量的結果。我非常期待未來有

更多類似的研究。

　　除了這個研究之外，世界各地都有科學家發現斷食與長壽之間的關係。以下列舉其中幾項：

- 隨著年齡漸增，細胞內的粒線體處理熱量的能力會降低，導致老化與年齡相關的疾病。細胞也會失去處理「垃圾蛋白質」的能力，導致蛋白質過度堆積，造成肌萎縮側索硬化症（ALS）與阿茲海默症等疾病。二〇一七年，哈佛大學的研究人員發現運動和斷食（包括短時間斷食）可加強細胞處理這些致病「垃圾蛋白質」的能力，因為它們可以強化粒線體網路的功能。[7]這應能減少與年齡相關的疾病的患病機率，進而延年益壽。其中一位參與研究的科學家稱之為打開「細胞吸塵器」。我每天斷食的時候，都會想像身體正在幫我清除垃圾！

- 我們都知道年紀愈大愈容易生病，例如心血管疾病。血管老化扮演關鍵角色，因為血管會隨著年齡變得更加敏感，也更容易受傷。二〇一八年，喬治亞州立大學的研究人員發現一種分子可延緩血管系統的老化。[8]他們發現身體在斷食狀態會製造 β-羥基丁酸（BHB），促進血管與淋巴管的細胞分裂並防止細胞老化。他們相信這或許能幫助血管保持「年輕」和健康。真是令人開心的消息！

- 年紀變大，腸道幹細胞會失去再生能力，受到感染或損傷之後的復原時間也會變長。麻省理工學院的生物學家發現，斷

食二十四小時可逆轉年齡相關的腸道幹細胞功能喪失。[9]在這項二〇一八年的研究中，他們找到證據支持「斷食會開啟腸道幹細胞裡的代謝開關，從取用醣類轉換成燃燒脂肪。」他們觀察到這些代謝變化促進腸道幹細胞的功能與細胞再生。雖然我們看不見自己的腸道，但想到我的腸道黏膜既年輕又健壯就很開心。

- 二〇一八年，有研究者對斷食的科學文獻進行了綜合回顧。[10]這種彙總型的研究意義重大，因為檢視過往的研究能幫助科學家發現和歸納出該研究領域的全貌。這項研究的科學家檢視了限時進食法（限定進食時段）與多種隔日斷食法（一天吃，一天不吃）。（後面的章節會說明這些間歇斷食詞彙！）他們描述了斷食如何讓身體從燃燒葡萄糖取得熱量，變成燃燒脂肪酸與副產品（酮）取得熱量。當身體打開代謝開關之後，就能在取用體脂肪的同時保存肌肉量（是不是很耳熟？）。此外，他們也在分析斷食文獻之後指出，斷食「或許能優化生理作用、強化機能並減緩老化與疾病進程。」一點也不令人意外，對吧？

- 二〇一八年，美國國家老齡化研究院（National Institute on Aging）將小鼠依照兩種截然不同的飲食分成兩組（兩種飲食都經過精心設計），兩組小鼠再依照不同的進食模式分成不同的小組。[11]第一個小組一天二十四小時都在吃東西，第二個小組進食量減至七〇％（減少三〇％熱量），第三個小組只吃一餐，但熱量與第一個小組完全相同。研究人員發現

「斷食的時間與健康和壽命成正比，無論小鼠吃什麼，也無論牠們攝取多少熱量。」這個結果很酷，因為差異不是來自食物本身或限制多少熱量，而是來自斷食的時間長短。一天吃一餐的小鼠斷食時間最長，牠們「似乎壽命較長，與年齡相關的常見肝病和代謝疾病檢查結果也比較好。」雖然這是小鼠實驗，但研究人員希望能在其他動物身上複製這項實驗，最終目標是人體實驗。

諸如此類的實驗很多，說也說不完，所以在此就不贅述了。希望以上幾個例子已足以使你相信，斷食與長壽的研究既令人期待又大有可為。

我用前三章說明為什麼間歇斷食是值得一試的生活習慣：

- 間歇斷食啟動燃燒脂肪的超能力！
- 間歇斷食的副作用是減重！
- 間歇斷食是真正的青春泉源！

了解為什麼之後，我想你已經準備好了解怎麼做：如何設計專屬於你的間歇斷食計畫，幫助你藉由間歇斷食獲得最棒的健康益處，包括第 1 章提到的脂肪燃燒超能力。（我在騙誰？多數人都是為了減重才開始間歇斷食，健康益處則是持之以恆的動力。所以我們要為你設計一舉兩得的間歇斷食計畫！一套計畫，兩種功效！）想知道如何進行間歇斷食，請繼續往下看！

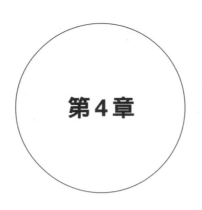

第4章

純淨斷食的神奇效用！

　　斷食之前，你必須知道斷食為什麼能帶來這麼多健康益處和燃燒脂肪。關鍵在於純淨斷食（the clean fast）的神奇效用！本章先介紹各種純淨斷食建議背後的原理，而下一章將介紹方法。所以兩章都是必讀！如果你真的迫不及待想要開始，我准許你直接跳到下一章，但你必須保證之後你會回頭看完第4章，把各種建議背後的原理搞清楚。我是那種充分了解原理之後，會更容易將建議貫徹到底的人，所以請不要忽視這個重要的學習步驟。

　　這兩章的內容可說是本書的重中之重，因為坊間對於斷食期間的安全飲食充滿錯誤觀念。別擔心！這些我都考慮到了。我將在本章為你掃除各種疑惑，包括那些常見的互相矛盾的建議。間歇斷食

要想長期有效，絕不能缺少純淨斷食這個步驟。我希望你能親身體驗純淨斷食的神奇功效。我的斷食法跟坊間那些斷食期間可以「吃一點這個」或「吃一點那個」的斷食法之間最大的差異，就是純淨斷食。

先把一件事情說清楚。既然有純淨斷食，那有沒有非純淨斷食呢？答案是沒有。依據斷食的科學原理，斷食一定要純淨，否則就不算真正的斷食。等你明白我為什麼這麼說，就能理解非純淨斷食為什麼並不存在。

純淨斷食這個詞是從哪兒來的？這個詞誕生於我二〇一七年的間歇斷食互助團體，當時我的第一本書《耐心等待，不要壓抑》剛出版不久。有天我用「純淨斷食」來形容最有效的斷食方法，結果這個詞就這樣沿用下來。很快地，它成為我們互助團體的術語。過去一年多來，我發現其他斷食社群也開始用這個詞。我很高興自己能讓純淨斷食這個詞受到廣泛使用，因為這正是我們對斷食的期待：身體能在這段時間「淨化」與修復（感謝細胞自噬！），所以純淨斷食能確保身體完成那些幕後的「淨化工作」。在你知道純淨斷食的意義之後，一定會不計代價捍衛這一天之中的神聖時段。

別忘了斷食是為了讓身體休息，無須費力處理食物。這是理解純淨斷食原則的關鍵：任何東西只要對身體來說是食物，或是會讓身體以為食物即將進入身體，都不可以放進嘴裡。

為了充分認識並接受純淨斷食的各項建議，我們必須先了解為什麼要斷食。純淨斷食的主要目標如下：

一、斷食期間盡量壓低胰島素濃度。

二、燃燒體脂肪提供熱量。

三、細胞自噬與隨之而來的回收升級都更加活躍。

明白主要目標之後，才能輕鬆理解如何達成目標：

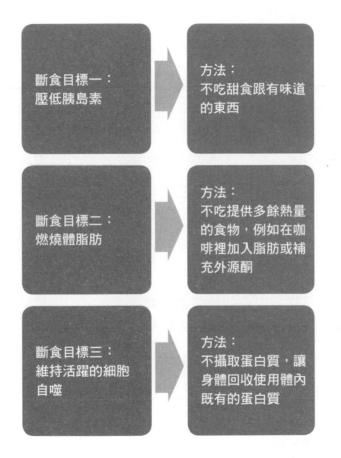

斷食目標一：
壓低胰島素

方法：
不吃甜食跟有味道
的東西

斷食目標二：
燃燒體脂肪

方法：
不吃提供多餘熱量
的食物，例如在咖
啡裡加入脂肪或補
充外源酮

斷食目標三：
維持活躍的細胞
自噬

方法：
不攝取蛋白質，讓
身體回收使用體內
既有的蛋白質

接下來我們要一一深入討論這三個目標，了解純淨斷食如何達成目標。討論結束後，你將會具備成為純淨斷食小達人的知識！

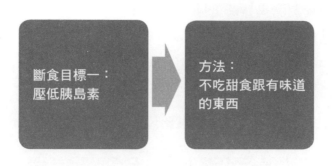

斷食目標一：
壓低胰島素

方法：
不吃甜食跟有味道
的東西

　　請回想一下第1章介紹的胰島素及胰島素的作用。胰島素有抗脂肪分解的特性，也就是會妨礙脂肪燃燒，所以高濃度胰島素會妨礙身體有效取用脂肪。正因如此，斷食的時候我們要避免攝取刺激身體分泌胰島素的東西。

　　什麼樣的刺激會讓身體分泌胰島素？當然是吃東西。我們已經知道吃東西就不是斷食。就算是淺嚐也不行，這樣會讓身體以為你即將吃進更多食物。

　　甜味與有味道的東西都會向大腦傳送訊號，導致大腦相信你正在進食，必須立刻送上胰島素！光是嚐到甜味或食物的味道，就算沒有吞進肚子裡，也會刺激胰島素反射分泌（CPIR），這是我們在斷食的時候應盡量避免的。

　　我還記得自己肥胖的那段歲月。早上先來一杯甜甜的咖啡（當然是加零卡甜菊糖！），喝無糖汽水（我的教室辦公桌上總是擺著一罐！），享用名字像甜點的美味花草茶（好喝又無熱量負擔！），吃無糖口香糖（甜味來自木糖醇，「牙齒好健康」！）基本上我不停把甜的跟有味道的東西送進嘴裡，而且是一整天。簡直就像手裡抱著鴨嘴杯的幼兒。

每一次舌頭嚐到甜味跟這些味道時，大腦都會收到「我需要胰島素調節即將進入體內的熱量」的訊息，問題是我並未攝取熱量，因為我吃的都是零卡甜味劑跟添加了香料的產品。大腦無法分辨一般甜味劑（例如蜂蜜和糖）跟零卡／人工甜味劑（甜菊糖、阿斯巴甜、蔗糖素等等），也無法分辨真食物的味道（例如草莓或巧克力）跟香料調味零卡食物的味道（包括天然香料與人工香料）。

你還記得有句話叫：「你愚弄不了大自然」嗎？人工甜味劑與香料添加劑都是在愚弄大自然，對身體絕對有影響。大腦不知道人類已經發明出味道像食物卻不是食物的東西，所以會做好準備迎接熱量⋯⋯只是熱量並未出現。

這個機制是如何運作的呢？味蕾傳送訊號給大腦，於是大腦叫身體做好處理食物的準備。比如說，甜味、酸味、鮮味的食物都會增加唾液分泌（幫助消化與吸收），苦味（例如黑咖啡跟無調味茶飲）不會。[1]甜味與食物的味道不只跟分泌唾液有關，因為它們會讓身體預期醣類的到來。除了增加唾液，身體一偵測到甜味就會釋出胰島素，以便在有需要的時候能立即取得足夠的胰島素。這就是前面提過的胰島素反射分泌（CPIR）。[2]

讓我們一起來看看CPIR的運作原理。嚐到甜味的兩分鐘以內，身體就會釋出胰島素。四分鐘後胰島素濃度會達到高峰，八到十分鐘內回到基準線。（所以斷食期間仍可用牙膏刷牙，雖然牙膏是甜的，但因為接觸的時間很短暫，胰島素可快速回降。）不過這也足以解釋為什麼你不應該喝甜味飲料和嚼口香糖。因為你不會只喝一口，也不會只嚼一下。那杯甜味咖啡或零卡汽水得喝一陣子才喝得

完，每當你啜飲一口，身體就會釋出胰島素做為回應。我回想起自己在認識純淨斷食前的生活習慣。一杯甜味咖啡、加味水或零卡可樂，我都可以喝很久。可以說從醒來到入睡，我一整天都在 CPIR。（CPIR 不是動詞，這只是我個人的用法，我想你應該明白。）

　　有無數的研究都解釋過甜味與食物的味道與 CPIR（身體釋出胰島素）之間的關係，但真正說服我的是二〇〇八年的一項人類研究，受試者用一種甜味溶液漱口之後，「血漿胰島素濃度顯著上升」（該研究使用的甜味溶液是蔗糖與糖精）。[3]受試者甚至沒將溶液吞進肚子裡！漱口之後就吐掉了。

　　深具說服力的研究還有不少。二〇一七年的一項研究發現，體重過重的受試者嚐到蔗糖素的味道就有「顯著的」CPIR 反應。[4]一九九三年的另一項研究檢視了正常體重與肥胖受試者的胰島素反應差異，研究人員發現空腹血糖偏高的肥胖受試者（也就是一開始胰島素基準線就比較高）CPIR 反應比正常體重受試者更加激烈。[5]這件事為何重要？如果你已持續體重過重（或肥胖）一段時間，而且胰島素總是偏高，嚐到甜味時會比瘦子朋友釋出更多胰島素。聽起來不太公平，對吧？

　　對依然心存懷疑的人來說，以下這個研究更具說服力。在二〇〇七年的一項大鼠研究中，科學家測量了牠們對甜味的胰島素反應。一如預期，大鼠喝了甜味水之後（包括蔗糖與糖精）胰島素濃度上升。但接下來發生的事很有趣！在實驗的第二階段，科學家切斷大鼠的舌神經，讓大腦接收不到甜味訊號。答案揭曉！CPIR 反應沒有出現，證明味道才是關鍵。[6]

儘管有這麼多證據，許多人還是對「甜味與胰島素分泌」之間的關聯爭論不休，有些人甚至嗤之以鼻。（當然這些人大多秉持「熱量最重要」的心態，所以不相信零熱量的食物竟會阻礙身體燃燒脂肪。你很難擺脫自己奉為圭臬的想法。）

　　為什麼這件事會成為爭議呢？健康醫療領域的很多主題都能找到正反雙方的研究（與結論）。沒錯！我分享了證實甜味觸發胰島素反應的研究，但你也能找到證實甜味不會觸發胰島素反應的研究！於是有人主張有些甜味劑跟胰島素分泌有關，但有些甜味劑神奇地不會刺激胰島素分泌。（請問問自己這個問題：身體如何辨別不同的人工甜味劑？對舌頭來說，甜的就是甜的！）

　　面對互相矛盾的資訊，我們該怎麼辦？在網路上看到科學影片或文章，宣稱斷食期間食用某種甜味劑完全沒問題，該怎麼做？這個決定對我來說很簡單。我認為謹慎為上策。只要有一絲導致身體在斷食期間釋出胰島素的可能，我就不會吃。我不會讓任何事阻撓我發揮燃燒脂肪的超能力！

　　相信我，我是全世界最希望斷食期間可以吃甜菊糖的人。我在了解胰島素的運作機制之後，四處查找能讓我繼續在咖啡裡加甜菊糖的證據（還有吃口香糖、喝零卡汽水、加味水、水果茶與香甜花草茶）。但最後我不得不勇敢面對現實，這樣的證據並不存在。

　　我決定在斷食期間跟甜味與香料澈底分手，這改變了我的間歇斷食體驗，也讓間歇斷食變得輕鬆自在。我還想再強調一件事：在我真正開始純淨斷食之前，我的體重正在緩慢而穩定地回升。我停止在斷食期間攝取甜菊糖和其他甜味之後，體重走向逆轉、不升反

降，一年內瘦了兩個牛仔褲尺碼，當時我宣布自己瘦到目標體重才剛過一年。這是真的。斷食期間戒除甜味為我的身體帶來巨大變化。

了解甜味與胰島素分泌之間的關係之後，接下來討論第二個斷食目標：

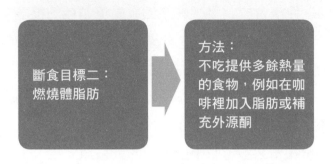

很多人難以達成這個目標，因為間歇斷食圈有很多人堅信斷食期間攝取脂肪「沒問題」，不會導致胰島素上升。咖啡盡量加鮮奶油！含中鏈脂肪酸的油（MCT oil）多吃點！喝神奇的含酮飲料「加速生酮」！（以上三種作法全都大錯特錯。）

有些人誤以為斷食期間攝取大量脂肪或外源酮，可神奇地讓身體燃燒更多體脂肪，超越純淨斷食。讓我們檢視一下脂肪與外源酮的運作原理，了解為什麼斷食期間不應該攝取這兩種東西。

首先，請記住間歇斷食的目標之一是讓身體在斷食期間燃燒體脂肪。既然如此，斷食期間不應攝取脂肪跟油脂非常合理！舉例來說，現在流行喝一種加入奶油、椰子油與／或MCT油的咖啡。很多人覺得非常好喝，甚至有人說這種咖啡既能刺激身體燃燒脂肪，又能使你活力充沛。（它確實能供應熱量，畢竟你喝下那麼多脂肪！）你知道另一種能使你活力充沛的作法是什麼嗎？純淨斷食！

當身體進入代謝靈活狀態，體脂肪會製造酮。砰！你會感到精神奕奕、頭腦清晰。

還有一件事很重要。雖然我將在第 15 章說明為什麼身體不會對各種熱量一視同仁（所以我不建議計算熱量），但是請你想一想，在咖啡裡加入熱量數百卡的多餘脂肪怎麼會是有用的減脂策略？請好好想一想。在身體還沒開始取用體脂肪之前，你攝取的脂肪就已滿足它的熱量需求了！我寧願燃燒大腿裡的脂肪，而不是咖啡裡的脂肪。

接下來，我們要討論斷食期間要不要攝取外源酮。說不定你有遇過朋友想賣你這種「啟動生酮狀態」和「加速燃燒脂肪」的靈丹妙藥！聽起來美好得過了頭，跟各種創造奇蹟的補充品一樣難以置信。

外源酮到底是什麼？酮是熱量，吃酮補充品就是吃進熱量。請記住這個重點：我們的目標不是把酮放進身體裡，而是讓身體從脂肪裡製造出酮，這是一種不用花錢的自然過程。攝取外源酮當然會讓體內的酮濃度上升，因為你直接攝取了酮。這些酮不是你自己製造的，而是你吞進肚子裡的！

想要賣你外源酮的人會告訴你，他們的酮不但「有助於」燃燒體脂肪，還能神奇地從身體的角度為你思考，簡直像彩虹與獨角獸一樣美妙。如果你已經吃補充品攝取酮，你的身體還有必要燃燒脂肪製造酮嗎？不吃酮補充品，身體才會發揮超能力燃燒你自己的脂肪！而且不用錢！當然，如果你有癲癇或阿茲海默症之類的神經疾病，補充酮對你是有好處的，所以出於治療目的攝取外源酮或許非

常適合你。但如果你的目標是靠自己的體脂肪供應熱量，我的建議
是不要吃酮補充品。

　　了解斷食期間為什麼不應補充外來熱量之後，接下來討論第三
個斷食目標：

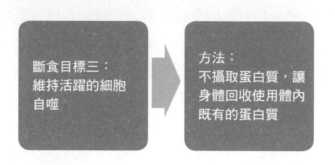

　　回想一下前幾章學到的細胞自噬作用，我相信你一定不想阻撓
細胞自噬在斷食期間變得活躍。

　　什麼事會阻撓細胞自噬呢？當然是吃東西，尤其是蛋白質，斷
食期間應避免攝取任何類型的蛋白質。包括膠原蛋白補充品、肉骨
湯，以及健身前後的各種補充品。我舉個例子說明這件事的重要
性。科學家在二〇一〇年的一項研究中發現，含有白胺酸（一種胺
基酸）的補充品會讓受試者體內的細胞自噬標記減少。[7]除此之外，
蛋白質還導致受試者體內胰島素濃度上升。簡直是雙重打擊！

　　我們希望身體能在斷食的時候分解並再利用蛋白質垃圾，因此
應該避免補充蛋白質來源。

　　我們已經了解斷食的三個目標與背後的科學原理，所以你應該
知道純淨斷食為什麼如此重要。現在你可以準備學以致用，應用這
些新知進行斷食！

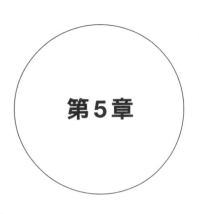

第5章

純淨斷食！

　　既然你已充分了解純淨斷食的目標，接下來你必須學會如何應用。這就是本章的目的！看完這一章，你將會擁有純淨斷食的各種技巧。

　　如你所知，我是退休小學老師。我在本章提供的內容，能滿足純淨斷食課上每一位同學的需求！

　　你是循規蹈矩的人嗎？（模範生？沒問題！你能維持課堂的井然有序。）如果是，請看看這張方便又實用的表格，一看就知道斷食時段哪些能吃、哪些不能吃。我知道你會喜歡這種簡單易懂、一目了然的資訊。

什麼是「純淨斷食」？		
能吃！	看情況……	不能吃！
<ul><li>水（無調味）</li><li>黑咖啡（無調味）</li><li>用茶葉沖泡的無調味茶飲（紅茶、綠茶等等，無調味的茶葉或茶包）</li><li>礦泉水、蘇打水、氣泡水（無調味）</li><li>礦物質／電解質／鹽（無添加劑，無調味）</li><li>醫師開的藥物</li></ul>	這是「灰色地帶」：<ul><li>薄荷精油，僅限消除口臭，不能加進水裡調味（食物等級精油，少量使用）</li><li>苦味花草茶</li><li>維他命與補充品（維他命和補充劑情況複雜。顯然帶有食物味道與列為「不能吃」的補充品都只有進食時段才能吃。）</li></ul>	<ul><li>食物</li><li>加味水</li><li>調味咖啡</li><li>果茶、甜茶、抹茶</li><li>零卡汽水</li><li>天然與人工甜味劑</li><li>口香糖或薄荷錠</li><li>任何類型的食物味道（果汁、水果香料等等）</li><li>肉骨湯、高湯、清湯</li><li>脂肪，包括椰子油、MCT 油、奶油等等</li><li>鮮奶油、奶精、乳汁或乳汁替代品（不分數量，不分種類）</li><li>補充品，例如膠原蛋白、健身前補充品、支鏈胺基酸（BCAA）、外源酮等等。</li></ul>

進入間歇斷食的生活模式後，真正的魔法會在純淨斷食的時候發生！每當你不確定純淨斷食的時候能不能吃某樣東西時，將成分跟這張表比對一下。屬於「能吃」就沒問題，屬於「不能吃」當然就不行。「灰色地帶」則是因人而異。

注意：一定要在完成二十八天的「FAST 開跑」之後，才能實驗「灰色地帶」裡的東西是否適合自己。屆時你應該已經知道純淨斷食期間身體有何感受。這時候實驗「灰色地帶」裡的東西，你才能確知它是否在一小時內（或更快）令你感到飢餓、發抖或噁心想吐。這些都是你不適合在斷食期間吃這種東西的明顯跡象。你會感到無比飢餓或渾身發抖，表示身體釋出胰島素調節血糖，導致血糖降低（所以才會發抖或飢餓）。如果純淨斷食期間吃了沒感覺到差異，不覺得很餓或精神變差，表示可以吃。若碰到這種情況，恭喜你！你吃這種東西應該沒問題。順帶一提，絕對不能以此做為實驗「不能吃」清單的藉口。「吃了會不會發抖或飢餓」並非萬無一失的測試。記住，冒著破壞斷食的風險很不值得。「不能吃」清單上的東西絕對不能吃。

如果你不是模範生，而是愛用「為什麼」質疑老師的孩子，我也為你準備了一段說明。我會一一解釋為什麼哪些東西適合斷食時段食用，哪些不適合。看完之後，你永遠不需要再問純淨斷食的時候該吃什麼，你可以利用這些資訊做出正確判斷。

能吃：為什麼？	
水（無調味）	喝水是斷食的好選擇！當然不可以喝過頭，但口渴的時候要盡量喝水。一定不能加調味料或水果／食物切片，只能喝無調味的水。 ● 小撇步：斷食時段準備一杯熱水。聽起來可能有點瘋狂（或甚至有點悲哀），但天氣變涼的時候，熱水是我最喜歡的熱飲。一杯熱水不但溫暖你的身體，也出乎意料地暖心！我們都戲稱熱水為「Em tea」❶（唸快一點就知道笑點）。
黑咖啡 （無調味）	為什麼斷食可以喝咖啡，其他有味道的東西大多要避免？咖啡不是也有「味道」嗎？是的，黑咖啡確實有苦味，但苦味不會刺激身體分泌胰島素。[1] 添加天然或人工香料的咖啡豆不行，只能喝無調味的品種。 咖啡好處多多，非常適合純淨斷食。第一，咖啡與促進細胞自噬有關！[2] 我每天喝濃縮咖啡的時候，都會提醒自己這個好處。咖啡也會刺激脂肪燃燒，有助於快速消耗儲存於肝臟的肝醣，讓我們更快進入斷食狀態（不會消耗肌肉裡的肝醣，幫助我們在斷食狀態下運動）。[3,4] 「琴，我喝不了黑咖啡。真的沒辦法。不要逼我。」 如果你不愛喝黑咖啡，習慣把咖啡弄成我稱之為「熱奶昔」的飲料，要加什麼東西才能把咖啡變好喝？沒有這種東西，我是說真的。請參考「不能吃」清單。你想得到能用來調味咖啡的東西，幾乎全都屬於「不能吃」。你覺得自己無論如何都喝不了黑咖啡，其實不然。捏住

❶ 譯註：「EM tea」諧音「empty」，意思是「空」或「無」，意指這是一杯沒有味道的茶。

	鼻子喝下去，給味蕾兩週的時間習慣苦味。你一定能夠習慣黑咖啡的味道！有些人會用幾種方法慢慢調整口味，例如加一點鹽中和苦味，或是用熱水稀釋得淡一點。愛上黑咖啡有個好處。間歇斷食圈有很多人發現黑咖啡的苦味會神奇地打開味蕾。這也是我的親身經歷。習慣了黑咖啡的味道後，我突然能夠忍受其他苦味。這為我打開了蔬菜世界的大門。忽然之間，我愛上帶苦味的蔬菜，以前我根本受不了這種味道。我相信這歸功於我適應了黑咖啡。我不是唯一體驗到這種現象的人，你也務必試一試！這也是黑咖啡值得嘗試的原因之一，請不要故步自封。#IfGinCanYOUCan 如果你就是不想喝黑咖啡怎麼辦？ 那就完全不喝咖啡吧！這也沒關係。咖啡不是非喝不可。
用茶葉沖泡的無調味茶飲（紅茶、綠茶等等，無調味的茶葉或茶包）	前面提過，斷食期間嚐到苦味沒問題，因此無調味茶飲符合要求。檢查成分表，選擇成分只含茶葉的茶。「能吃」清單裡的茶都來自茶樹，品種包括紅茶、綠茶、白茶、烏龍茶、普洱茶。（此處所說的「白茶」是一種加工程度極低的茶葉，不是奶茶；有些國家會把奶茶叫做「白茶」。） 為什麼茶是個好選擇呢？茶有許多健康益處，茶裡有多種與促進細胞自噬有關的化合物（尤其是綠茶）。[5]
礦泉水、蘇打水、氣泡水（無調味）	斷食期間氣泡水與蘇打水都是很好的飲料，但一定不能添加香料或甜味劑。 通寧水不適合純淨斷食，因為通寧水含有甜味劑。

礦物質／電解質／鹽（無添加劑，無調味）	礦物質／電解質／鹽都不會阻撓斷食。請務必記住斷食期間體內的電解質容易失衡，尤其是在大量喝水的情況下。[6] 你可以在水裡加入礦物質或電解質補充品，預防電解質失衡。檢查成分表，確認成分中沒有「不能吃」的成分。無調味礦物質滴劑是個好選擇。不要選含有檸檬酸的補充品，因為檸檬酸帶有酸味。 ● 安全提示：斷食時段喝太多水可能反而有危險。攝取過量水分會「沖淡」體內的電解質濃度。症狀包括頭痛或神智不清。若你在斷食時段大量喝水，一定要注意這些跡象，若你懷疑自己飲水過量，請立即就醫。
醫師開的藥物	需要吃藥時，當然得吃。這一點無庸置疑。 不過，請先與醫師或藥劑師討論服藥的方式。你很可能需要調整劑量或吃藥的時間。有些藥必須空腹吃，有些藥必須飯後吃。斷食也會影響劑量。跟醫療人員詳細討論，擬定適合身體、健康狀況與目標的計畫。

不能吃：為什麼？	
食物	請不要問我斷食時段為什麼不能吃東西。就是不行。吃東西就不是斷食。 如果有樣東西是食物，那就不能算是純淨斷食。即使它很苦、即使它很小、即使你看了什麼網路視頻說它是OK的。請你跟我這樣說：如果這東西是食物，它就不是斷食。
加味水	斷食的頭號目的是避免觸發 CPIR 反應（胰島素分泌），所以你的水不能有任何調味。沒錯，你能想到的任何調味都不能加（除非是少許鹽）。只要是會讓水有味道的

	東西，就不能加。 「但是好像可以加……」 不行。 「我聽說可以加……」 不行。 請好好享用水純粹的味道。
調味咖啡	市面上有各種咖啡口味：榛果咖啡。好喝！法式香草。 美味無比！焦糖狂想曲。聽起來真棒！ 你啜飲這些咖啡的時候，大腦就是這麼想的。抱歉了， 各位。斷食時段不能喝調味咖啡。不能讓大腦以為你正 在吃美味甜點。只能喝無調味的黑咖啡。
水果、甜茶、 抹茶	你已經知道甜味跟有味道的東西會觸發 CPIR 反應。所 以斷食時段此類的茶飲都不能喝，請等到進食時段再喝。 那抹茶呢？抹茶是粉末跟水調製而成的飲料，跟泡茶不 一樣，泡過的茶葉會丟掉，但抹茶粉會喝進肚子裡。這 樣就會阻撓斷食吧？我不願冒這個險。數量夠多的抹茶 粉肯定會阻撓斷食，但我無法告訴你確切數量。請記住 最高指導原則：有疑慮的時候，不吃就對了。
零卡汽水	若你看過前一章，應該早已知道原因：甜味＝胰島素分 泌。斷食時段絕對不能喝零卡可樂和汽水。
天然或人工 香料	我們的目標是斷食時段不吃任何有味道的東西，所以成 分表裡有天然或人工香料的東西都要避免。 除此之外，天然或人工香料之所以有問題，是因為食品 業者會用天然香料或人工香料來隱藏添加劑。你無法確 定這些香料含有哪些成分，因此無法確定它會不會阻撓 斷食。把香料留到進食時段再說，那時候你想吃什麼都 行。

天然或人工甜味劑	再說一次，甜味＝胰島素分泌。就算是「最新！最神奇的甜味劑！斷食也可安全使用！」也不行（隨著斷食變成主流，這樣的廣告只會愈來愈多），只要是甜的，就不屬於純淨斷食。 很多人搞不清楚的是，甜味劑經常標榜「不會造成升糖反應！」，害大家以為這些甜味劑不會干擾斷食。「升糖反應」指的是導致血糖升高。記住：我們不希望身體釋出胰島素，這才是我們的目標，跟血糖高低無關。
口香糖或薄荷錠	這屬於甜味＝胰島素分泌。市售口香糖與薄荷錠全部都不是純淨斷食，因為它們全都含有甜味劑跟香料。
任何類型的食物味道（果汁、水果香料等等）	前面解釋過，食物的味道會讓大腦以為你正在進食。 包括檸檬片、小黃瓜片、蘋果醋、醃菜汁、薄荷葉、香草、甚至帶有酸味的檸檬酸，通通不能吃。族繁不及備載，所以這裡只列舉其中幾樣。 ● <u>重點</u>：只要帶有食物的味道，就不能在斷食期間食用。
肉骨湯、高湯、清湯	肉骨湯跟清湯經常被視為絕佳的「節食食物」，因為熱量很低。但是你知道嗎？它們都有食物的味道。而我們要避免有食物味道的東西。 肉骨湯特別容易令人混淆，因為有所謂的「肉骨湯斷食法」，聽起來非常健康。肉骨湯充滿蛋白質。請回想一下斷食目標三：不攝取蛋白質。請把肉骨湯（或任何高湯、清湯）留到進食時段再喝。
脂肪，包括椰子油、MCT油、奶油等等	請回想一下斷食目標二：讓身體燃燒體脂肪產生熱量。為了達成這個目標，斷食期間應避免攝取脂肪。攝取脂肪絕對會妨礙身體燃燒原本儲存的體脂肪。

鮮奶油、奶精、乳汁或乳汁替代品（不分數量，不分種類）	思考一下。乳汁是什麼？是大自然專為哺乳動物寶寶準備的食物，這是他們一生中發育最快速的時期。 聽起來適合斷食嗎？不適合，因為乳汁是食物。 斷食期間不能吃鮮奶油、奶精或任何乳汁。來自動物的乳汁跟「植物奶」都不行。含有乳汁或乳汁替代品的東西也要避免。
補充品，例如膠原蛋白、健身前補充品、支鏈胺基酸（BCAA）、外源酮等等	請回想一下斷食目標三：斷食期間不攝取蛋白質。這些補充劑大多含有蛋白質，含有甜味劑與香料的也不少。外源酮會為身體提供熱量。我保證斷食期間你不需要也不想要攝取這些東西。

看情況：為什麼？	
薄荷精油，僅限消除口臭，不能加進水裡調味（食物等級精油，少量使用）	老實說，口臭偶爾就是會發生，在必須近距離接觸他人的時候，我們需要消除口臭。很多人會在斷食時段用一小滴薄荷精油消除口臭，完全沒有問題。 為什麼不能加在水裡呢？別忘了斷食不是一場味覺大冒險。一小滴精油短暫消逝，一杯飲料卻可以喝很久。 ●重點：不是所有的精油都能吃。若你要把薄荷精油滴在嘴裡，請挑選食物等級的精油，用量要少，而且要小心使用。使用前最好先了解精油的安全使用方式，並遵循各家精油製造商的建議。
苦味花草茶	我原本想多寫一章，標題叫做〈為什麼有這麼多叫做「茶」的飲料其實不是來自茶樹〉，但是這樣似乎有點

	過頭了。根據我的調查，市面上有無數品名叫「茶」的產品，原料包括各種植物的葉子、香草和植物的各個部位。有些是蕈類，有些是植物的根。多到令人眼花撩亂！我們知道甜味和水果的味道會觸發 CPIR 反應，也就是胰島素分泌。苦味不會。所以當你在選擇不是用真正茶葉製作的茶飲時，一定要選擇苦味的。前面提過，苦味不會觸發 CPIR 反應。有食物味道的飲料絕對不能喝。
維他命與補充劑	斷食的時候能不能吃維他命跟補充品，不是一個容易回答的問題。明顯帶有食物味道的（或是列在「不能吃」清單裡的）只能在進食時段吃。很多維他命跟補充品飯後吃較易吸收，有些則是適合空腹吃。若醫師建議你吃某種維他命與／或補充品，請先跟他們討論適當的服用時間。

　　希望這幾張表格提供的資訊，足以幫助你判斷純淨斷食期間適合吃什麼。如果你還是無法確定，請記住最高指導原則：有疑慮的時候，不吃就對了。

　　如果你既不是模範生也不是「為什麼」寶寶，而是愛唱反調的叛逆分子，以上的資訊依然無法說服你。（我懂你，真的，你需要我多付出一些努力才願意相信。我知道你為什麼會有疑慮，真的，請相信我。叛逆的學生使我們成為更好的老師；真正的好老師會感謝你們提供磨練教學技能的機會。）

　　如果你是叛逆分子，你大概不會相信我說咖啡裡加一點甜味劑或水裡加一片檸檬會阻撓純淨斷食。你並不孤單！有很多叛逆分子

跟你一樣，非得親身體驗過才願意相信。

　　本章最後有幾個間歇斷食老手的經驗分享，應該能說服你這不是我的片面之言。你可以放心，這些純淨斷食建議早已經過數萬人驗證。

　　若這樣還是無法說服你，我特地為你設計了「純淨斷食挑戰」！只要完成我的純淨斷食挑戰，你肯定也會相信我所言不虛。我保證。

→ 純淨斷食挑戰！

　　在我分享其他人的經驗之前，讓我們先了解一下什麼是純淨斷食挑戰！首先，請花點時間上網搜尋「百事可樂挑戰」的影片（Pepsi Challenge）。（好好欣賞一九八〇年代的服裝跟髮型，當年百事可樂挑戰紅透半邊天。）趕緊去，我等你看完。

　　若你跟我年齡相仿或是比我大一些，應該還記得這個系列廣告。那時候百事在競爭激烈的可樂市場不算大品牌，他們想向世人證明百事可樂的味道比可口可樂更好。於是百事可樂挑戰就此誕生！廣告裡的消費者在盲飲測試中全都選擇了百事可樂，連他們自己都很驚訝。其中一支廣告說：「有更多人覺得百事可樂比可口可樂好喝。參加百事可樂挑戰。讓舌頭幫你做決定。」

　　那麼，這跟斷食有什麼關係呢？很簡單！我要邀請你參加純淨斷食挑戰。若你依然不相信斷食時段不能吃＿＿＿＿＿（自行填入你不相信的那樣東西），你非常適合這項挑戰。

　　規則如下。請你進行六至八週的純淨斷食，照我的要求做。斷

食時段不碰「能吃」清單以外的東西。六至八週後（請勿作弊！），在斷食時段吃你心存疑慮的那樣東西。仔細觀察吃了之後，身體有什麼感受。我相信這將足以說服你。

畢竟，「有更多人選擇純淨斷食。參加純淨斷食挑戰。讓身體幫你做決定。」

接下來讓我們聽聽間歇斷食老手的親身經歷！

羅莉·路易斯（Laurie Lewis）	剛開始斷食的時候，我以為可以喝花草茶，所以我一整天都在喝。結果我一整天都很餓！後來我知道花草茶不能喝，所以改喝水，飢餓的感覺變成一陣一陣，不再是持續襲來。我的精神變得更專注，不再被惱人的強烈飢餓感折磨。
安潔·斯塔克（Angie Stark）	在搞清楚「純淨斷食」的結構之前，我千辛萬苦才能撐過斷食十六小時。這是第一個月的情況（二〇一八年十二月）。看了純淨斷食的資訊之後，我才知道是口香糖阻撓了斷食！現在我很清楚原因何在，但當時我完全不曉得。拜託，口香糖耶！！！總之，找出罪魁禍首之後，我只在進食時段吃口香糖，從那之後我每天的純淨斷食都很順利。
奇奇波士頓（Kiki W from Boston）	純淨斷食幫助我撐過斷食時段。我曾試過非純淨斷食，結果餓到發抖、發怒，一到進食時段就暴飲暴食。純淨斷食真的很重要，說再多次也不為過。

賈斯汀·克萊普 （Justin Claypool）	我一直以為自己在間歇斷食。我早上喝高脂／生酮咖啡當早餐，每天只在四小時的進食時段吃固體食物。但喝完咖啡之後一整天都很餓。看了純淨斷食的資訊之後，我才知道我的斷食是非純淨斷食！於是我開始真正的純淨斷食，斷食時段只喝黑咖啡，不喝調味水。我不但突破了停滯已久的體重，而且不再感到飢餓，皮膚也變得光滑。我終於感受到其他人口中的間歇斷食益處！
史提芬妮·雷金斯 （Stephanie Riggins）	我間歇斷食好幾個月卻毫無減重成效，後來才知道每天早上喝一杯高蛋白奶昔不是純淨斷食。我以為不吃固體食物就等於斷食！後來我早上不喝高蛋白奶昔，一樣從中午斷食到晚上八點，其他作法照舊，進食時段不忌口，想吃什麼就吃。七個月就瘦了將近二十二公斤。純淨斷食真的很神奇！
諾琳·貝瑞斯 （Noreen Barrese）	我是逆向操作。身為斷食新手，我一開始斷食就是純淨斷食。從第一天就很驚訝，我可以斷食這麼久也不會餓到全身發抖或生氣。純淨斷食八十二天後，我故意在斷食時段喝了加鮮奶油的咖啡，這是我的最愛。但我立刻發現這咖啡沒有以前好喝。才喝到一半，我就餓得不得了。我必須立刻吃東西！結束斷食的時候，我通常會吃堅果、水果、乳酪慢慢恢復正常的飢餓感。我再也不會嘗試非純淨斷食，也不會在斷食時段喝加糖咖啡。

凱莉 （Carrie）	剛開始間歇斷食的時候，我早上會先喝一杯「健康」飲品，因為製造商說這種飲品不會阻撓斷食。奇怪的是，我的體重並未下降。幾週後我才發現這種飲品會阻撓斷食，所以我決定不再喝它。後來我的體重慢慢下降，斷食也變得更加輕鬆，還省下不少錢！
克里斯 肯塔基州波林格陵 （Chris K from Bowling Green KY）	間歇斷食大約七個月之後，我的體重停止下降，更令人氣餒的是，連非體重的進步（NSV）❷也變少了。我的體重悄悄上升，進食時段還沒到就餓到發怒，氣死我了！於是我重返「間歇斷食訓練營」，重讀琴的《耐心等待，不要壓抑》，把自己當成間歇斷食新手。我靈光乍現！原來我一直用一把很鈍的鋸子在鋸大樹！我一直在斷食時段喝加了人工甜味劑或高脂鮮奶油（heavy cream）的咖啡，基本上這使我的斷食時間縮短許多。開始純淨斷食之後我不再餓到發怒，非體重的進步回來了，體重再次持續下降。我感受到前所未有的身心舒暢。
金 路易西安那州 （Kim from Louisiana）	我最初嘗試的是非純淨斷食。我總是很餓，一直盯著時鐘期待進食時段。開始純淨斷食之後，我發現斷食沒那麼難受。我可以輕鬆達成目標，甚至提高目標。純淨斷食讓斷食變得更輕鬆！

❷ 譯註：non-scale victory，意指體重以外的減重進步，例如體脂肪、腰圍、體力、皮膚等等。

莎拉 英國史坦莫 （Sarah from Stanmore UK）	我以前搞不懂自己為什麼有時候可以斷食二十四、四十八或甚至七十二小時也不覺得餓，但有時候斷食半天就餓得受不了。後來我發現禍首是薄荷錠：為了口氣清新吃薄荷錠的那天，斷食就特別難熬。我重視純淨斷食，是因為它讓斷食變得容易許多。一顆薄荷錠就能讓胰島素飆升，不餓才怪。純淨斷食能讓我輕鬆斷食一整天。
克莉絲蒂 克拉克斯頓 （Kristie H from Clarkston）	我很習慣不吃正餐，但純淨斷食是長期斷食的關鍵。我極其偶爾會「搞砸」，不小心喝了不屬於純淨斷食的飲料，短短十分鐘內就會非常飢餓。#gamechanger
金 伊利諾州 （Kim T from Illinois）	我超愛吃糖，尤其是巧克力。但純淨斷食期間，我不像過去一樣極度想吃甜食。我以前追求健康飲食的努力，總是被甜食破壞。現在我在純淨斷食結束後吃一點甜食，但我的食慾仍由我掌控。我試過非純淨斷食，當時我看到巧克力猶如飛蛾撲火，完全沒有自制力。
梅琳達・羅曼 （Melinda Roman）	以前喝加了鮮奶油／人工甜味劑的咖啡之後，要斷食到中午總是萬分艱辛。我會故意跑來跑去，去做美甲、逛街，想盡各種方法讓自己分心才不會那麼餓。自從改喝黑咖啡之後，我可以正常度日，完全不想吃東西。現在我不用努力不去想食物，我忙著好好生活，還得提醒自己才會記得要吃東西！現在我是自己的主宰。跟過去大不相同！

瑞秋・李 （Rachel Lee）	認識純淨斷食以前，我每天都在算再過幾小時才能吃東西。難耐的飢餓感一直對我叫囂。我以為喝不含糖的飲料就能讓消化系統相信我正在進食，應該能發揮安撫作用，沒想到這個作法只是雪上加霜。每一次斷食都一樣：我不斷注意自己還要挨餓多久。自從認識純淨斷食之後，我甚至忘了自己正在斷食。午餐時間來了又走，於我如浮雲。我可以好好過日子，不用因為空腹難耐而分心。當然我也會覺得肚子餓，但不再是排山倒海的飢餓感，而且很快就消失了。
席德・克勞奇 （Syd Crouch）	我剛開始斷食的時候，喝咖啡都會加奶精跟甜味劑，因為很多間歇斷食團體都說可以加。我不知道自己為什麼沒有跟其他人一樣感受到細胞自噬、精神變好、減去兩三公斤體重。後來我看了琴的書，開始純淨斷食。天壤之別。我剖腹產的疤痕消失了，斷食時段的飢餓感消失了，一直瘦不掉的最後兩公斤也消失了。純淨斷食是最棒的斷食法！
萊絲莉 小岩城 （Leslie from Little Rock）	我並非刻意打破間歇斷食的要求……但偶爾我還是會在咖啡裡加鮮奶油。我發現這樣的咖啡沒有比較好喝，還會讓我肚子餓得更快。喝黑咖啡很值得！喝白開水很值得！我一時被同事影響，忘了最重要的事！每天都要保持正確心態，這會使你變得更堅強，不會受到旁人誘惑，也不會被別人的期待影響！

娜塔莉·杜·塔特（Natalie du Toit）	我是二〇一九年九月十九日開始斷食，目的是減重與消除疲勞。我看過純淨斷食的資訊，但我不愛喝不甜的黑咖啡，所以我用甜菊糖調和苦味。（非純淨）斷食兩週後，我沒有觀察到任何健康益處，於是我又去看了純淨斷食的重要性。隔天我開始純淨斷食。目前為止觀察的健康益處包括體重下降（我一開始經常量體重，但後來體重沒再下降，衣服卻持續變得寬鬆，所以我就不再量體重），皮膚上有一顆長了幾個月的垂疣掉了（我正在觀察另一顆！），臉上那顆跟了我一輩子的黑痣現在顏色淡到幾乎看不見！我的體力也變好了，每週都又進步。
琳恩（Lynn）	頭兩個月我很小心，只喝黑咖啡、綠茶跟水。斷食一年之後我換了新工作，我會買罐裝無糖綠茶去上班。我發現白天上班時很難維持斷食。原來是因為罐裝綠茶裡添加了抗壞血酸（維生素C）。後來我自己泡不含抗壞血酸的綠茶帶去上班，斷食才又變得輕鬆。
迪安妮·麥朵納多（Diani Maldonaado）	純淨斷食帶來澈底的變化，斷食變得輕鬆。我每次一喝有味道的飲料就會感到飢餓，就算是零卡飲料也一樣。
威斯特華盛頓州溫哥華（R West from Vancouver, WA）	大約六年前我第一次嘗試間歇斷食，當時我以為原始人飲食法能解決我所有的問題。我雖然「斷食」，但是會喝加了高脂鮮奶油的咖啡，餓的時候也會喝肉骨湯。不是我自己煮的肉骨湯，而是

	花了不少錢向俄勒岡州波特蘭一個賣草飼有機牛肉湯的賣家購買。我時時刻刻都覺得很餓，所以很快就放棄斷食。純淨斷食使我改頭換面！我可以長時間斷食也不會感到飢餓！超輕鬆！而且比非純淨斷食、喝昂貴肉骨湯更加省錢！
艾迪‧費里曼（Eddie D. Friedman）	我幾十年前就接觸斷食了。我因為各種原因斷斷續續嘗試了很多次。三年前我為了健康跟減重想要再次嘗試斷食，碰巧看到琴的斷食法。我看過許多相關書籍，自認常識豐富。琴就像學生最喜歡的老師，輕鬆活潑、平易近人、淺顯易懂，跟那些風格枯燥、一板一眼的權威不一樣。她提供了一種獨特的「原則」：純淨斷食。 多年來，我一直相信某些食物或特定熱量（例如含甜味劑的零卡汽水，或是熱量低於五十卡的食物）可在斷食時段安心攝取，不會阻撓斷食的健康益處。我堅信加了鮮奶油與甜菊糖的咖啡能幫助我撐過斷食。 琴說「吃東西就不是斷食」，並且鼓勵我們進行純淨斷食。我每天純淨斷食到現在三年了，我不會回頭再走冤枉路。斷食時段不攝取任何熱量、甜食或誘發飢餓的東西，反而會比吃一點小零食更容易幫你度過斷食時段。 有些權威會高高在上地「准許」你在斷食時段攝取少量高脂食物，例如肉骨湯等等。以我的經驗來說，琴的「純淨斷食」比較好。 自從認識並遵循琴的純淨斷食之後，斷食時段變得更輕鬆、體力變好，心情也更加愉快。身心都覺得很純淨 :-)

金柏莉・巴圖尼斯（Kimberly Baltunis）	我從二〇一二年開始間歇斷食，一開始是用別的方法。我每天都會在咖啡裡加一包甜菊糖，有時候也喝零卡汽水。有時候我會因為餓到發抖和／或感到反胃而不得不吃早餐，中止斷食。二〇一九年七月有個朋友介紹我看《耐心等待，不要壓抑》，從純淨斷食的第一天開始，我的血糖再也沒有出過狀況，反胃的感覺不再出現，斷食好幾個小時也不會肚子餓，可順利撐到進食時段才吃東西，因為我沒有在斷食時段吃人工甜味劑。總而言之，純淨斷食可延長斷食時間，提升斷食的整體經驗。
蓋布莉兒・布萊恩（Gabrielle Bryen）	我以前是「白」咖啡的奴隸，也就是咖啡一定要加大量鮮奶油，整杯咖啡是淺棕色。而且我很得意，因為我的白咖啡不加人工甜味劑。我把人工甜味劑保留給濃縮咖啡（因為我是「都會女子」）。我從沒想過要喝黑咖啡。後來我反覆減掉又復胖兩公斤，充滿無力感。衣服穿不下、關節痛、小腹突出、感覺衰老，這些都讓我感到厭煩。 我偶然看見琴的書，了解純淨斷食的好處。戒掉咖啡是最大的挑戰，但是我做到了。原本我跟兩公斤苦苦纏鬥，但很快我就減掉四公斤、八公斤，最後減掉二十公斤。只花了六個月！我太驚訝了。我不知道以前我一直在刺激胰島素飆升。難怪我減重失敗！我可以輕鬆跟上我家六歲跟九歲的兩對雙胞胎，我是高齡媽媽（我五十歲），現在沒人會誤把我當成祖母。我是純淨斷食的最佳代言人！

米雪兒·克蘭 （Michelle Chlan）	我嘗試純淨斷食之前，18/6 和 16/8 斷食對我來說是家常便飯，效果也不錯！但是在我知道有加香料的汽水與含脂肪的咖啡會影響斷食之後，我可以輕鬆做到 20/4 斷食，甚至可以縮短進食時段進而整日斷食。要是我不知道斷食方式之間的差異，就無法輕鬆延長斷食。我只減重大約三、四公斤，但是身體組成的變化很顯著，這才是最重要的。
瑪莉·派特 （Mary Pat）	純淨斷食不但改善了我的健康（我最初的目標），也使我成功減重（令人欣喜的意外副作用）。
凱莉·海格 （Carrie Hague）	純淨斷食是間歇斷食的成功關鍵。我從第一天就堅持純淨斷食，但幾週後才真正了解純淨斷食的重要性。頭兩週我會喝罐裝黑咖啡，因為斷食時段可以喝黑咖啡。我遵循原則……沒有調味，我也沒加任何東西。我漸漸發現喝完咖啡三十分鐘內就會感到飢餓。原來裡面還有檸檬酸。後來我詳閱成分表，換了品牌。這種感覺再也沒有出現過。我在七週後瘦了六公斤。
霍茲 （J. Holtz）	我原本以為斷食時段只喝咖啡、茶跟水就是純淨斷食，而且我知道有些專家說可以視需要攝取五十卡熱量，例如鮮奶油或肉骨湯。 當時我斷食兩週瘦了三公斤，只喝香草榛果可娜咖啡，不加糖跟奶，也喝無糖調味茶。我強忍頭痛與飢餓，對斷食充滿決心。 雖然瘦了三公斤，但是這三公斤每天上上下下持續了好幾週，後來我看了《耐心等待，不要壓抑》介紹的間歇斷食，改喝黑咖啡、低咖啡因綠茶，

	兩週後又瘦了四・五公斤。之前伴隨調味飲料而來頭痛與強烈的飢餓感消失了。 從那之後，我一直堅持純淨斷食。 謝謝你，琴。
坦普・波克萊爾 （Temple BoClair）	我反覆節食超過四十年，身體已產生胰島素抗性。我在二〇一九年六月看了《耐心等待，不要壓抑》，在那之前我嚴格執行 16:8 已經兩年半。我每天斷食超過十六小時，斷食時段喝水至少兩公升。此外我常吃無糖口香糖、薄荷錠跟糖果，常喝熱檸檬水、稀釋蘋果醋、防彈咖啡（MCT 油 & 純愛爾蘭奶油）或加三匙高脂鮮奶油與甜菊糖的咖啡。第一個月瘦了四・五公斤之後，體脂肪、體重和衣服尺寸就完全沒有下降。我之所以知道，是因為我經常用電子秤量體重跟追蹤減重進度，也常試穿我想穿的那件洋裝。 時間快轉到六月十二日，在看完琴・史蒂文斯清楚說明純淨斷食無庸置疑的超強大作用之後，我「開竅」了。我聽了（而且重聽三次）、看了（而且重看了三次以上），明白並接受了間歇斷食失敗的原因。我在不知情的情況下違反了「耐心等待，不要壓抑」的首要原則，也就是純淨斷食！ 我在斷食期間吃進那些無熱量、無糖、無澱粉的添加劑，導致胰島素居高不下，阻撓療癒進度與斷食的進展。 在那之後，我已成功純淨斷食一三三次，瘦了將近七公斤，衣服尺碼縮減了三次。純淨斷食的時候我只喝過濾水、黑咖啡與無調味氣泡水。 對我來說，純淨斷食是至高無上的絕對真理。

泰特莎・貝克 （Tetesa Baker）	我一開始是每天 16:8 斷食。我沒有改變飲食，只專注於養成斷食的習慣！我喜歡斷食。不過我還是每天在咖啡裡加鮮奶油，也每天吃口香糖。我看到一篇文章說這樣的斷食屬於非純淨斷食，沒有問題！我的體重有下降嗎？當然有！斷食是不是很苦？當然苦！我一整天都很餓！後來我看了《耐心等待，不要壓抑》間歇斷食，認識了純淨斷食之後，一切都變得不一樣！我不知道我一整天都在刺激胰島素飆升！從那天開始，斷食變得更加輕鬆！我可以延長斷食時間！我矯正了食欲，我知道我跟食物的關係已永遠改變。
佐伊 英國諾丁罕夏 （Zoe from Nottinghamshire UK）	純淨斷食是名符其實的斷食法。我覺得內在變得純淨。不再有負擔。自由自在。進食時段結束後，我不會一直想吃東西，這種感覺很棒。當然這並不代表我不做飲食計畫。你必須預先計畫，尤其是想要吃好東西的人！ 相信我，你一定會想要吃好東西！！！我只有很短的時間可以吃東西補充能量，我想吃最持久的好東西，幫助我撐過下一個斷食時段。 我嘗試過非純淨斷食，一整天都不舒服。肚子很餓。我在二〇一五年試過五比二輕斷食，每天攝取五百大卡，真的非常難熬！進食時段一到，我沒辦法只吃指定的數量。跟非純淨斷食比起來，純淨斷食真的輕鬆許多（水、黑咖啡、紅茶）。除此之外，進食時段結束後，我完全不介意為自己跟家人（另一半、兩個幼齡的孩子跟多隻寵物）做菜。進食時段結束一點也不困擾我！我不會去

	質疑、猶豫，告訴自己只吃一口不會怎麼樣……完全不會！不吃就不吃！我一點也不餓。我有更多心力去處理其他事！
瑪歌・柯霍夫（Margo Kohlhoff）	剛開始間歇斷食的時候，我以為只要幾個小時不吃東西，幾個小時吃東西，就算是間歇斷食。我沒看書也沒查詢什麼資料，我覺得這件事沒那麼難。剛開始靠非純淨斷食確實減去一些體重，我會喝加味水、加了甜菊糖的茶跟零卡飲料，不過斷食時段確實很難熬。我總是非常期待進食時段，這樣才能大吃特吃！看了琴的第一本書之後，我才知道為什麼斷食一整天這麼辛苦，因為我其實沒有斷食。我雖然沒有吃東西，但是這樣的斷食並不純淨。於是我立刻改成純淨斷食，只喝水或無調味氣泡水（我本來就不喝咖啡，所以少一個障礙），這樣斷食輕鬆許多，不會一直很餓。我不用咬牙苦撐到進食時段，也不用一整天老想著吃。純淨斷食似乎更容易減重，而且體重也不會反覆上下。不過純淨斷食最棒的一點是不用挨餓。
辛西亞・莫里森・艾克（Cynthia Morrison Eike）	我間歇斷食三個月，這段時間都沒用口氣清新噴劑（含人工甜味劑），強烈的飢餓感消失了，所以一天只吃一餐變得更輕鬆！
凱莉・平查克伊利諾州奧洛拉（Carrie Pinchuk, Aurora, IL）	我以前會在斷食時段喝零卡飲料、吃口香糖，那時候斷食是一種煎熬。後來我認識了純淨斷食，斷食時段只喝白開水跟黑咖啡，我的人生豁然開朗。「哇！我不用咬牙苦撐。」純淨斷食真的輕鬆很多！

瑪麗·麥克艾爾洛伊（Marie McElroy）	剛開始間歇斷食的時候，我會喝調味咖啡（無糖），我以為無所謂。當時我的體態已經很好，只需要再減幾公斤。我認為我跟那些需要大幅改變的人不一樣。幾個月後，我決定遵循琴的建議，認真斷食！現在我已純淨斷食幾個月，確實感受到變化。我更有精神，皮膚跟髮質都變好了，我覺得我的身體非常健康。我今年六十七歲，體重已達標，想吃甜點就吃，也比年輕許多的人更有活力。純淨斷食確實有效！
愛莉 麋鹿林 （Ali from Elk Grove）	我開始間歇斷食的時候，還沒看過琴的著作。我看網路上說斷食可以喝零卡飲料，所以我「斷食」的時候會喝零卡汽水。我一整天都很餓，不停看時鐘確認什麼時候能吃東西。我從沒斷食超過十六小時。看完琴的書、加入線上互助團體之後，我改成純淨斷食，真的很輕鬆！我可以 20:4 或 23:1 斷食也不會有飢餓感或被剝奪感。我的體重也下降得更快！純淨斷食是永續斷食的關鍵！
琳妮·墨瑞 （Linnea Murray）	我間歇斷食了六年才知道純淨斷食的存在。純淨斷食讓斷食變得更輕鬆！斷食時段我只喝水，一點也不辛苦！
莎拉·亞當斯 （Sarah Adams）	我純淨斷食了幾個月，還沒找到能讓我入口的黑咖啡。大家都說我會慢慢愛上黑咖啡，所以我繼續嘗試新的豆子／品牌／溫度等等。最後終於找到一款好喝的冰咖啡（標示說是無糖黑咖啡）！太讚了！快轉到三週後……我傳訊息向間歇斷食

	的朋友訴苦，這幾週我無法撐過每天十四小時的斷食，因為我餓到受不了！我們一一檢視我在斷食時段會吃的東西，詳閱產品成分。我喝了三週的美味「無糖黑咖啡」含有「天然香料」。這就是「非純淨」間歇斷食！我立刻決定不再喝它，隔天就輕鬆達成斷食目標。這個故事的啟示：一定要看成分表。
雪莉 阿拉巴馬州 （Sheri from Alabama）	二〇一五年我初次嘗試間歇斷食，當時的觀念是斷食時段可以吃零卡甜味劑跟香料。所以我喝咖啡會加甜菊糖，也會喝添加香料的零卡飲料。 雖然體重下降，但是我每天斷食十六小時都是靠咬牙苦撐。要斷食十九小時根本不可能。斷食二十週之後，我看到琴的書，開始嘗試純淨斷食。超讚的啦！斷食不再是一種煎熬，進食時段也不用限制熱量，悄悄復胖的體重也消掉了。開始純淨斷食之後，我必須經歷脂肪適應的過程，這也證實非純淨斷食無法促成脂肪適應。純淨斷食十週後，體重不但停止回升，我還多瘦了幾公斤。 一年下來，我觀察到身體出現驚人改變。雖然體重維持在目標值，但是我的身材從軟綿綿變成精瘦緊實。深層的純淨斷食讓我的身體分泌更多生長荷爾蒙，同時促進細胞自噬。我今年四十六歲，擁有成年以來最好的身材。 純淨斷食是改變的關鍵。

戴比 亞利桑那州 （Debbie from Arizona）	我已經禁食了幾個月，在最初的適應期之後，我驚訝地發現一整天不吃東西很輕鬆。早上只喝苦苦的黑咖啡確實不容易習慣，有天我試著在煮咖啡之前加了一小撮肉桂、茴香和八角。結果令人興奮，因為我的咖啡不那麼苦了，而且沒有香料的味道。所以我每天都在咖啡裡添加香料。久而久之，斷食時段變得很難熬，最後使我感到痛苦。我甚至考慮過放棄。以前明明很輕鬆。然後有一天我靈機一動，我不在咖啡裡加香料看看會如何，你猜發生什麼事？那天我順利斷食，一點也不餓。超神奇！非常感謝琴對純淨斷食的堅持。純淨斷食威力強大，能帶來顯著改變。
珍妮佛・斯托弗 （Jennifer Stoffer）	純淨斷食會帶來澈底改變。進食時段到來時，你會覺得比較舒服，也不會過度飲食。頭腦更清晰，中午跟下午不會昏昏沉沉。純淨斷食對斷食這種生活習慣大有幫助。我以前從不喝黑咖啡，現在變得很愛喝。大家快來試試。
崔西・布雷頓 （Tracy Bratton）	在認識純淨斷食的一年之前，我試過非純淨斷食。後來我放棄了。我一整天都在喝加了一點鮮奶油的咖啡跟零卡汽水。我發現這種斷食很難持久，因為我頭很痛、極度飢餓，而且餓到發怒。幾週後我就放棄了。看了琴的書之後，我認識了純淨斷食，於是我決定嘗試每天十六至二十四小時的純淨斷食。這種舒暢的感覺前所未有，而且從五月二十日到現在我已瘦了十公斤。純淨斷食讓間歇斷食變得更加輕鬆，也較不會對身體造成壓力。

	（習慣黑咖啡需要花點力氣。現在我覺得自己是真正成熟的大人。）
克莉斯蒂 喬治亞州迪凱特 （Christie K from Decatur, GA）	我是那種年輕時經常斷食而不自知的人，因為當時我並不知道這種行為就叫斷食。我只是肚子不餓，所以就拉長不吃東西的時間，等晚一點再吃。在懷孕兩次跟有過哺乳經驗之後，我養成喝零卡汽水的習慣，因為沒有熱量。（有時候一天會喝六罐！）我嘗試像以前一樣拉長兩餐之間的時間，比以前困難許多。身體沒有任何變化，飢餓感反而更加強烈。試了幾個月之後，我決定放棄。 後來我認識間歇斷食與純淨斷食，戒除喝零卡汽水的習慣。我的生活跟間歇斷食都變得更加輕鬆。純淨斷食七個月後，我減掉九‧五公斤，自體免疫系統也恢復正常！簡直就像魔法。
戴娜 瑞典 （Danna from Sweden）	我從青少年時期就不吃早餐，午餐也很少吃，就這樣過了十七年。不過我經常吃口香糖、喝汽水，也會喝咳嗽藥水。儘管我每天攝取不到五百大卡，但是我體重不斷上升，胖到一〇八公斤。有個朋友說她每天只吃一餐瘦了很多，所以我不明白為什麼我會持續發胖。深入研究之後，我發現琴的純淨斷食觀念，現在已瘦了十六公斤，而且斷食對我來說毫無難度。

　　這些人的故事都很驚人，對吧？相信你已經明白純淨斷食有多重要，接下來我要介紹幾個最常見的間歇斷食模式！

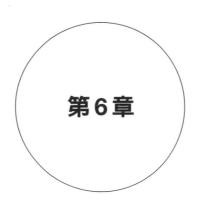

第6章

TRE：「進食時段」斷食法

　　最常見的間歇斷食模式是「限時進食」（TRE，time-restricted eating），間歇斷食圈的人都叫它「TRE」斷食。討論間歇斷食的科學期刊會用「TRF」這個詞（限時餵食，time-restricted feeding），但是我們間歇斷食圈的人比較喜歡用「限時進食」，畢竟我們不是餵食實驗裡的老鼠。

　　TRE如何進行呢？非常簡單！這種間歇斷食法只需要計算時間，其他什麼也不用做！先決定進食時段的長度，然後只在進食時段吃東西。你可以在進食時段吃對身體有好處、讓你感到舒服的食物。（在Part II會說明實際作法！）斷食時段要做的是純淨斷食，遵循我在前兩章提供的原則即可。

你每天在進食時段開啟時吃第一口食物，或是喝第一口非純淨斷食的飲料。進食時段可以隨意吃喝。吃完當天最後一口食物（或喝下最後一口非純淨斷食飲料），就表示進食時段已結束，再次進入斷食時段。你明白了嗎？斷食，進食，重複循環！

很多人會問：進食時段應該吃個不停嗎？答案是：不應該。進食時段開啟代表你有機會吃吃喝喝，不代表你應該吃個不停，這對身體也沒有好處。不過，現在先別擔心這個。我會在Part II說明如何挑選食物以及該吃多少。

當你開始研究進食時段應該如何安排時，或許會被一堆縮寫詞和術語搞得頭暈腦脹：16:8？19:5？20:4？23:1？OMAD？它們之間有什麼差別？這些數字跟字母代表什麼意思？

我來說明一下。每天有二十四小時，你要把二十四小時分成斷食時段與進食時段。若用數字表示會變成兩個數字，加起來剛好是二十四小時。第一個數字是斷食時段的長度，第二個是進食時段。如果是16:8斷食，代表斷食十六小時，進食八小時；20:4代表斷食二十小時，進食四小時；23:1代表斷食二十三小時，進食一小時。那OMAD是什麼意思？OMAD是「一日一餐」的意思（one meal a day），這是一種非常受歡迎的TRE斷食。我自己就是用這種方式斷食，非常適合我。

請不要被這些選擇嚇到！現在我們只是在了解各種選項。當你準備好要開始斷食的時候，請務必遵循我在第10章「FAST開跑」提供的建議來做決定，並且選擇適合你的步調。現在先讓我們把各種長度的進食時段搞清楚，你才可以想想等你開始斷食的時候要先

試哪一個！

在考慮進食時段的長度時，一定要記住自己為什麼要斷食。大家都想藉由間歇斷食獲得健康益處，但多數人也想啟動燃燒脂肪的超能力。

想要藉由間歇斷食獲得你想要的健康益處，就必須記得間歇斷食如何幫助我們燃燒體脂肪：

- 首先，我們慢慢用光肝臟儲存的肝醣。
- 然後，打開代謝開關，斷食時段改成燃燒脂肪。

但是這兩件事一定要做到：

- 充分耗盡肝臟儲存的肝醣。
- 不能吃太多東西每天補充肝醣，更糟的是，把多餘的食物儲存成脂肪。

雖然間歇斷食能施展荷爾蒙與代謝「魔法」，但是它沒有神奇到能讓你在進食時段過度飲食還能減重。不過還是會有一些健康益處啦。

在我說明各種 TRE 的方法之前，我希望你能記住一個觀念：燃燒脂肪的好處通常會在斷食第十二到第十六小時出現，然後在第十八到第二十四小時加速。此外，胰島素會在斷食的頭二十四小時急速下降。一九九三年的一項研究發現，在斷食的第十二到第

七十二小時之間，胰島素濃度會下降大約五〇％，其中七〇％的下降幅度發生於頭二十四小時。[1]這意味著對多數人來說，斷食時段燃燒脂肪的最佳時間是第十八到第二十四小時。

因此在閱讀各種方法的時候，請想想你自己的目標以及哪些方法能幫助你達標：

- 如果健康是你的唯一目標，你也不打算減重，可選擇較短的斷食時段，例如 12:12 或 16:8（介於兩者之間也行）。
- 如果主要目標是減脂，你可能需要斷食得久一點，確保自己進入燃燒脂肪的最佳時間，19:5、20:4、23:1 或是 OMAD 都是很好的選擇！

常見的 TRE ／進食時段選擇

以下將進食時段由長至短一一介紹。

12:12

一般認為 12:12 這麼長的進食時段，也能獲得 TRE 的健康益處。前面提過，燃燒脂肪的好處通常會在斷食第十二到第十六小時出現，然後在第十八到第二十四小時加速。如果你的目標是燃燒脂肪，建議將斷食時段安排成能讓你燃燒脂肪的長度，12:12 恐怕是做不到。其實 12:12 跟正常的一日三餐

差別不大,所以這種方法不太可能減重,但它是不錯的入門嘗試。若你決定進行12:12斷食,很簡單,只要戒除吃消夜的習慣就行了!聽起來不難,對吧?

12:12斷食範例:

- 7:00 a.m.－7:00 p.m.
  早上七點吃早餐,中午吃午餐,晚上七點之前結束晚餐。
- 8:00 a.m.－8:00 p.m.
  早上八點吃早餐,中午吃午餐,晚上八點之前結束晚餐。
- 9:00 a.m.－9:00 p.m.
  早上九點吃早餐,中午吃午餐,晚上九點之前結束晚餐。

16:8

若你選擇16:8斷食,每天只能在八小時的進食時段內吃東西。通常只要少吃一餐就能輕鬆達成。選擇16:8的人通常不吃早餐,只吃午餐跟晚餐,晚餐後就不再進食。有些人會把進食時段往前挪,只吃早餐跟午餐,不吃晚餐。

拜《八小時瘦身法》(*The 8-Hour Diet*,暫譯)的出版所賜,16:8斷食在二〇一二年大紅大紫。我當然也充滿熱情地嘗試過!這本書的副標深深吸引我:吃東西無須斤斤計較也能讓體重直線下降!

抱歉，各位。我必須揭露殘酷的真相。

八小時的進食時段大概無法讓你「吃東西無須斤斤計較也能讓體重直線下降！」（你可能也做不到縮短進食時段）。我們將在 Part II 深入討論如何決定適當的食物數量與種類。對間歇斷食的人來說，食物的數量與品質仍然重要。

事實上，選擇這種較長的進食時段，你必須更加注意自己吃了什麼、吃了多少。斷食十六小時，身體燃燒脂肪的時間並不多，而且你有八小時的進食時段，可以吃進很多東西。如果燃燒脂肪的巔峰期出現在斷食的第十八與第二十四小時之間，16:8 顯然不會燃燒太多脂肪。

我老公跟我兒子都很瘦，他們兩個都選擇不太嚴格的 16:8 斷食。他們沒有減脂的需求，完全是為了健康因素斷食。起床後，早上只喝水跟黑咖啡，用午餐開啟進食時段，晚上吃晚餐。非常簡單。

16:8 斷食範例：

- 12:00 p.m. － 8:00 p.m.
  中午十二點吃午餐，晚上八點之前結束晚餐。

- 10:00 a.m. － 6:00 p.m.
  早上十點吃早午餐，晚上六點之前結束晚餐。

- 9:00 a.m. － 5:00 p.m.
  早上九點吃早餐，中午吃午餐，下午五點之前結束晚餐。

19:5

前面提過,身體通常會在斷食第十二到第十六小時開始燃燒脂肪,然後在第十八到第二十四小時進入燃燒脂肪的最佳時間。可以想見,對許多人來說19:5是很棒的減脂方法。你每天都可以打開代謝開關,在十九個小時的斷食時段中,有一到七個小時處於燃燒脂肪狀態。燃燒脂肪的時間長短取決於你是在斷食的第十二小時還是第十八小時開始燃燒脂肪,也可能是介於兩者之間。

19:5斷食曾幫助我成功減重,我最初是在二〇〇九年開始嘗試。我是在二〇一四年才把間歇斷食變成固定的生活習慣,在真正改變觀念之前,我並未持之以恆。這個觀念的重要性將在Part III詳述。

我對19:5斷食的認識來自伯特‧赫林醫師(Bert Herring)的著作:《五小時間歇斷食》(*The Fast-5 Diet and the Fast-5 Lifestyle*,暫譯)。我進行19:5斷食期間體重緩慢而穩定地下降,每週約減少〇‧五公斤。當然你的19:5斷食結果不一定會跟我一樣。你必須慢慢調整、嘗試,找出適合你自己的方法。

19:5斷食範例:

- 5:00 p.m. − 10:00 p.m.
  下午五點開始進食,晚上十點之後不再吃東西。

注意：這是赫林醫師在書中建議的進食時段，也是他自己使用的方式。

- 12:00 p.m.－5:00 p.m.
  中午十二點吃午餐，下午五點之前結束晚餐。
- 2:00 p.m.－7:00 p.m.
  下午兩點吃點心，晚上七點之前結束晚餐。
- 8:00 a.m.－1:00 p.m.
  早上八點吃早餐，下午一點之前結束午餐。

OMAD：一日一餐

一天只吃一餐聽起來或許少得誇張，其實一點也不！OMAD是彈性很高、很舒服的生活習慣。

什麼是OMAD？請先想想多數人的飲食習慣：早餐、午餐、晚餐，也就是一日三餐。OMAD是一天只吃一次正餐，你可以從早餐、午餐或晚餐之中選一個。這不代表你只能吃一盤食物，也不代表你必須在一小時之內吃完。畢竟這種斷食法不是OPAD（一日一盤，one plate a day），也不是OHAD（一日一小時，one hour a day或23:1）。

我的OMAD斷食方式是給自己每天二到五小時的進食時段，所以是介於22:2與19:5之間的TRE。

你可能會搖頭表示不贊同。進食時段二到五小時也算是

OMAD 嗎？

我把自己的進食方式比擬為上高級餐廳吃飯。上餐廳吃晚餐時，我們通常會從前菜開始吃。吃完前菜，我會吃一份沙拉，接著吃主餐，最後是甜點。我的 OMAD 進食時段吃的也差不多。我會先吃開胃的前菜，一兩個小時後再吃主餐。晚餐後，我可能會喝一杯葡萄酒順便陪老公閒聊。進食時段結束前，我通常會吃甜食或是一點乳酪。如你所見，我一天只吃一份正餐，我進食的步調配合我的日常作息。

有些純粹主義者認為吃超過一盤分量或是進食時間超過一小時，就不算是 OMAD 斷食。我不這麼認為，科學家也跟我意見相同。在一項二〇〇七年的人類研究中，科學家比較了「一日一餐飲食法」與傳統的一日三餐。[2]他們給「一日一餐」組的受試者每天四小時的進食時間，也就是每天至少斷食二十小時。

這是一個相當有趣的研究。OMAD 受試者攝取的熱量跟營養成分與一日三餐組差不多（每天平均攝取二三九六大卡）。此研究設定的熱量是為了維持體重，而非減重。儘管如此，OMAD 組減去二・一公斤體脂肪，增加〇・七公斤肌肉量（一日三餐組沒有顯著變化）。儘管所有受試者每天攝取分量相同的食物，但是在短短八週的實驗期間，每天只進食四小時的受試者成功減去了脂肪、增加了肌肉。如果他們沒有被迫吃

進一日分量的食物，想像一下會有怎樣的結果！

幸運的是，我們不用想像也能知道結果。二〇一五年有項研究把小鼠的每日餵食量減為七〇％，牠們的體脂肪下降幅度顯著超越沒有節食的小鼠。兩組小鼠的肌肉量差不多，但隨著年齡增長，每日餵食一次的小鼠身上沒有出現與年齡相關的肌肉量流失，肌肉量流失是小鼠老化的常見現象。牠們的骨密度也遠高於其他小鼠，空腹胰島素濃度則是顯著較低。[3]（這項研究沒有說明小鼠的餵食時間是多久，不過有其他研究同樣將小鼠每日餵食量減為七〇％，發現小鼠通常會在兩小時內將食物吃光。）[4]

從以上這兩個研究可以看出，就算你在OMAD的進食時段內吃了一日分量的食物，體脂肪應該還是會降低。但如果你的進食量低於平常的一日進食量，健康益處應該會更加顯著。以我的情況來說，我確定我在OMAD進食時段內吃進肚子裡的東西少於一日多餐，可是這些食物已足夠讓我感到飽足，完全沒有飲食受到限制的感覺。

OMAD斷食範例：

- 4:00 p.m. −9:00 p.m.
  下午四點吃開胃菜，晚上六點半吃主餐，九點以前吃完甜點。

（這跟我平常的進食時段很相似。我每天的進食時段都會有些許不同，但大致上是這樣的安排。）

- 8:00 a.m. − 12:00 p.m.
  早上八點喝香濃咖啡，中午十二點以前吃完主餐。

- 2:00 p.m. − 5:00 p.m.
  下午兩點吃主餐，五點以前吃完甜點。

- 6:00 p.m. − 7:00 p.m.
  晚上六點到七點之間吃主餐。

  請注意範例中的進食時段長度都不一樣。別忘了 OMAD 是一個有彈性的概念！根據我的定義，只要在適合自己的進食時段內吃完一份正餐就算是 OMAD 斷食。

23:1

這是最極端的每日進食時段斷食法，有些人很喜歡，因為進食時段只有一小時非常簡單。時間到，開始吃東西，然後結束。若要長期 23:1 斷食，有件事必須注意。你每天的進食量可能大同小異，身體會漸漸適應這種進食模式。這是真的。雖然大致而言間歇斷食能夠保護代謝系統，但身體會漸漸適應每天重複發生的事。換個角度說，如果每天的進食量都有變化，適應作用就較不可能發生。[5] 身體一旦適應了 23:1 斷食，體重會停止下降，甚至會開始接收到更多飢餓訊號。別害怕！你

會知道何時應該延長進食時段（或是嘗試我將在下一章介紹的飢飽交錯斷食）。

23:1斷食範例：

- 6:00 p.m.－7:00 p.m.
晚上六點到七點之間吃晚餐。
- 3:00 p.m.－4:00 p.m.
下午三點到四點之間吃晚餐。
- 10:00 a.m.－11:00 a.m.
在十點到十一點之間吃一頓豐盛的早餐或早午餐。

以上是幾種最受歡迎的TRE斷食，但是別忘了進食時段的安排並非只有這幾種選擇。你可以選擇適合自己的斷食與進食時間，任何組合都可以（14:10、17:7、20:4、22:2等等）。每天的時段也不一定要一樣。可以今天19:5，明天20:4，後天16:8。每天改變是有好處的，這樣身體才不會對相同的規律習以為常。研究顯示，讓身體處於隨機應變的狀態或許可預防代謝適應作用，對身體有好無壞。[6]

在安排每日進食時段的時候，你應該會想知道早一點吃比較好，還是晚一點吃比較好。研究斷食的科學家普遍認為早一點吃或許好處多多，[7]但是在變因相同的情況下直接比較進食時段差異的

長期研究尚未出現。雖然沒有長期研究，短期研究倒是有一個。二〇一九年有項研究對進食時段的早與晚進行比較。受試者每天的進食時段是九小時，為期一週。兩個進食時段分別是早上八點到下午五點，以及中午十二點到晚上九點。研究人員發現早與晚兩組受試者的血糖反應呈現類似的進步。[8]不過這個研究的時間很短，未來若有長期研究的話，結果值得期待。連這些對TRE「最佳」時段有興趣的科學家都說，「未來相關研究也應考慮個人生理時鐘如何影響TRE時段早或晚的反應強度。」[9]他們的意思是個別差異確實存在，所以一體適用的最佳進食時段並不存在！

既然現在還沒有比較各種進食時段的科學數據，我們不妨參考一下別人間歇斷食的經驗談。我在線上間歇斷食社群裡做過不那麼科學的非正式調查，收到來自世界各地的回覆：

問題：最適合你的進食時段是什麼時間？

- 六十一％回答傍晚
- 二十五％回答中午
- 二％回答早上
- 十二％每天調整進食時段

如你所見，沒有一個進食時段適合所有人！

重點是：最適合你的進食時段，是最容易讓你持之以恆的一種生活習慣。你必須親自嘗試不同時段才能找到。不要強迫自己仿效別人的規律。要相信你的身體會幫你找到最適當的方式！

為什麼有這麼多人選擇每日TRE的間歇斷食？以下是幾個主要的原因：

- TRE斷食極有彈性！你可以根據社交活動或任何情況調整進食時段。無論怎麼調整都能享受代謝益處。
- TRE斷食提供清楚的時間界線，不用每天為了做決定而費心。進食時段只有「是」與「不是」兩種選項。是進食時段就能吃東西，不是進食時段就不能吃。清醒的每一刻都不用煩惱自己到底該不該吃東西。
- TRE斷食能讓你天天享用美食，不用煩惱卡路里。

每日TRE的間歇斷食有沒有缺點？以下是幾個值得注意的事項：

- 對某些人來說，TRE斷食較適合用來維持體重。雖然在進食時段吃完一日分量的食物能提供許多健康益處，但不是每個人都能用這種方式減重。
- 若你長期節食，代謝速度較慢，TRE或許無法有效提升代謝。如果你是這種情況，請參考第7章的飢飽交錯斷食。
- 體重過重或肥胖長達數十年的人，胰島素的基線值會比較高。若是如此，TRE的斷食時間或許不足以降低你的胰島素濃度。你需要更長的斷食時間，請參考第7章的飢飽交錯斷食。

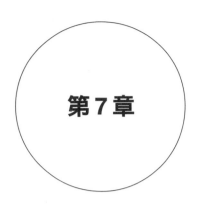

第7章

隔日斷食法：飢飽交錯

　　TRE間歇斷食很受歡迎，但它不是唯一的間歇斷食模式。我將在本章介紹一種隔日的間歇斷食，也稱為「飢飽交錯」斷食（up-and-down-day）。5:2？4:3？ADF？這幾個數字跟字母是什麼意思？這些方法如何應用在生活中？

　　飢飽交錯斷食在二〇一二年開始受到矚目，起因是英國醫師麥克・莫斯里醫師（Michael Mosley）的BBC節目《吃得少，活得久》（Eat, Fast, and Live Longer）。莫斯里醫師以美國伊利諾大學瓦拉第博士（Krista Varady）的隔日斷食研究為基礎，發現每週只要限制飲食兩天，其餘五天維持「正常」飲食，不但能夠減輕體重，還能改善多項健康標記。節目播出後5:2輕斷食備受關注，於是莫斯

里醫師共同著作了一本書介紹這種斷食法。

在說明這幾種方法的科學原理以及討論哪些人適合這種間歇斷食之前，我們先認識幾個術語。看到「5:2」之類的飢飽交錯斷食法時，請注意兩個數字加起來會等於七。第一個數字代表每週「正常」飲食的天數（也就是「飽」日），第二個數字代表「斷食」的天數（也就是「飢」日）。

因此，5:2指的是每週五天飽日，兩天飢日。4:3指的是四天飽日，三天飢日。6:1指的是六天飽日，一天飢日。而真正的ADF，也就是「隔日斷食」（alternate-daily fasting），指的是一日吃飽、一日斷食，每日交錯。

無論你選擇哪一種，我對於飢日的安排方式有以下兩個建議：

→ 選擇一：飢日攝取五百大卡

- 飢日仍吃一餐輕食，因此這種方法經常被稱為「改良式斷食」。
- 飢日只能喝符合純淨斷食的飲品。
- 吃一頓低於五百大卡的正餐，時間自選。
- 請記住這種方式不是嚴格的斷食，但是吃五百大卡的正餐以外的時間都必須秉持純淨斷食原則，才能讓純淨斷食發揮最大功效。

我將在Part II說明熱量之間的差異、仰賴計算熱量的減重方式

為什麼問題多多，以及我為什麼不認為計算熱量是有效的減重策略。在這個前提下，你看到我建議飢日的熱量攝取上限是五百大卡可能很困惑。這不就是在計算熱量嗎？請注意當你選擇飢飽交錯斷食的時候，你必須確定飢日能發揮斷食功效。將熱量攝取限制為五百大卡，是幫助你達成這個目標的好方法。我保證你只有在這時候需要計算熱量。

飢日五百大卡的優點：
- 每天進食。
- 吃五百大卡會比完全空腹來得好睡。

飢日五百大卡的缺點：
- 有些人覺得跟斷食比起來，限制五百大卡熱量反而比較難受。此外，計算熱量也很麻煩。
- 因為吃了輕食，所以斷食狀態的時間比較少。

→ 選擇二：飢日斷食三十六至四十二小時

在說明細節之前，我想先釐清一件事：有些人以為斷食三十六至四十二小時屬於長時間斷食，其實 ADF 不是「長時間斷食」（extended fasting）。雖然就我所知長時間斷食沒有正式的定義，但是長時間斷食超出 ADF 的程度。長時間斷食是截然不同的概念，亦不在本書討論的範圍內。在討論斷食危險信號的第 9 章將有更多

說明。

釐清這點之後，接下來讓我們看看飢日完全斷食的作法。

- 斷食三十六至四十二小時，完全不進食。
- 飢日只能喝符合純淨斷食的飲品。
- 空腹上床睡覺，隔天醒來迎接飽日。

飢日完全斷食的優點：
- 維持較長的斷食狀態，細胞自噬較活躍，低胰島素濃度的時間較長，脂肪燃燒狀態的時間也較長。
- 有些人與其吃了五百大卡輕食之後再斷食，不如完全不吃。

飢日完全斷食的缺點：
- 精神太好（因為生酮狀態）導致失眠。
- 一整天不吃東西在心理上很難接受，尤其是一開始。

*****

無論是選擇飢日五百大卡的改良式斷食，還是三十六至四十二小時的完全斷食，飽日都可以任意進食。雖然這並不代表你應該強迫進食或是故意暴飲暴食，只因為你「可以」這麼做，但是你的確應該提醒自己無須在飢日隔天的飽日「節食」，也無須縮短進食時段。

這一點至關重要，所以我要再說一次：

飢日隔天的飽日無須刻意限制飲食，也無須縮短進食時段。

這件事為什麼重要到值得說兩次？這跟飽日為何如此重要有關。

我在前幾章提過身體會隨著時間適應飲食不足的情況。雖然間歇斷食的代謝與荷爾蒙益處都超越傳統的低熱量節食，但是長時間過度限制飲食或是每天都吃相同分量的食物，久而久之仍會出現代謝適應作用。我在上一章說過，有研究指出每天改變進食量，適應作用就較不可能發生。[1]

能讓新陳代謝真正保持活躍的是什麼？過度飲食！有項研究發現，受試者在三天的過度飲食期之後，代謝率上升了七％。[2]此外，飽足荷爾蒙瘦素的濃度上升了二十八％。（值得注意的是，代謝率上升發生在受試者吃了大量醣類之後，而不是大量脂肪。）另外一項研究讓十六個瘦子每天攝取一千大卡的額外熱量。[3]在這項為期八天的實驗中，受試者基礎代謝率在過度飲食後飆升，然後慢慢下降恢復到平穩（但仍高於最初的基礎代謝率）。這項研究也觀察到瘦素上升的情況。

了解這一點之後，你會想要在飽日好好吃「飽」。飢飽交錯斷食之所以如此有效，正是因為飽日與飢日交錯構成的每日變化。因此，飽日絕對不可過度限制飲食。有一項早期的ADF研究指出，受試者在飽日平均攝取一○○％至一一○％的「熱量需求」。[4]你沒看錯！這項研究的許多受試者「過度進食」，攝取的食物量超過維持身體所需，而且他們沒有一個人在飽日「節食」！飽日應至少在

六到八小時之內吃至少二到三餐。飽日像平常一樣一日三餐完全沒問題，因為飽日絕對不應以任何方式「節食」！

就我們所知道的資訊，我們可以預測在飽日限制飲食可能會造成有害的長期影響。雖然一開始也許能快速減重，卻會錯失飽日提振代謝作用的效用。飽日一定要好好吃東西！就算攝取的食物超過身體所需，只要別把自己吃撐就好，飽日會被飢日抵銷掉。飢日減脂，飽日加速代謝，兩種好處一起享有。

飢飽交錯除了可減脂與促進代謝，也能改變身體組成。我們已經知道斷食能幫我們打開代謝開關，啟動脂肪燃燒的超能力，同時保存肌肉量。所以我們可以期待在ADF斷食的研究中找到相關證據。二〇一六年一項回顧研究確實找到證據。[5]科學家檢視了多項比較ADF斷食與傳統低卡飲食的人類研究，統合分析之後發現整體而言低卡飲食減去的體重超越ADF斷食，但是ADF斷食減去的脂肪比較多，保存的肌肉量也比較多。這是非常重要的基本觀念。儘管ADF斷食減去的體重比較少，卻能減去更多脂肪，保存更多肌肉量！間歇斷食圈稱這種現象為改變身體組成（body recomposition）。

對我們來說，這代表什麼意思呢？ADF斷食的減重成效沒有傳統低卡飲食來得快，但是我們一定會觀察到體型縮減！為什麼呢？一磅脂肪占據的空間大於一磅肌肉，若減去一磅脂肪的同時增加一磅肌肉，體型會變得更加精瘦，但體重不會改變。

了解飢飽交錯斷食的科學原理之後，接下來我們要討論哪些人最適合飢飽交錯斷食。若你屬於以下的情況，我非常建議飢飽交錯斷食：

- **胰島素抗性**。飢日（尤其是完全斷食）對降低胰島素濃度大有幫助。
- **代謝率緩慢**。飽日的好處是可提升代謝率，滿足身體需求。
- **使用TRE斷食但體重已停滯一段時間**。若你的身體已適應每日進食時段的規律性，飢飽交錯斷食能打破僵局，讓體重繼續下降。

　　請記住：如果TRE斷食進行得很順利，而且你覺得很舒適，其實沒有必要嘗試飢飽交錯斷食，除非你真的很想試試。誰知道呢？說不定你會一試成主顧！我知道有很多人試過一次就愛上。但我也知道有不少人把飢飽交錯斷食當成暫時的介入手段，進行一段時間之後就會回到原本的TRE斷食，因為這才是他們長期的生活習慣。

　　想嘗試的人應如何下手呢？5:2？4:3？ADF？先了解它們的具體作法與好處再做決定。

5:2
飽日五天，飢日兩天

5:2斷食非常平易近人，很有彈性，也很容易安排。進行5:2斷食的時候，我通常會把飢日放在較不可能有社交活動的那兩天。對我來說，那兩天是週一跟週四。所以每週一跟週四是我的飢日，五百大卡跟完全斷食我都試過。我覺得完全斷

食對我來說比較輕鬆，因為我是那種喜歡享受大餐的人，只吃五百大卡反而比完全不吃更難受。這是否代表完全斷食適合每一個人？當然不是！請嘗試看看哪一種方式比較適合你，無論你選擇哪一種，都能享有飢日帶來的好處。

我將週一跟週四定為飢日有什麼特別的好處嗎？當然沒有！你可以根據你的行程選擇最適合自己的飢日。如果我知道週四有社交活動，就把飢日改成另一天，例如週三或週五。

我覺得5:2斷食很輕鬆，從週間選兩天當飢日，週末擁有完全的自由與彈性。我喜歡在週五、週六跟週日想吃什麼就吃什麼。

不過我想強調5:2斷食不一定能夠減重。這種方法確實有很多健康益處，但每週只斷食兩天不一定能達到減重效果。至少對我來說，5:2斷食是維持體重的好方法。若要減重，我需要4:3斷食。

4:3
飽日四天，飢日三天

跟5:2斷食一樣，4:3斷食很有彈性，也很容易安排。我進行4:3斷食的時候，會依照行程選擇最適合的三天為飢日，也就是週日、週二跟週四。在週五跟週六暢快吃喝之後，我對週日的斷食已做好心理準備！

跟 5:2 斷食一樣，你可以配合社交活動來調整飢日。如果我知道週日有社交活動，就把飢日改到另一天，非常簡單。不過通常我都是安排在週日、週二跟週四。

我用 4:3 斷食可以有效減重，差不多每週可減半公斤。（我將在 Part III 提供有效追蹤減重進度的方法！）

ADF
隔日斷食

ADF 斷食指的是飽日與飢日交替上陣，所以每週都不一樣。這一週的飢日是週日、週二、週四、週六，下一週則是週一、週三、跟週五。雖然每週的斷食日都不一樣（因此無法預測），但飢飽交錯的節奏是許多人選擇 ADF 斷食的原因。

雖然 ADF 斷食不像 5:2 跟 4:3 斷食那麼有彈性，但是偶爾碰到特殊情況還是可以調整。比如說，如果飢日碰到特殊情況得吃東西，你可以把隔天改成飢日，緊接是飽日，然後以此類推，恢復飢飽交錯的模式。重點是不要連續兩天飢日。切記飢日的隔天必須是飽日！

無論你選擇 5:2、4:3 還是 ADF 斷食，一定要記住這件事：不管是哪一種飢飽交錯的模式，飢日的隔天一定是飽日。不要把兩個飢日排在一起，或是飢日的隔天只吃一餐。這不是斷食奧運，比賽看

誰能斷食得更久。別忘了我們需要飽日與飢日相互抵銷。我希望能把最後這一點說清楚：飢日的隔日必須是飽日，這才是關鍵。這樣才能讓身體知道，你並未面臨餓死的威脅，讓新陳代謝得以正常運作。

　　ADF斷食不是斷食四十六到四十八小時，吃一餐，然後斷食四十六到四十八小時。這不是ADF斷食，我也不建議你這麼做。

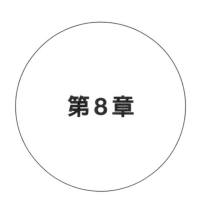

第 8 章

間歇斷食工具箱

　　介紹完間歇斷食的主要模式（進食時段與飢飽交錯），現在我要教你如何混用這幾種模式，創造專屬於你的客製化間歇斷食。希望你能把這幾種模式放入你的間歇斷食工具箱，並且知道如何（以及何時）抽換各種工具！

　　首先，你或許想知道我們為什麼需要抽換工具。讓我們了解一個非常重要的保護機制：**體內平衡**（homeostasis）。

　　我們體內的系統會把身體這個環境維持在固定的範圍內。例如體溫、血糖值、液體平衡等等。說得淺顯一點，發生異常現象時，體內機制會幫助身體恢復平衡：體溫過高，身體會流汗降溫；血糖過高，身體會分泌胰島素降血糖；運動時心跳加速，把氧與營養素

送給有需要的肌肉。

維持體重也是相同的道理。你肯定聽過體重「定點」理論（set point），意思是身體會努力維持固定的體重。體重超過身體想維持的定點？身體會加速代謝率並增加瘦素，防止體重增加。體重低於定點？身體會降低代謝率並增加飢餓肽，鼓勵你多吃增重。[1]想想野生動物就知道。你有看過肥胖的野生獅子嗎？野生動物無須計算熱量也不用請私人教練，就能把體重維持在穩定範圍內。只有人類餵食的圈養動物或是馴化動物，才會有體重超出正常值的情況。

若我們像漁獵時代一樣只吃真食物，吃飽後就停止進食，為了勉力求生身體大量活動，肯定不會有體重煩惱。可是現在我們吃的是高度加工的食物。我們從小被教導要把碗裡的食物吃光，並且把食物當成獎勵。我們的家裡充滿省力的設備。久而久之，身體調控體重的天然機制就「故障」了，導致肥胖症變成一種流行病。

我在前面的章節說明過，間歇斷食是「修復」故障的好方法。降低胰島素濃度能使身體取用體脂肪。身體啟動原本就有的燃燒脂肪超能力，代謝受到適當的保護，生長荷爾蒙上升幫助增加肌肉，瘦素與飢餓肽也恢復平衡，回到身體的自然狀態！

只是有一件事得克服：身體依然想要維持體內平衡，這一點很麻煩。

這意味著就算進行間歇斷食，你很可能還得努力對抗身體想要維持特定體重的自然傾向，問題是這個體重是它想要的，不是你想要的。

請不要誤會，我的意思不是你這輩子減重無望，別灰心。我相信我們可以慢慢降低身體的體重定點。當然，如果我們知道降低體重定點的確切作法，這種作法早就暢行全球，肥胖症也早已絕跡！遺憾的是，體重定點理論的原理尚未釐清。幸運的是，有研究發現只要維持減重一年，身體可能會「接受」新的體重就是你的新定點。[2]在我身上似乎就是如此。我的體重維持在一個小範圍內已超過五年（這段時間還經歷了更年期），我現在不用對熱量斤斤計較，也不用刻意限制飲食。我三年多沒有量過體重，但是年復一年，我最喜歡的衣服我全部都穿得下。我相信間歇斷食幫我的身體「重設」了體重定點。

　　不過，你得減掉你想減掉（和必須減掉）的體重。你不會希望新的體重定點，是對健康有害的體重。所幸只要我們能夠了解體內平衡，就知道如何戰勝它。

　　我在討論進食時段與飢飽交錯斷食的時候提過，每天改變進食量，適應作用較不可能發生。[3]這正是間歇斷食派上用場的時候！

　　這個原則簡單明瞭：

偶爾變化一下好處多多。

　　你看！我就說很簡單吧。

　　實際上如何操作呢？變化指的是混搭，從你知道的間歇斷食模式之中挑選幾種來互相替換。你可以密切觀察斷食成效，如果進展變慢了，表示你應該從工具箱裡再挑一把工具來替換。

工具箱策略一：澈底改變

這個策略很簡單。如果你原本使用進食時段斷食，接下來幾週改成飢飽交錯斷食。如果原本是飢飽交錯斷食，就改成進食時段斷食。這個策略很簡單，甚至不需要在日曆上特別標註。

工具箱策略二：進食時段長短交錯

這個方法是沒那麼嚴格的飢飽交錯斷食（應能讓身體猜不到你想幹嘛），好處是不用計算熱量，也不用在飢日完全斷食！以下這個一週範例是23:1三天，這三天的進食量較少，因為一天只有一小時的進食時段。這三天不是真正的飢日，因為沒有五百大卡限制，也不用完全斷食。用時段變化創造跟飢飽交錯斷食類似的模式與益處。

週一	週二	週三	週四	週五	週六	週日
23:1	18:6	23:1	18:6	23:1	16:8	19:5

工具箱策略三：雙管齊下

好消息！這兩套間歇斷食法你不需要二擇一！你可以把兩種方式合在一起，一週內安排幾天飢日、幾天飽日、幾天限制進食時段。也就是説，你可以依照自己的行程量身打造間歇

斷食，讓間歇斷食配合你日常生活中的特殊事件！
以下是幾個實用的參考範例。

第一個範例是改良式6:1斷食（一天飢日接著一天飽日）搭配
進食時段。你應該想像得到，如果週六常有社交活動的話，
這種間歇斷食法非常適合你的行程。

週一	週二	週三	週四	週五	週六	週日
20:4 進食時段四小時	19:5 進食時段五小時	20:4 進食時段四小時	18:6 進食時段六小時	飢日 熱量上限五百大卡，或是完全斷食	飽日 進食時段六至十二小時（至少吃兩餐，因為飢日隔天一定要吃飽！）	19:5 進食時段五小時

第二個範例是5:2結合19:5。範例中有兩天飢日、兩天飽日
（別忘了飢日的隔天必須是飽日！）其餘三天則是19:5斷食。
兩天飢日啟動燃燒脂肪的超能力，兩天飽日促進新陳代謝，
三天19:5讓身體休息。

週一	週二	週三	週四	週五	週六	週日
飢日 熱量上限五百大卡,或是完全斷食	飽日 進食時段六至十二小時(至少吃兩餐,因為飢日隔天一定要吃飽!)	19:5 進食時段五小時	飢日 熱量上限五百大卡,或是完全斷食	飽日 進食時段六至十二小時(至少吃兩餐,因為飢日隔天一定要吃飽!)	19:5 進食時段五小時	19:5 進食時段五小時

　　除了以上這三種工具箱策略,間歇斷食法還有無數種搭配方式。別忘了我在前言中說過:由你做主!請記住你可以自由設計屬於你的間歇斷食生活習慣!所有的工具都在你手上,你可以任意實驗!

　　思考如何變化斷食模式的時候,不妨想想你想達成怎樣的目標。如果想減重,就盡量燃燒脂肪。可以多安排幾天飢日(別忘了飢日的隔天必須是飽日!),長進食時段的天數少一點。如果想維持體重,可減少飢日的天數,並延長進食時段。

　　告訴你一個好消息!久而久之,你會漸漸適應這種生活習慣,間歇斷食毫不費力。忙碌的時候,縮短進食時段。隔天或許會較早感到肚子餓,需要延長進食時段。我的情況差不多就是這樣。我聆聽身體的需求,做出相應的調整。上週我度假了好幾天,所以延長

了進食時段。回家之後，我的身體自然想要休息幾天，減少進食量。朋友們，這才是真正的自由。我不用再計算時數或規劃進食時段。這已是我的日常生活。我認為這是最有用的工具箱，無須勞神費力！

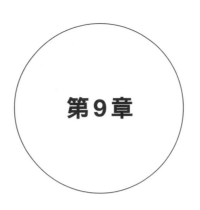

第 9 章

斷食的危險信號

我們已認識各種間歇斷食模式,現在我要提醒你幾件需要特別注意的事。維持間歇斷食的生活習慣,首要之務是安全。有幾個危險信號是你必須知道的,接下來我將一一細述。注意這些信號,做決定前一定要考慮自己的具體情況,才能確保安全無虞。

→ 危險信號一:過度斷食

我們經常認為「更多」等於「更好」。喜歡跑步?試試馬拉松!如果馬拉松難度不夠高,現在還有超級馬拉松!以後還會出現什麼?霹靂無敵超級馬拉松嗎?

其實與其跑馬拉松、超級馬拉松或霹靂無敵超級馬拉松，溫和運動反而對身體更有益，我們自己也很清楚。如果你喜歡的話，做一些挑戰自己的運動並沒有錯，但是有研究發現成年人的運動傷害正在增加，原因包括此類運動愈來愈流行以及鍛鍊強度的上升。[1] 許多運動傷害都跟過度使用有關，其中一個問題是鍛鍊得太急、太多，而身體條件還沒跟上。另一個問題是高強度運動之後沒有給身體足夠的時間休息與修復。

這種運動觀念也適用於間歇斷食。運動的強度必須循序漸進，身體對斷食的適應也一樣。運動員需要給身體休息與修復的時間，以免過度使用而受傷；我們在強度較高的斷食之後，也需要給身體休息與修復的時間。

我在前面幾章說明了斷食對身體的好處。通常大家都認為「只用一點點就有好處，多用一些肯定有更多好處」，但我們必須檢討這種想法為什麼不一定正確。恰到好處的斷食對身體有益，過度斷食對身體有害。

讓我們看看斷食如何影響代謝率。回想一下我在第 1 章提到的研究。[2] 受試者在斷食七十二小時期間接受定時監控。第十二小時靜止代謝率上升，並持續上升到第三十六小時，到了第七十二小時已開始回降。雖然第七十二小時的靜止代謝率仍高於第十二小時，但是已呈下降趨勢。

第七十二小時的靜止代謝率呈下降趨勢是一項重要線索，意味著就算斷食，身體也能夠且一定會視需要慢慢減緩代謝率，目的是防止我們餓死。那麼，代謝率要下降到什麼程度我們才應該擔心

呢？答案是沒有人知道，我的直覺是因人而異。適合我的不一定適合你。

接著讓我們聊一聊長時間斷食。你或許會問：長時間斷食的定義是什麼？我沒有找到醫學上的正式定義，而我自己想出的解釋是：如果你使用每日進食時段的TRE斷食，顯然就不是長時間斷食，因為你每天都有吃東西。如果你使用飢飽交錯斷食，例如ADF斷食，你可能每天進食（飢日上限五百大卡）或隔天進食（飢日完全斷食），這依然不是長時間斷食。我的基本原則是：斷食時間超過ADF斷食，就有可能被視為長時間斷食。舉例來說，斷食四十二小時看起來似乎很長，但如果是ADF斷食的一部分，就不算是長時間斷食。如果斷食時間超過ADF斷食，就可算是長時間斷食。

喬爾．傅爾曼醫師（Joel Fuhrman）提倡長時間斷食對健康有益，他曾和許多病患以斷食療法對抗多種健康問題。他在著作《斷食與健康飲食》（*Fasting and Eating for Health*，暫譯）中推廣由醫師監督的長時間斷食，但是他也承認：「斷食會減緩新陳代謝，代謝率變慢的情況會在斷食後持續四到六週。」（請記住他討論的是長時間斷食，不是間歇斷食。）

基於這些資訊，我不建議用長時間斷食減重。我看過許多長時間斷食反撲的情況。多年來，我在間歇斷食社群裡看過許多人興奮地嘗試長時間斷食，通常是這樣發展的：一開始長時間斷食感覺很棒，不但感覺很棒，而且快速減重。這成為他們持續長時間斷食的動力，體重下降得很多、很快。接著奇怪的事情發生了。他們開始

在長時間斷食後有一種大吃大喝的渴望。大吃大喝之後，他們覺得很丟臉，這使他們相信自己很「軟弱」，於是他們決心用更長時間的斷食來抵銷飲食過度。遺憾的是這種故事通常以快速復胖告終，大吃大喝的習慣似乎沒那麼容易戒除。

為什麼會這樣？請回憶一下前言提到的「明尼蘇達飢餓實驗」。身體覺得我們身處險境時會努力反抗。除了代謝率下降，飢餓荷爾蒙還會發出強力訊號，叫我們趕緊吃！吃！吃！

別忘了：當你過度斷食的時候，身體會送出一個特別的訊號：大吃大喝的渴望。這個訊號不容忽視。它絕對是一個警示。

如果你基於健康因素想嘗試較長時間的斷食，一定要用安全的方式。我不建議斷食超過七十二小時，除非是在醫師的直接監控下。其實就算不到七十二小時的也可能超過身體負荷，探索長時間斷食一定要小心謹慎。長時間斷食不宜經常重複。以七十二小時斷食來說，我不建議每個月多於一次。每季一次差不多，而且必須是基於健康因素。

→ 危險信號二：飲食習慣異常

當你告訴別人間歇斷食是你的生活習慣時，有些人會說：「哇！聽起來像進食障礙！」唉。我們知道間歇斷食是一種健康計畫，減重只是副作用，所以聽到這種話會很沮喪。

造成這種誤解的原因之一，是進食障礙患者會濫用斷食這種工具，使大家誤以為問題出在斷食。請務必了解斷食只是工具，進食

障礙本身才是問題。比如說,過度服用瀉藥也是進食障礙患者濫用的工具。便祕時吃瀉藥不算是異常行為,把斷食當成健康生活習慣的一部分也不是。

專業人士診斷進食障礙時,會以定義明確的條件為基礎來進行診斷。[3] 舉例來說,神經性厭食症的診斷基礎是病患拒絕將體重維持在健康參數內,以及／或是有身體認知問題,亦即體重過輕卻認為自己體重過重。神經性暴食症的常見病徵是暴飲暴食之後嘔吐或排泄,以及／或是嚴格限制進食來「彌補」過度飲食。如果你有以上的行為,請尋求專業諮商師或醫療人士的協助。

以斷食與進食障礙為主題的研究不多。有一項ADF斷食與飲食異常行為的研究發現,ADF斷食八週的受試者減少了暴飲暴食的行為,這是好跡象。[4] 這八週內也沒有觀察到飲食異常行為的增加,這也是好跡象。

別忘了進食障礙很複雜。雖然斷食本身並不會使人罹患進食障礙,但是對有進食障礙體質的人來說,斷食可能會加劇進食障礙。

如果你發現你完全不想吃東西,而且只想斷食、斷食,然後繼續斷食,這不是個好現象。如果你滿腦子只想著「我必須繼續延長斷食的時間」,你可能需要跟專業醫療人士或進食障礙諮商師聊一聊。當你看見危險的訊號時,不要欺騙自己。我們希望大家都能享受間歇斷食的成效,並且活得安全又健康。

➜ 危險信號三：生理成熟

現在肥胖症不只是成年人的流行病。根據美國CDC（疾病管制暨預防中心）的數據，自一九七〇年代至今，兒童與青少年肥胖症的人數成長超過三倍。[5] 看到這樣的數字，你自然會以為解決這個問題的方法是讓兒童與青少年立刻進行間歇斷食。

錯。成長和發育階段的身體不適合間歇斷食。跟我們成年人比起來，尚未成熟的兒童與青少年有不同的營養需求。齋戒月斷食是穆斯林的重要宗教活動，儘管如此，青春期結束前的兒童通常無須參加。[6]

若你家的青少年已過了青春期，而且有興趣試試間歇斷食，請跟他們的兒科醫師討論，確認他們目前的發育階段是否適合。

如果你家的孩子體重過重該怎麼辦？兒童的體重問題很難回答。首先，我認為關鍵是不要把焦點放在兒童跟青少年的體重上。有證據顯示，長期而言這種作法弊多於利。

有人建議限制零食（家裡的每一個人，不只是你認為體重過重的人）。人類不需要經常吃零食。為家中每一個人提供健康的食物選擇。用餐時，提供優質食物。

兒童跟青少年不應間歇斷食（除非已過了青春期，並且跟醫師討論過）。孩子不餓的時候，也不要強迫他們吃東西；也就是說，如果他們就是不愛吃早餐，不要逼他們。教導孩子聆聽身體的聲音，肚子餓的時候才進食。我知道這是很多人希望自己從小就能學會的一課！

→ 危險信號四：懷孕

推廣間歇斷食的醫師都異口同聲表示：他們不建議孕婦間歇斷食。請想一想，斷食期間細胞自噬會變得活躍。我們也知道細胞自噬會在體內分解廢物並回收使用。我相信當身體忙著創造健康寶寶的時候，你不會希望它同時忙著細胞自噬。

婦產科醫師西西莉・克拉克-甘哈特（Cecily Clark-Ganheart）也是間歇斷食的愛好者，她表示：「關於斷食對胎兒健康的影響，我們知道的還不夠多，尤其是胎兒的體重。因此孕期並不適合嘗試。請以真食物為主，搭配負責任的增重，並且著重於孕育生命的營養。孕期的熱量攝取每天僅需增加三百大卡，相當於每天吃一顆酪梨。」

聽克拉克-甘哈特醫師的話，孕期結束後再嘗試間歇斷食！當你準備好的時候，它就在這裡等你。

→ 危險信號五：哺乳

正如危險信號四針對孕婦，提倡間歇斷食的醫師對哺乳的女性也有相同建議：不要嘗試間歇斷食。

你或許認為哺乳期的唯一考量是母乳量，只要母親能供應充足母乳就不成問題。事實上，哺乳沒這麼單純。

《哺乳與人類泌乳》（*Breastfeeding and Human Lactation*，暫譯）寫道：「坊間流行的減重法與快速減重法都應該避免，因為當

熱量攝取受到嚴格限制的時候，體脂肪裡的脂溶性環境汙染物和毒素會釋放到母乳中。」[7]間歇斷食期間，身體會燃燒體脂肪，因此這些毒素也會隨著間歇斷食被釋出。

　　身為母親，我不想做可能對寶寶健康有害的事，我相信你也一樣。等到寶寶斷奶之後再間歇斷食也不遲，在那之前，請為自己和寶寶補充營養豐富的食物。

　　總結一下五種危險信號：

危險信號	徵兆	對策
危險信號一：過度斷食	頻繁長時間斷食（時間超過 ADF 斷食），尤其是斷食後極度渴望大吃大喝。	減少斷食頻率。找到令身體感到舒適的斷食與進食平衡。
危險信號二：飲食習慣異常	感受到增強斷食、減少進食的壓力，或是執著於體重必須低於相對於身高的建議健康體重。	若你認為自己可能有進食障礙跡象，請諮詢專業醫療人士或進食障礙諮商師。
危險信號三：生理成熟	身體尚未完全發育的兒童跟青少年。	諮詢兒科醫師，確認你家的青少年生理已發育成熟之後，才能進行間歇斷食。
危險信號四：懷孕	驗孕結果呈陽性。	孕期切勿間歇斷食。若懷孕前曾間歇斷食，確定懷孕後應立即停止。
危險信號五：哺乳	寶寶仍在喝母乳。	寶寶斷奶之後再開始間歇斷食。

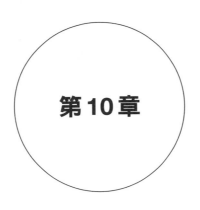

第 10 章

FAST 開跑：二十八天預備期

歡迎來到為期二十八天的 FAST 開跑！你將在這二十八天做到：

F＝純淨斷食（Fast Clean）

A＝適應（Adapt）

S＝習慣（Settle In）

T＝調整（Tweak）

這是 FAST 開跑的四塊基石：

1. F＝純淨斷食

這個步驟沒得商量。斷食的每一分鐘都要遵循純淨斷食的規則。最初二十八天只能吃「能吃」清單上的東西，暫且不能嘗試「灰色地帶」裡的食物。

2. A＝適應

啟動燃燒脂肪的超能力之後，身體會慢慢適應，學習如何取用體脂肪。

3. S＝習慣

你將在這四週裡的每一週習慣一種可預測的斷食作法。接受你在過程中感受到的變化（包括充滿挑戰的變化！）留意每一週的感受。

4. T＝調整

雖然我會根據你的個性為每一週提供整體的斷食建議，但你仍可視需要自己改變作法。就算你決定第一天就要「撕掉OK繃」，也不代表你被卡住了！如果有需要，你可以跳到「緩步適應」。沒有關係！你也可以每天調整進食時段，看看哪一個時段最適合你。

你將在開跑的這二十八天為間歇斷食奠定基礎。你的身體將慢慢適應斷食，你也將啟動第1章介紹過的、與生俱來的燃燒脂肪超

能力。

　　一旦進入二十八天FAST開跑，請務必貫徹每日或長或短的斷食。反覆開始又放棄反而更加難受，因為身體永遠沒有適應的機會。一下子就放棄意味著你永遠只做了困難的部分，後面會變得輕鬆，可惜你沒等到。相信我，新手們，後面一定會更加輕鬆！若非如此，前輩們怎麼可能長期間歇斷食。適應之後的美好感受絕對超乎你的想像，你也會對自己過去吃個不停感到難以置信。

　　首先你必須給身體一個穩定的開始，然後在身體學習新技能的時候發揮耐心。

　　在開始之前，還有一件重要的事：

不要期待這二十八天體重會減輕或身材會變瘦……怎麼會這樣？！

　　你可能想說：「等等，我做這件事就是為了減重！」

　　你沒聽錯。不要期待最初二十八天體重會減輕或是身材會變瘦。請記住這跟那些保證只要幾週就能成效卓著的飲食法不一樣。一開始你的體重不會下降。FAST開跑並不容易。你的身材不會在這個階段顯著變瘦。

　　請務必記住FAST開跑的唯一目的是幫你適應間歇斷食。是為了掌握純淨斷食，訓練身體取用體脂肪做為燃料。

　　你當然有機會減掉幾公斤，也有機會瘦個幾英寸或衣服小幾個尺碼。但是你不應該對這些結果心存期待。維持正確的期待非常重

要。還記得那些保證一週瘦五公斤的飲食法嗎？你試了之後發現被騙，是不是很失望？

在我詳細說明FAST開跑的三種選擇之前，請先測量幾個基準數據。我保證這個步驟絕對值得，請不要跳過。二十八天後，你會很慶幸自己這麼做。

然後……這可能……有點嚇人……接下來二十八天你要把磅秤、皮尺跟相機全部收起來。我不是在開玩笑，這是相當重要的步驟。相信我。

第〇天，也就是間歇斷食開始的前一天，花點時間準備一本筆記簿或下載一個APP（如果你喜歡，也可以寫在這本書上），記錄以下資訊：

第〇天……明天開跑！

日期：

起始體重： _____

　　身材數據：
　　胸圍： _____
　　腰圍： _____
　　臀圍： _____
　　右大腿圍： _____
　　左大腿圍： _____

若你也想追蹤其他數據也沒問題。你或許有很多部位想測量，請自行決定。如果你不太清楚如何精準測量，請上網搜尋，或是在YouTube尋找示範測量方法的教學影片。

除了這些數據，請拍自己的正面照、側面照與背面照。可以的

話，請別人幫你拍。當然用鏡子自拍也可以。挑一套現在穿稍微有點緊的衣服，二十八天後穿上同一套衣服再拍一次。

請記住一件事：第〇天記錄的數據就是數字。只不過是單純的資訊。別忘了FAST開跑是為了讓身體適應純淨斷食，你不應該對減重懷抱任何期待。

*****

現在就讓我們一一了解FAST開跑的四塊基石！

→ F＝純淨斷食

最重要的觀念是先掌握純淨斷食，這樣身體才能學會如何取用體脂肪。從第一天開始就要堅持純淨斷食，沒得商量。如果你忘了原因，請回去複習第4章跟第5章。

除了「緩步適應」裡的適應餐之外（稍後將會說明），我想鼓勵你遵循這個重要建議：

不要改變現在的飲食內容。

是的，我不希望你一開始間歇斷食就改變平常的飲食內容。別忘了這不是那種要求你吃特殊食物的飲食法，下一篇將會說明為什麼沒有一體適用的飲食法（所以這本書若是提供飲食範例會很可笑）。你當然想要慢慢調整飲食內容（幾乎每個人都會！），只是現

在還不是時候。

因此走進間歇斷食的大門時，請維持你最近的飲食內容。我之所以如此建議，有兩個重要原因：

1. 如果你在適應間歇斷食的同時也配合純淨斷食改變飲食內容，一下子面對太多變化可能會負荷不了。很快就會感到疲乏。記住，這是一個過程！你有很多時間改變飲食習慣，請再等等。

2. 反過來說，如果你的飲食一直相當「純淨」（或是生酮飲食、素食等等），你或許想在剛進入間歇斷食的同時恢復吃一般食物。這也是個壞主意。你不會希望身體一下子受到太多衝擊，請在完成二十八天的FAST開跑之後循序漸進地吃一般食物。之後你會有很多時間加入各種食物，前提是你想這麼做以及你的身體能否承受。

說得更明白一些，如果你正在遵循_____飲食法（請自行填入空格），請繼續吃這些東西。如果你遵循生酮飲食法，那就繼續生酮飲食。如果你吃「純淨飲食」，那就繼續吃。如果你吃標準美國飲食，也一樣繼續下去。FAST開跑的唯一目標就是在不做任何改變的情況下掌握純淨飲食。

→ A＝適應

開跑前夕，你大概很緊張。你做得到嗎？你能撐過第一天嗎？你會不會餓到發怒？我們先聊聊隨著身體適應斷食，會出現哪些變化。

斷食之初，身體會摸不著頭緒。身體已經習慣你藉由早餐、午

餐、晚餐跟點心穩定供應血糖。你知道你的身上（和體內）儲存著大量燃料，儘管如此，大腦還是習慣取用食物供應的血糖，因為很方便。如果你一整天都沒有供應燃料，一開始身體可能會大發雷霆。你或許會感到頭痛與全身倦怠，或是覺得精神不濟宛如身陷泥沼。（如有需要，可減少平常的運動時間。我保證身體習慣取用脂肪之後，斷食時段運動會變得更輕鬆。第21章將有更多說明。）

別忘了在身體燃燒體脂肪之前，你必須先把肝臟裡的肝醣用光。在肝醣即將耗盡的時候，你可能會覺得比之前倦怠！剛開始間歇斷食的人會度過一段難熬的時期，這種情況很常見，兩週後漸入佳境，到了第三週或第四週又碰到瓶頸。如果你也是這樣，這是好現象！這意味著你即將開始燃燒脂肪！耗盡肝醣與開啟代謝開關的過程，大約需要持續斷食兩週（或是更久！）。有些人甚至要等到第七週或第八週。

你怎麼知道身體開始燃燒體脂肪？有幾個徵兆：

- 斷食忽然變得很輕鬆。
- 腦袋愈來愈清晰。
- 斷食期間活力不減。
- 斷食期間飢餓感減輕。
- 處於生酮狀態時，嘴裡會有一種明顯的味道。每個人嚐到的味道不盡相同，那可能是一種金屬味、鹹味、甜味或是丙酮去光水的味道。如果你覺得嘴裡的味道變了，同時也有以上列出的情況，這表示你正處於生酮狀態！要是嘴裡沒有出現

怪味呢？這是否表示你做錯了什麼？當然不是！並非每個人都嚐到怪味。別太焦慮。

我們也必須說明間歇斷食新手最常提出的問題：肚子餓了怎麼辦？？？

不知道為什麼，生活在現代社會的我們被訓練成絕對、絕對、絕對不能允許自己挨餓。事實上，我們被鼓勵隨時吃點心。我記得開始間歇斷食之前，我有時候吃零食是為了以防萬一，不是因為肚子餓。我們就是這麼害怕挨餓！（順帶一提，我認為這是零食公司發明的觀念。）

沒錯，身體在適應間歇斷食的時候，你偶爾會感到飢餓。就算是已經適應之後，你也會感受到某種程度的飢餓……飢餓感來來去去，就算是間歇斷食好幾年的人也不例外！但你或許不知道，飢餓感不會疊加累積到令你難以承受。實際情況是你會感受到幾波輕微的飢餓，但消失得很快，尤其是你很忙碌的時候。更有趣的是，有時候我們以為肚子咕嚕咕嚕就是肚子餓，其實只是胃在蠕動罷了！咕嚕咕嚕結束後，請喝一杯水，想像此時此刻身體正在燃燒體脂肪！#BurnBabyBurn

如果你感到噁心、發抖、頭暈，直接開啟進食時段。不要咬牙硬撐。明天再斷食就好了！你有一輩子的時間慢慢做好這件事。

我想討論適應期另一個重要特徵：在進食時段暴飲暴食的渴望。我在前面幾章說過：身體燃料不足的時候，飢餓肽（飢餓荷爾蒙）會上升。身體尚未適應間歇斷食的時候，斷食期間沒有足夠的

燃料。身體取用體脂肪的效率不高，所以增加飢餓感做為回應。進食時段一到，你可能會覺得肚子超餓，怎麼吃都吃不飽。別擔心，這很正常！你並非注定失敗，這個階段也不會永久持續（關於這個神奇的觀念，第16章有更多介紹）。一旦身體啟動燃燒脂肪的超能力，斷食期間的燃料就成了體脂肪，你的食慾應該就會下降。順帶一提，暴飲暴食階段是適應期體重通常不會減輕的原因（甚至還會增重），這並不代表間歇斷食不適合你。只要搞懂發揮作用的生理機制，就可以在適應過程中放鬆心情。我們的目標是學會吃飽但不吃撐。不過在FAST開跑期間，你可能不太容易判斷何時該停止進食……而且是暫時停止。

→ S＝習慣

既然你已認識身體適應間歇斷食過程中的幾個階段，現在可以決定三種FAST開跑計畫中，哪一種可能最適合你。回答這個小測驗來找出答案。（你也可以跳過測驗，直接看完計畫內容做選擇。我必須承認我很愛做測驗題，畢竟我是退休小學老師。如果你不想考試，我原諒你。這再次證實每個人都不一樣。）這個測驗不會不及格，別擔心。

1. 你過去嘗試新的飲食計畫時，最符合以下哪種情況：

　　a) 我喜歡詳讀計畫內容，花好幾週的時間收集資源，然後慢慢開始。

b) 我先用廚房裡原本就有的食物將就一下，後來再慢慢照著建議做。

c) 我直接丟掉不符要求的食物，購入適合新計畫的食物。說做就做！

2. **你的決策過程是哪一種？**

　　a) 我喜歡慢慢做決定，仔細權衡優劣利弊，我做決定前通常會列一張清單，或是請教別人的意見。我可能會優柔寡斷。

　　b) 我仔細考慮各項選擇，然後充滿自信地做出決定。

　　c) 我依靠直覺跟感受立刻知道該怎麼決定。

3. **過往嘗試飲食法或健康計畫的時候，最大的障礙是什麼？**

　　a) 一下子改變太多，很容易使我招架不住。

　　b) 我給自己的適應時間不一定充足。

　　c) 我沒有耐心，想快點看到成效。

4. **你如何處理困難的挑戰？**

　　a) 如果看起來太難，我可能會感到沮喪並且放棄。

　　b) 只要付出時間跟努力，我通常可以達成目標。

　　c) 來吧！我一定能達成目標。

5. 你的健康狀況如何？

    a) 我有一些健康問題，但醫師說我可以間歇斷食。

    b) 我的健康大致良好。

    c) 我健康得不得了，不勞費心。

來算成績吧！

選「a」得〇分，選「b」得兩分，選「c」得四分。

〇到四分，請選擇「緩步適應」

六分，可考慮「緩步適應」或是「穩健奠基」

八到十二分，請選擇「穩健奠基」

十四分，可考慮「穩健奠基」或「撕掉OK繃」

十六到二十分，請選擇「撕掉OK繃」

如果你覺得這個測驗太假，不做也無所謂，直接選擇你看得順眼的計畫。記住：一切都在你的掌控之中。

*****

注意：你或許還記得進食時段那一章提過，「最佳」進食時段並不存在。儘管如此，我的間歇斷食非正式調查發現，線上間歇斷食社群中有六十一％的人喜歡傍晚進食，二十五％的人喜歡中午進食。有鑑於此，FAST開跑計畫將傍晚進食定為目標。無論你選擇哪一種方法，完全可以依照個人喜好調整進食時段。

接下來我們要深入了解FAST開跑的幾種方法，看看如何實際

操作。你間歇斷食工具箱裡已有許多工具，不過FAST開跑的重點是進食時段斷食。最初二十八天結束後，你可以視需要使用其他工具，用不同的方法實驗看看。

緩步適應		
第 1-7 天	進食時段 12 小時	低卡早餐，低卡午餐，正常晚餐
第 8-14 天	進食時段 10 小時	低卡早午餐或是低卡午餐，低卡點心，正常晚餐
第 15-21 天	進食時段 8 小時	低卡午餐，正常晚餐
第 22-28 天	進食時段 6 小時	低卡午餐或是低卡點心，正常晚餐

第一週一日三餐，進食時段是十二小時。請注意這個計畫包括發揮「適應」作用的低卡餐，目的是幫助身體降低胰島素濃度（吃低卡餐，身體分泌的胰島素比較少），但一開始維持一天進食三次。早餐與午餐都是低卡餐，晚餐維持原樣（除非你原本就吃低卡飲食，否則不需刻意吃低卡晚餐；除了幫助你適應的低卡餐之外，FAST開跑期間不需要改變飲食內容，改變的僅是進食時間）。

每週將進食時段縮減兩小時，因此最後一週的進食時段是六小時，包括一天兩餐，或是一頓點心加上一頓正餐。

穩健奠基		
第 1-7 天	進食時段 8 小時	午餐，晚餐
第 8-14 天	進食時段 7 小時	午餐，晚餐
第 15-21 天	進食時段 6 小時	午餐或是點心，晚餐
第 22-28 天	進食時段 5 小時	點心，晚餐

這個計畫從第一天開始就不吃早餐，然後「砰」！這就是間歇斷食了！早上只喝符合純淨斷食要求的飲品，午餐跟晚餐維持原樣，進食時段八小時。

　　進食時段每週縮減一小時，第四週的進食時段是五小時，包括一頓點心與一頓正餐。

撕掉 OK 繃		
第 1-7 天	進食時段 6 小時	午餐，晚餐
第 8-14 天	進食時段 6 小時	午餐或是點心，晚餐
第 15-21 天	進食時段 5 小時	午餐或是點心，晚餐
第 22-28 天	進食時段 4 小時	點心，晚餐

　　這個計畫從第一天就延長斷食時間，進食時段只有六小時，也就是每天斷食十八小時。第一週不吃早餐，只吃午餐跟晚餐。第二週與第三週可以選擇吃午餐，或是把午餐換成點心。第四週的進食時段是四小時，包括一頓點心與一頓正餐。

　　看完這三種計畫之後，你可能想問一個問題：點心跟正餐之間有什麼差別？？？

　　信不信由你，這個問題我看過非常多次。我的建議是不要太過拘泥於名稱，你可以自己決定怎麼吃算是正餐。我會問自己：如果朋友邀請我去他們家吃晚餐，端上桌的是這些東西，我是否認為這是正常晚餐？如果不是，應該就是點心。請相信直覺。其實我們的目標是每天都要吃飽但不吃撐，所以吃的是點心還是正餐都無所謂，對吧？

→ T＝調整

你隨時都能視需要切換成另一種計畫。一開始衝得太猛？那就回到較溫和的計畫。覺得太輕鬆？那就升級到比較激烈的計畫。一切由你做主。

這三個計畫都建議進食時段將晚餐安排為主要的一餐，這是多數人的作法。不過別忘了做主的人是你，不是我。如果你想吃早餐跟午餐，不吃晚餐，沒問題！這說不定更加適合你。

FAST開跑二十八天結束後，請再次測量身材數據跟拍照：

第 29 天……結束 FAST 開跑！	
日期：	
現在體重：	＿＿＿＿＿
身材數據：	
胸圍：	＿＿＿＿＿
腰圍：	＿＿＿＿＿
臀圍：	＿＿＿＿＿
右大腿圍：	＿＿＿＿＿
左大腿圍：	＿＿＿＿＿

穿上第○天的那套衣服，從相同的角度拍照：正面、側面與背面。盡量重現四週前的照片。比較第○天與第二十九天的照片。

這件事非常重要，我在前面就已提過，現在再次強調：你或許一公斤也沒瘦。身材數據也完全沒有變化。照片看起來說不定跟四週前一樣。或甚至體重跟／或身材數據不降反升。同一套衣服穿起

來反而更緊。

請深吸一口氣。這沒有關係。你完全沒有問題。二十八天的FAST開跑還沒進入減重階段，這是適應階段。二十八天後，你的身體已經適應間歇斷食，你可以開始天天量體重，請參考第18章。你也可以開始每兩週量一次身材數據跟拍照。FAST開跑結束了，接下來請期待緩慢而穩定的進步。第18章會深入討論各種追蹤進度的方式，以及如何確定你期待的成效正在發生。

無論如何，我要向你說聲恭喜！你已完成FAST開跑，接下來可準備學習如何「找到你的最佳方程式」。

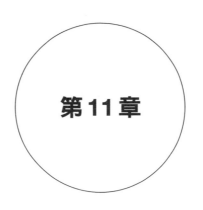

第 11 章

找到你的最佳方程式

你做到了！你順利完成FAST開跑，接下來你將要主導自己的間歇斷食計畫！

預備，開始！

等等，現在是什麼情況？我該怎麼做？？？

好問題！你或許習慣一邊翻閱飲食法書籍，一邊按部就班參照作者提供的「飲食」或「範例」。你應該知道，就是那種每個人都跟著做的必勝一週飲食法。通常會分幾個階段，還有食譜、食材清單，每個階段都有清楚的操作步驟。這本書沒有那種東西。

間歇斷食不是節食，也沒有一體適用的飲食計畫。這或許有點嚇人，因為你很習慣有人告訴你該怎麼做。我是不會告訴你的。我

在本書一開頭就說過，掌控權在你手上。為什麼？因為我希望你有能力找到最適合你的間歇斷食模式。而你的模式跟我的不會一樣。

關鍵在於此：

間歇斷食非常個人化。

我相信你一定想過：每天斷食多久才能達到最佳成效？吃哪些食物最舒服？長此以往，對你來說這會是什麼樣的生活習慣？這些都是很好的問題！

減重互助團體有一個常見的現象。只要有人分享成功經驗，就會有人問他們：你都吃什麼？什麼時候吃？快告訴我們確切作法！

我們自然地以為有一個神奇的標準答案，人人都適用。市面上的飲食法不總是這樣告訴我們嗎？只要做到 X、Y、Z 就可以減重。

你試過之後覺得如何？長期而言或許完全沒用，否則你不會打開這本書。

請記住這三個簡單的詞：**斷食，進食，重複循環。**

你的間歇斷食生活包括斷食時段、進食時段，然後從頭再來一次，也就是斷食與進食交錯進行。如此而已。

另外也要記住：人人都適用的方法並不存在！

這也帶出一個非常重要的觀念，也是本章的核心觀念。間歇斷食圈的朋友常說，你個人的間歇斷食成敗關鍵是：

慢慢調整，找到你的最佳方程式。

這句話是為了把權力交到你手裡。完成二十八天的 FAST 開跑之後，你的身體已進入斷食節奏。我確實提供了幾種時段搭配做為參考，幫助你的身體適應間歇斷食與脂肪燃燒，但是接下來你必須從斷食工具箱裡自己選擇工具做實驗。

拆掉輔助輪，現在你可以靠自己騎車了！就像小朋友第一次騎腳踏車一樣，你可能很擔心少了我的扶持，你就騎不了腳踏車。

你做得到！我保證你一定可以。

請想像我在腳踏車旁邊跟著你一起跑，你從工具箱裡拿出工具做實驗時，我會亦步亦趨地鼓勵著你。你或許會跌倒，但是你會爬起來拍拍身上的灰塵，然後重新跨上車！

做實驗的時候，記得除了純淨斷食之外（相信我，純淨斷食不容妥協），不要硬把別人建議的斷食方法與時間（或是飲食內容）套用在自己身上。每天聆聽身體的感受，以研究的精神過日子，而你研究的對象就是你自己，最了解你的感受的人也是你自己。

我覺得最舒適的間歇斷食生活習慣，換你來做不一定舒適。還沒完呢，你現在做起來輕而易舉的斷食模式，下個月說不定備感艱辛。你或許得再次打開工具箱，挑選一個新策略，試試不一樣的斷食模式。不要害怕混搭！

慢慢調整，找到你的最佳方程式。

如果有必要，那就再次調整。一次又一次。這是一種生活習慣，而你有一輩子的時間慢慢修正。（就算偶爾犯錯，那也沒有關係。）

怎麼知道現在的方法是否奏效？我在前面說過，身體有內建最棒的維生回饋機制。如果你感覺漸入佳境，而且你的斷食模式輕鬆不費力，這表示你的身體對現況感到滿意，你正在做的努力很有成效。

　　怎麼知道現在的方法沒有用？一樣，留意身體的反應。如果你感覺愈來愈不舒服，斷食變得愈來愈難熬，或是經常有暴飲暴食的渴望，而且這種渴望日趨強烈，這表示現況正在讓身體受苦，有些作法不適合你。或許你得暫時改成較溫和的斷食方式。

　　你完全可以先進行溫和的斷食模式（例如16:8斷食）再嘗試例如22:2等較激烈的斷食。交替進行。慢慢挑選。嘗試各種工具，感受不同的斷食循環，像試穿衣服一樣看看它們是否合適。

　　在調整的過程中，有件事一定要記住：每一次換新方法，都要給自己足夠的時間。更換斷食模式時，一定要觀察身體的適應情況，給新方法一個機會。以飢飽交錯斷食為例，不可以在一天飢日之後就急著知道成效如何，時間太短了。你或許得給它兩週（或一個月）的時間，觀察身體適應得怎麼樣，感受一下是否舒適。

　　我想再次強調這個觀念，因為它非常重要：每一次換新方法，都要花點時間觀察身體的適應情況。

　　你或許在想：「適應」是什麼意思？

　　要判斷身體能否適應新方法，可思考以下的問題：

- 你的情緒有怎樣的感受？這一點非常重要！我們必須維持良好的心理狀態。

舉例來說：如果你嘗試ADF斷食一個月，但是每次一碰到飢日就心驚膽顫，擔心自己會在隔天的飽日暴飲暴食，這表示你的情緒無法適應這種方法。

不過別忘了，要給自己幾週的時間適應。最初兩週可能不太好受，一旦進入狀態之後，你會很喜歡。慢慢調整，找到你的最佳方程式！

- 你的身體有怎樣的感受？我們知道身體需要時間適應新作法，所以更換斷食模式後，要做好適應期的心理準備。讓身體適應一段時間，並且好好感受。若斷食期間覺得精神奕奕、頭腦清晰，這是個好現象。如果斷食幾週後身體愈來愈不舒服，這表示你必須再次調整。慢慢調整，找到你的最佳方程式！

- 你是否看見期待中的成效？別忘了體重只是其中一個數字。我在前面說過間歇斷食是一種健康計畫，減重只是副作用，請密切注意各方面的進步！如果體重沒有下降，但是你覺得自己好像年輕了十歲，惱人的病痛也消失了，這些都是很棒的成效，就算體重或腰圍沒少又如何！

此外，衡量成效的方式要多管齊下。你在FAST開跑的起點跟終點都量了體重、拍了照片、測量了身材數據。利用多種工具觀察身體的變化。（第18章有更多說明。）若幾週過去後仍毫無變化，這表示你必須再次調整。慢慢調整，找到你的最佳方程式！

如果情緒跟身體都感覺良好，測量數據也顯示出成效，這表示你正在做的事情很適合你！

　　很好！現在你已知道如何慢慢調整，找到你的最佳方程式，接下來我們要討論進食策略！

Part II

進食

習慣了間歇斷食的生活方式（並且已完成二十八天的 FAST 開跑階段），你應已準備好把焦點放在該吃什麼以及該吃多少。本書的 Part II 要回答最常見的幾個問題：我到底應該吃什麼？該不該計算熱量？該不該記錄脂肪的公克數？該不該限制醣類？食物的品質重要嗎？哪些食物應該避免？我真的可以想吃什麼就吃什麼嗎？救命啊！

別擔心！我會教你如何判斷身體的自然訊號，仰賴直覺間歇斷食。久而久之，你會再次相信自己，也相信自己有能力為你獨一無二的身體選擇健康又美味的食物……還有好吃的小零食唷！你可用營養的食物滋養身體、獲得飽足感，並且可以加入你喜歡的零食，每天都是值得慶祝的日子……就像是一場盛宴！

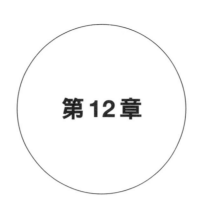

第 12 章

「耐心等待，不要壓抑」

　　我的第一本書叫《耐心等待，不要壓抑》（*Delay, Don't Deny*，簡稱DDD），這句話在間歇斷食社群成了許多人的箴言。純淨斷食要求我們耐心等待，等到進食時段或飽日再吃東西；同時我們面對自己想吃的東西不要壓抑！現在你跟數十萬人一樣過著「耐心等待，不要壓抑」的間歇斷食生活，讓我們花點時間了解間歇斷食的食物因素。對許多人來說，這可能是間歇斷食最困難的一塊拼圖。

　　我們的目標是長期聆聽身體的感受，選擇既好吃又營養的食物來維持健康，同時為自己愛吃的美味零食保留空間。這肯定不同於你以前試過的飲食法，那些你想吃的東西都必須忍著不吃。

　　若每天都能用優質食物滿足食欲、吃自己最愛的美味零食，感

覺無異於每天都在享用盛宴！

Part II 各章要討論如何選擇最適合你的食物。食物的品質至關重要，我會告訴你為什麼。

不過在我們討論食物之前，我想先給你看一張非常重要的表格。請花幾分鐘的時間仔細閱讀每個欄位。細看遣詞用字，深思話語中的觀念。

「耐心等待，不要壓抑」間歇斷食（DDD）	
DDD 是一種生活習慣。	DDD 不是節食。
DDD 是健康計畫，減重只是副作用。	DDD 不是「快速減重」法或「快速瘦身」法。
DDD 不需要計算熱量、分數或巨量營養素。你會靠自己找到最適合你的方式。記住：你有一輩子的時間慢慢做好這件事。	DDD 不是硬性規定也不是一體適用的方法。每個人都要慢慢調整，找出屬於自己的方式，這需要花點時間。
DDD 是幫助你接收飽足訊號的方法，吃飽了就不再進食。	DDD 不是因為「可以」不忌口或是已進入進食時段，就能吃進超過身體所需的食物。

我們將在這本書的 Part II 進食篇與 Part III 重複循環篇探索這張表格列出（和沒列出）的觀念。不過在那之前，讓我們先分析 DDD 生活最重要的這句話：耐心等待，不要壓抑！

很多人對 DDD 生活充滿期待，因為我們曾經擔心或限制的食物全都可以享用。我們終於「被允許」可以吃自己喜歡的東西。

有時候這會造成過度放縱，因為我們興高采烈地把這些食物全都加進來。如果你剛剛脫離限制型的飲食法，這可能會導致體重停滯，甚至體重增加，而不是體重減輕。

「耐心等待，不要壓抑」成了我們的箴言。我們如何用全新的角度來詮釋它？

「耐心等待」很容易了解：等到進食時段或飽日再吃東西。簡單明瞭。

「不要壓抑」比較複雜一點。你對這句話的詮釋可能會左右成敗。

「不要壓抑」意味著不需要忌口。沒有「好食物」跟「壞食物」清單。你可以決定自己要吃什麼，也不需要放棄你最愛吃的東西。雖然我在第 17 章說明選擇營養價值高的食物很重要，但這不代表你永遠不能吃你愛吃的美味零食。（不過你或許會有點驚訝，人對「美味」的定義會隨著時間改變……間歇斷食會把我們慢慢變成美食家，你現在覺得好吃的東西，將來可能會令你嗤之以鼻。與身體愈來愈同步的人幾乎都會碰到這種現象。甚至連口味也會改變。這是間歇斷食的魔法！只吃「配得上進食時段」的食物，否則不值得浪費時間。）雖然這些美味零食不應該成為主食，但是你還是可以吃。不要壓抑！

但是！請明白這一點：不要壓抑的意思不是因為你斷食了一天，所以現在可以毫無節制想吃多少就吃多少，這是你應得的！讓我們分析一下這個觀念。

「耐心等待，不要壓抑」允許你想吃什麼就吃什麼！

但是！這不等於你可以想吃什麼就吃什麼！

看不懂？我知道。我把同樣的句子寫了兩次，還告訴你這兩句話的意思不一樣。關鍵在於強調。

沒錯，你可以想吃什麼就吃什麼。請注意，這句強調的是 想吃。你試過的其他飲食法嚴禁的食物？如果你想吃那些東西，現在已毫無禁忌。你不需要壓抑自己這輩子都不能吃你喜歡的食物。

但是，你不能想吃什麼就吃什麼！間歇斷食有時候會被說成「毫無限制的飲食計畫，就算狂吃以前嚴禁的食物也能神奇減重！」

這不是真的。

想想你的目標。如果你希望藉由間歇斷食減重，你必須在斷食期間燃燒體脂肪。這表示你必須充分耗盡肝醣，才有可能在斷食期間燃燒體脂肪。如果你在進食時段飲食過度，不但會補充肝醣，過量的食物還會變成體脂肪。這樣你非但不會減重，體重還會上升。

間歇斷食確實對荷爾蒙與代謝有某種程度的神奇功效，但沒有神奇到能讓你在進食時段大吃大喝還可以減重。

此外，「想吃什麼就吃什麼！」總讓我想起剛上大學第一個學期走進校園餐廳的心情。沒有媽媽在旁邊管束你，所以你會有點失控。（我就是這樣。你也曾陷入大一發胖症候群嗎？）

「耐心等待，不要壓抑」該如何執行呢？

「耐心等待」的意思是：	「不要壓抑」的意思不是：
超想吃塔可餅？耐心等待，不要壓抑！等到晚餐再吃。	進食時段開始時，開車去塔可餅餐廳的得來速，買一份家庭餐獨自享用。
同事吃的披薩看起來非常好吃？耐心等待，不要壓抑！等到進食時段再吃披薩⋯⋯如果那時候你還想吃披薩的話。吃到心滿意足就停下。	進食時段開始時，大吃披薩吃到吃不下為止。
休息室裡有甜甜圈？耐心等待，不要壓抑！拿一個甜甜圈回家，等到吃完晚餐再吃。	買一打甜甜圈，在進食時段結束前吃光。
想吃多力多滋？耐心等待，不要壓抑！進食時段開始時先吃幾片，然後再吃有營養的食物。	用超大包多力多滋開啟進食時段。
冰淇淋是你最愛吃的零食？耐心等待，不要壓抑！買你最喜歡的口味，進食時段結束前吃一小球。	吃光一桶冰淇淋。

　　如你所見，我們每天都耐心等待進食時段，然後吃東西的時候不要壓抑。可是進食時段開啟不代表我們可以暴飲暴食。我會在第16章說明如何確定自己是否吃飽。重點之一是學習相信自己的飢餓與飽足訊號。

　　除了等待進食時段（或飽日）的到來，你也可以把「耐心等待，不要壓抑」當成一個長期策略。在每天都吃到你想吃的每一樣東西

的情況下，你或許沒辦法減重。如果你的目標是減重，無法幫你達成目標的食物必須等到以後再吃。

二〇一五年，我在快要達成最初的目標體重時開始使用「耐心等待」策略。當時我想加速減重成效……春天快到了，我需要新造型……我希望身材快點達標，這樣我買了新衣服之後不會只穿幾週就太大。（這個問題會成為常態，你要習慣！新衣服剛買沒多久你就瘦了，很快就得重新買過。這是個甜蜜的煩惱！在瘦身的過程中多了解你家附近有沒有優質二手衣店或寄售服飾店，超划算！）

我的目標是減重，所以我決定「耐心等待」，暫時不攝取酒精飲料跟高度加工食品。我繼續攝取醣類跟脂肪，沒有計算熱量，也沒有限制進食量。我每天都吃讓我心滿意足的高品質食物。我幾乎每天晚上都吃得很暢快，一點都不像正在進行某種悲哀的飲食法。晚上我常吃一大顆烤馬鈴薯佐奶油與酸奶油，搭配奶油炒蔬菜，甜點是新鮮莓果佐高脂鮮奶油。或是豌豆跟糙米佐乳酪與酸奶油，配菜是一大份沙拉，甜點是蘋果佐奶油花生醬。

真的有效！我的減重速度是每週一公斤。當時我已經減了差不多二十五公斤，所以能在十週內減掉最後的九公斤真的非常快速。把酒精飲料跟加工食品放到進食時段，這個組合對我的身體產生神奇效用。二〇一五年三月十五日，我站上磅秤看到體重達標：六十一公斤。可以去逛街了！

「等等，你不是說我不用壓抑嗎？這聽起來很像壓抑。」

我知道，我都懂。我常說我們心中都有一個「內在幼兒」：「我要這個，而且現在就要！」我吃晚餐時很愛喝葡萄酒。我也喜歡飲

食毫無限制的自由自在。儘管如此，我決定暫時不去理睬我的內在幼兒，用成年人的態度吃東西。雖然我現在的飲食是多數人口中的健康飲食，但是過去有大量加工食品陪伴我度過成年後的歲月，突然戒除加工食品對身體是劇烈改變。幸好我的身體喜歡這種小小的改變，我的味蕾也是。

請務必注意我沒有吃低卡食物，也沒有計算熱量跟巨量營養素。我完全沒有「節食」。我的作法是不急著吃幾樣妨礙我減重的食物（酒跟過度加工的食品，例如糖），多吃營養豐富、高飽足感的食物。還有一件事很重要：適合我的食物（馬鈴薯佐奶油跟酸奶油、豌豆佐乳酪跟酸奶油等等）不一定適合你的身體。第14章會有更多說明！

達到目標體重之後，之前暫時不吃的東西可以繼續吃。但是我沒有停止斷食！我維持間歇斷食的生活，接下來兩年，我的身體又減掉了兩公斤，只是速度很慢。這段時間我完全不忌口。沒錯！二〇一五年我達到目標體重時，衣服尺碼是四號。二〇一六年底我又瘦了兩公斤（總共減掉三十六公斤），可以穿〇號跟二號。我減重的速度不快，但持之以恆的間歇斷食讓我的身材愈來愈苗條。

耐心等待，不要壓抑！

你每天都將耐心等待進食時段（或是飢飽交錯斷食的飽日）的到來。有時候，你也可以暫時不吃妨礙你達標的食物（或是酒精飲料）。DDD間歇斷食的好處在於你不用戒除你最愛吃的東西！你真

的不用一輩子刻意不吃那些你喜歡的食物。你會慢慢找到「耐心等待」跟「不要壓抑」之間的平衡，藉此達成並維持目標體重。這是一種自由自在的生活方式！就算今晚吃了披薩、喝了酒，明天也不會胖到穿不下原本的衣服。

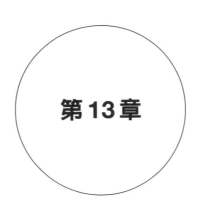

第13章

趕走「節食腦」

　　雖然你正在學習「耐心等待」而不是「壓抑」，但選擇營養的食物支援身體依然相當重要。那麼，你應該選擇哪些食物呢？

　　如果你想要體驗一下腦子打結的感覺，可以去書店的減肥區瀏覽一下架上的書籍。我們應該吃穴居人飲食嗎？生酮飲食人人適用嗎？吃素或是吃全素會比較好嗎？但是，植物會不會反而對身體有害？

　　每一本飲食書籍都信誓旦旦地揭露飲食的唯一真諦。（我有一次公路旅行的時候跟我老公玩了一個遊戲，我請他隨意點名食物，只要我能說出哪一本飲食書籍或哪一種飲食法把這種食物列為「禁忌」就算我贏。沒錯，我很厲害……任何食物我都知道。你只要像

我一樣看過這麼多飲食書籍，也可以在這場遊戲中輕鬆勝出，像我那天一樣。劇透警告：看完之後你會陷入混亂，還會受到「節食腦」影響。所以不要玩這遊戲才是真正的「贏家」。）

什麼是「節食腦」？因為受到互相矛盾的資訊影響，你不管做任何飲食選擇都感到沒把握。為了說明這種現象，以下列出各種專家以「科學」為基礎做出的主張：

雞蛋有害，因為吃蛋會讓膽固醇升高。	另一方面……	雞蛋是最健康的食物之一，因為雞蛋含有必需維生素與營養素，例如維生素 D 和膽鹼等等。
蔬菜的營養素為素食者延年益壽，肉類會在腸道中腐壞，很噁心。	另一方面……	植物性食物大多富含反營養物質，會讓人生病而不自知。大部分的蔬菜都是能免則免，要像穴居人一樣以肉食為主。
飽和脂肪是最糟糕的東西，會增加心臟病跟中風機率。	另一方面……	高脂飲食有助於減重……還能降低中風機率。[1]
全穀物可幫你瘦身，每餐都要包含全穀物。	另一方面……	全穀物是我們如此肥胖的原因，而且全穀物會破壞腸道，不吃就對了。
高蛋白飲食有助於減脂，還能幫助肌肉生長，所以蛋白質多多益善。	另一方面……	減少攝取蛋白質跟長壽有關，所以蛋白質要少吃。[2]

無怪乎我們會暈頭轉向。以上的每一個主張都有營養學分析為依據，更令人困惑的是：儘管這些主張互相抵觸，卻大多有幾分道理。

　　這些令人困惑的營養建議化身為新聞報導，用聳動的標題轟炸我們，例如〈吃＿＿＿會誘發心臟病發作，增加你被狗咬的機率，帶來世界末日〉（我是稍微誇張了點，但跟實際情況沒差太多），你可能會被這些標題嚇壞。是的，令人困惑的飲食建議已糾纏我們數十年。

　　深呼吸，朋友們。這些標題以有問題的研究或數據的錯誤解讀為基礎，我們卻把它們當成醫療建議，所以才會找不到方向。其實我們握有逃離這團混亂的工具。

　　除了標題駭人的文章之外，我相信大家都看過不只一本飲食書籍，這些書都提供了很多答案。每一本書都是理想的飲食計畫，包含「真實」的科學依據，也能解決你的健康和體重問題。這些書的作者大多是醫師。

　　醫師寫的飲食書籍一定很有說服力，也很可信。他們的主張都有研究做為依據。我在前面提過，我們作家都很擅長精挑細選支持自己飲食理念的研究，但我們對研究結果的詮釋不一定總是正確。你一定要根據研究本身來做決定，而不是仰賴作者的解讀。（這個建議也適用於我分享的研究。雖然我承諾過絕對不會故意誤解研究結果，但是我希望你能自己去看看我引述的研究，理解得更深入。）

　　飲食書籍都宣稱書中的計畫能幫你減重、預防疾病、延年益壽。（包括你正在閱讀的這一本！）這些書提供精采的故事，每本

書都有親身試過飲食計畫的人做為見證，這個飲食計畫解決了他們的健康問題。（包括這一本！）問題出在它們說這是一種人人都適用的方法，彷彿每個人的身體狀況都一樣，任何人都能靠同樣的飲食計畫受益，因為這是一體適用的真理。（這是本書跟其他飲食書籍的差別。你必須設計專屬於你的斷食方式，自己選擇你要吃什麼，因為人人都適用的飲食計畫並不存在。）

舉例來說，有些書提倡低脂飲食是最健康的生活方式。早期有一本書叫《生熱效應飲食法》，作者是馬汀・卡坦博士（Martin Katahn）。還有一本是《驚人的澱粉減重法》（*The Starch Solution*）❶，作者是約翰・麥克杜格醫師（John McDougall）。這兩位作者都提供許多以科學研究為依據的科學主張。看完這兩本書之後，你會相信以植物為基礎的高澱粉飲食、全穀物和低脂飲食對健康最為有益。

但後來你看了大衛・博瑪特醫師（David Perlmutter）的《無麩質飲食，讓你不生病！》（*Grain Brain*）❷，或是威廉・戴維斯醫師（William Davis）的《小麥完全真相》（*Wheat Belly*）❸。這兩本書告訴你，其他醫師都說錯了。我們不應該吃穀物，事實上不吃穀物才對。它們也提供了有許多科學實驗支持的主張。看了這兩本書，你會相信穀物是最糟糕的食物，尤其是現代穀物。

還有史蒂芬・凡尼（Stephen Phinney）與傑夫・沃萊克（Jeff

---

❶ 譯註：繁體中文版由天下雜誌於2014年出版。
❷ 譯註：繁體中文版由天下雜誌於2015年出版。
❸ 譯註：繁體中文版由天下雜誌於2014年出版。

Volek）的《低醣生活之道》（*The Art and Science of Low Carbohydrate Living*，暫譯），或是提姆・諾克斯（Tim Noakes）、喬諾・普勞德福特（Jonno Proudfoot）與莎莉-安・克禮德（Sally-Ann Creed）的《真食物革命》（*The Real Meal Revolution*，暫譯）。這兩本書都主張飲食中的醣類應被高脂食物取代。它們同樣深具說服力，會使你相信人類就是不該吃澱粉跟穀物，這兩樣東西是所有現代疾病的根源。他們的主張都基於科學研究？是的，有憑有據。

我要強調一件事：我不是在批評這些作者，也不是在說他們的作品沒有價值。我真心相信他們的作品奠基於堅實的科學原則，他們的飲食計畫也完全沒錯……但那只適用於某些人。有些人的身體適合低脂飲食，如果攝取太多脂肪會很不舒服，還會發胖。有些人吃低醣／高脂飲食反而可以解決健康問題，而他們的身體為什麼適合這種飲食，原因非常多。（我很可能同時激怒了支持低醣和支持低脂的人，請別急著生氣。）我們正在逐漸了解人體運作的個別差異，因此我們可以有信心地說飲食計畫的效果因人而異。

那麼，「節食腦」為什麼如此危險？仰賴飲食計畫跟「專家」告訴我們該吃什麼、吃多少，會使我們失去相信自己的能力，也使我們不再相信身體會引導我們選擇適合的食物。我想起我的祖母。她曾說過：「我愛吃花椰菜，但是我吃花椰菜身體會不舒服。」（其實這句話的意思可能是「我不愛吃花椰菜，所以乾脆說吃了身體會不舒服。」雖然無法查證，但是我想她沒有騙我。）吃了花椰菜她的身體會不舒服，她感受得到，所以她不吃。她不需要刻意去找花椰菜有害健康的營養學研究，也不需要一本飲食書籍警告她別吃花椰

菜。她就是不吃花椰菜,如此而已。

你是否曾經勉強吃下飲食書籍推薦的超級食物,儘管非常難以下嚥?或是反過來說,你是否曾經刻意不吃你喜歡吃的東西,只因為你覺得它是「糟糕」的食物?

我們必須拿回掌控權,學會聆聽身體的感受。

讓我用樸實無華的馬鈴薯為例。跟每一種食物一樣,馬鈴薯的評價有好有壞。馬鈴薯對健康到底好不好?我們應該多吃馬鈴薯,還是敬而遠之?它是超級食物還是大怪獸?

我以前聽別人說不要吃馬鈴薯,因為「馬鈴薯裡只有糖,吃一顆馬鈴薯就等於吃下好幾匙白糖。」很嚇人,對吧?你能想像自己拿著湯匙,一口一口吃下馬鈴薯大小的一碗白糖嗎?聽起來很可怕,誰會做這種事啊?更重要的是,這句話是真的嗎?

讓我們從營養學的角度來看一下。馬鈴薯是維生素C的絕佳來源,能提供每日建議攝取量的三〇%。馬鈴薯的鉀含量比香蕉還多。如果連皮一起吃,一顆馬鈴薯能提供每日纖維攝取量的七%,延長你的飽足感。一顆馬鈴薯能滿足十%的每日維生素B6所需,以及六%的每日鐵質所需。糖的營養素含量是零(所以才會被稱為「空熱量」)。所以,馬鈴薯真的跟糖一樣嗎?從營養學的觀點來說,差很大。

既然馬鈴薯充滿營養素,你是否應該吃馬鈴薯?對我來說,答案是「應該」。或許對你的身體來說不是。

我學會接收身體的訊號,有能力拒絕「節食腦」的影響,我讓身體告訴我該不該吃馬鈴薯。我每次吃馬鈴薯的時候,尤其是搭配

一大匙奶油跟酸奶油，飽足感可持續好幾個小時。（二〇一五年我減重速度最快的那段時期，每週減去一公斤〔比每週減掉半公斤的平均速度更快！〕當時我一個星期有好幾個晚上會吃大顆的烤馬鈴薯佐奶油跟酸奶油。雖然低醣書籍說我不應該吃馬鈴薯，低脂書籍說我不該吃奶油跟酸奶油，食物搭配書籍說澱粉跟脂肪一起吃不可能減重，但我的身體喜歡這樣吃。沒人告訴我的身體該怎麼吃。馬鈴薯佐奶油跟酸奶油對我的身體有好處。說不定是因為我有愛爾蘭血統？）

雖然我出於興趣閱讀營養學研究，但是我不會假定每個人的身體都一樣，我也不覺得我需要依照這些研究結果去改變飲食，刻意不吃（或刻意吃）某些食物。我已取回掌控權，永遠不受「節食腦」的影響。對我來說食物就是食物，我不再把「吃東西」當成一件複雜的事。

雖然有些食物對你的身體有好處，有些食物有壞處，但是你不可能在規定嚴格的飲食書籍裡找到答案。

為了提升你的心靈平靜與掌控能力，我想請你別再閱讀飲食書籍。把互相衝突的各家理論從大腦裡趕出去。這樣下次當你看到聳動的標題時，你可以澈底無視它。

準備好跟你的「節食腦」永遠分手，取回飲食掌控權了嗎？接下來，我們要進入食物的討論！

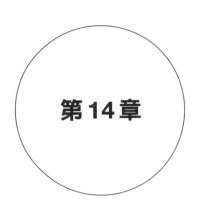

第 14 章

生物個體性

　　沒錯！世上沒有人人都適用的飲食計畫。你朋友用最新的高脂生酮飲食成效卓著，你也試試看，但感覺卻愈來愈糟……而且還變胖！事實上，你一九九〇年代試過低脂飲食感覺很棒（而且是這輩子最苗條的時期！）。有沒有科學原理能解釋這一切？問得好！等你看完本章的內容，你將可以永遠擺脫「節食腦」的糾纏。答案存在於生物個體性（bio-individuality）。

　　二〇一七年我在寫第二本書《美食無懼》（*Feast Without Fear*，暫譯）的時候，已經間歇斷食了三年多。當時我維持目標體重已超過兩年。我覺得我已掌握減重和維持體重的奧義。間歇斷食就是解答。不過，我們的線上互助團體裡有個反覆出現的問題：大家對於

該吃哪些食物難以達成共識。

是的。雖然我們都過著間歇斷食的生活，但是很多人依然受到「節食腦」的禁錮。

於是我決定一探究竟。我要仔細查找科學文獻，閱讀各家飲食理論，寫一本書跟間歇斷食的朋友分享我的發現。我要把互相矛盾的資訊澈底弄清楚，並且找出「最棒」的飲食方式。

我當時的發現令我驚訝，同時也澈底治好了我的「節食腦」。

那年夏天，我每天都在調查：看書、在PubMed❶搜尋資料，深入了解各種資訊。但是看得愈多，反而愈發困惑。同儕審查過的科學研究怎麼會互相矛盾？這位聲譽卓著的醫師在書中主張的觀念，為什麼跟那位聲譽卓著的醫師完全相反？大量資訊令我頭暈腦脹，我好像離解答愈來愈遠。直到有一天，我看到一段影片才恍然大悟。

二〇一六年，伊蘭・西格爾博士（Eran Segal）在TED演講活動中介紹他的研究，名字叫〈人類的最佳飲食〉（What is the Best Diet for Humans?）。[1]我是在二〇一七年看到這段影片，立刻驚呆。後來我重看了一次。然後要求我老公也看一次。

西格爾博士介紹的科學研究明確證實，不一樣的人吃進相同的食物，身體會產生不一樣的反應。

我來解釋一下。你有沒有聽過升糖指數？肯定聽過吧。升糖指數（GI）根據食物升高血糖的能力把食物從〇排到一百。高GI意

---

❶ 譯註：生命科學與生物醫學文獻的免費搜尋引擎。

味著吃了這種食物，血糖會快速上升，所以吃完之後血糖也會快速下降。你可以把血糖曲線想像成刺激的雲霄飛車，先陡峭爬升再陡然滑下。我們最好避免這種血糖驟然升降的情況，因為這跟負面健康結果之間存在著關聯性。接下來請想像幼兒版的雲霄飛車。車體造型或許是可愛的毛毛蟲，軌道上升跟下降的坡度都很和緩。和緩地爬升，和緩地滑下。我們的血糖應該是這種狀態：峰值低，谷值高。低升糖食物造成的血糖起伏較小，就像幼兒版雲霄飛車。這個比喻告訴我們的是：若想抱持健康，不要搭緊張刺激的血糖雲霄飛車（驟升驟降），堅持搭可愛又和緩的毛毛蟲造型雲霄飛車（緩慢穩定的升降）。飯後血糖反應劇烈是肥胖症、糖尿病、心血管疾病與其他代謝異常的風險因子，也是總死亡率較高的預測因子。[2]

因此，我們應該想知道如何判斷血糖對不同食物的反應，升糖指數似乎是非常有用的工具，這也是升糖指數的設計目的。升糖指數是怎麼算出來的？讓十幾位受試者吃相同分量的各種食物，接著測量他們的血糖，然後跟他們吃純葡萄糖之後的血糖值做比較。兩個數字的比值就是升糖指數。科學家只用十幾位受試者的升糖指數平均值，就這樣定下各種食物的升糖指數。[3]

每次有人提出升糖指數，都給人一種無庸置疑的感覺：葡萄糖的升糖指數是一百，白麵包是七十五，玉米是五十二，冰淇淋是五十一。[4]這讓我們以為每個人都應該少吃麵包，還有玉米跟冰淇淋會觸發相似的血糖反應，因為它們的 GI 值很接近。

但這不是真的。

因為我們對食物的血糖反應具有高度個別性。

西格爾博士與同事在一項有趣的研究中，測量了數百位受試者對各種餐點的血糖反應。他們發現吃了研究提供的每一種食物之後，有些受試者出現低血糖反應，有些受試者出現高血糖反應，有些受試者的血糖持平。每一種食物都是如此。

也就是說，雖然玉米跟冰淇淋的升糖指數差不多，但有些受試者吃了玉米會血糖飆升，有些則是微微上升，冰淇淋也一樣。

為了進一步分析，他們將實驗組數百名受試者的個別數據發展成演算法，以高準確度的方式預測一個人的飯後血糖反應。他們發現最重要的個人因素，跟每個人的腸道菌群組成有關。沒錯，就是這樣！一個人對食物的升糖反應，跟住在腸道裡的微小細菌高度相關！

為了檢驗這套演算法，他們找來一群新的受試者，用這套演算法預測他們每一個人的「好」飲食與「壞」飲食。他們遵循了一星期的飲食規範，對食物的「好」與「壞」毫不知情，而且血糖反應也追蹤了整整一週。

結果耐人尋味。吃「壞」食物的受試者血糖劇烈起伏，血糖耐受度較差！吃「好」食物的受試者一整週的血糖完全正常。哇塞！壞飲食造成糖尿病前期的血糖反應，好飲食帶來完全正常的健康血糖反應。

這項研究顯示沒有一種人人都適用的飲食法！科學告訴我們，身體對食物的反應因人而異。如果你的朋友用某種飲食法效果良好，你試了之後卻完全沒瘦，為什麼？現在你知道有可能是因為對你朋友來說正確的飲食法，對你來說卻是大錯特錯！

順帶一提，他們不是唯一研究這個觀念的科學家。蒂姆・斯佩克特博士（Tim Spector）是我最欣賞的研究者（以及作家）之一，他也正在研究個人化營養學。[5]二〇一九年，他的團隊發表了一項具開創性的研究。他們比較了美國與英國一一〇〇名成年人對食物的個別反應。但這項研究的有趣之處在於，六〇％的受試者是雙胞胎。斯佩克特博士感興趣的不只是腸道菌群如何影響我們對食物的個別反應，他也對遺傳扮演的角色有興趣。還有比雙胞胎更適合的人選嗎？

斯佩克特和他的團隊研究雙胞胎多年，最知名的研究是一項長達二十五年的調查，稱為「雙胞胎英國研究」（Twins UK Study）。他探索兩個人之間的相似與相異之處有多少比例與遺傳有關，多少比例跟其他因素有關。

他們最近的研究叫做 PREDICT，測量吃了各種餐食後的血糖、胰島素濃度、脂肪濃度（三酸甘油酯）與其他血液標記。[6]跟西格爾博士的團隊一樣，斯佩克特的團隊發現相同的食物會觸發各式各樣的反應。有些受試者的血糖與胰島素濃度會飆升，有些受試者的高血脂會持續好幾個小時。

遺傳因素可為反應差異提供部分解釋，但不是最主要的原因。與遺傳有關的血糖差異低於五〇％，胰島素差異為三〇％，三酸甘油酯差異為二〇％。腸道菌群的組成才是造成差異的主因，這個發現與西格爾博士的研究相符。同卵雙胞胎的基因一模一樣，但腸道菌群相似度只有三十七％。

現在這支研究團隊正在進行第二個實驗，名叫 PREDICT 2。為

了提升預測演算法的準確度，這次的受試者將多達數千人。

　　各位，我們正在見證營養學的轉捩點！PREDICT研究熱騰騰剛出爐（我寫作的此時，這篇論文才剛發表兩個月）。雖然這種研究仍在萌芽階段，我認為未來幾年會有更多生物個體性的討論，因為企業也會開始探索基因和腸道菌群各自與個人「理想」飲食之間的關係。[7]

　　現在我們可以如何應用這項資訊？這取決於你看這本書的時間，說不定這時候已有更多研究問世，最佳食物因人而異已是常識。但是在二〇二〇年的此刻，這件事尚未發生，所以你得花點力氣才能找到答案。如果你想知道什麼食物最適合你的身體，不妨回憶一下你曾試過的飲食法。怎樣的飲食曾在你身上發揮最佳效果？這或許是個線索。

　　我自己是這樣做的。我在前面提過，所有的飲食法我全都試過。回想起來，低醣飲食從未讓我減重，而且我反覆試了很多次，市面上的各種低醣飲食法我都試過（阿特金斯、蘇珊・薩默斯〔Suzanne Somers〕、醣癮者、生酮）。就算吃低醣飲食好幾個月，我也從未減掉任何體重。（為什麼明明沒有用，我還一次又一次嘗試？因為他們提供的理論都很有說服力！只要夠努力，我一定會成功。可惜我一次都沒成功過。）

　　真正有效的是我在一九九〇年代試過的低脂飲食。只要持之以恆，我不用計算熱量也能保持苗條……只需要注意脂肪的公克數。雖然我很快就厭倦這樣的生活方式（零脂產品超難吃，我很喜歡奶油），但是低脂飲食確實適合我的身體。

我現在的體重應該是理想體重，所以我不需要繼續減重。雖然我身上有些橘皮組織，這輩子沒希望成為比基尼模特兒，但是我每天都能無所限制地吃喜歡的東西（包括我的心頭好：奶油），我也不介意身上有些地方稍微胖一些，可以吃心愛的美食比較重要。現在我的衣服尺碼是○到二號，我已經心滿意足。如果我想甩掉多餘肥肉，我會考慮減少每日飲食中的脂肪含量。為什麼？因為我記得一九九○年代的成功經驗，而且我把我的 DNA 送去分析，看看能否提供什麼食物最適合我的線索。

我先請一家 DNA 測試界的大公司幫我做標準 DNA 分析。除了得知與祖先有關的有趣資訊之外，我還發現我可能非常容易輾轉難眠（對！），我較有可能察覺到食物裡的苦味（對！），我有可能比其他人攝取更多咖啡因（天啊，沒錯！）。

仔細看過這家公司提供的資訊之後，我又做了一件事。我從他們的網路平台下載了我的原始數據，然後上傳到另一家公司的網路平台。第二家公司（現在這樣的公司很多）會幫你分析每一個原始數據，然後製作成報告，根據你的完整情況提供建議。

別忘了這個研究主題仍在萌芽階段，生物個體性也不完全跟遺傳有關。有很大一部分跟腸道菌群有關，而基因檢測無法告訴你腸道微生物的情況。不過，我的檢測結果很有趣，也符合我記憶中過往的節食經驗。我的 DNA 分析建議我的身體適合低脂飲食，多攝取醣類，蛋白質適量攝取。

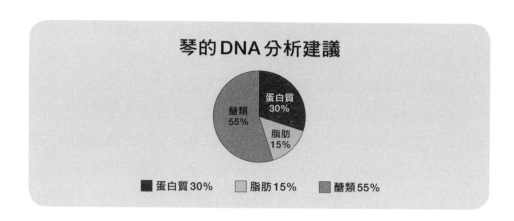

琴的DNA分析建議

蛋白質 30%　脂肪 15%　醣類 55%

　　從這張圖可看出，高脂生酮飲食計畫為什麼不是最適合我的選擇，以及一九九〇年代的低脂飲食為什麼效果那麼好。我應該擁抱高醣！二〇一九年的另一項研究發現，帶有調節血糖基因的人約占五〇％，這表示我們的身體能夠適應高醣；但約有五〇％的人沒有這種基因。[8]科學家認為這可能是人類祖先因應農業革命而發生了基因變異，但是另一半的人身上仍保有較古老的基因。這份研究很新，所以我不知道自己屬於哪一半。不過基於我的身體對醣類的反應，我懷疑我帶有較新的基因。但如果你直覺認為你的身體對醣類的反應不佳，你的感覺八成是對的。

　　我很期待這個有趣的主題將來會有更多相關研究！你知道我一定會密切關注。

　　於此同時，我希望你已經澈底擺脫長期糾纏你的「節食腦」。現在你應該明白尋求一種人人都適用的完美飲食法有多蠢，因為這種東西根本不存在！

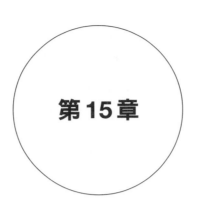

第15章

將熱量拋諸腦後

　　我們已經知道一體適用的最佳飲食法並不存在，接下來要討論飲食法的另一個主角，大家都熟知的熱量！我們都知道少吃多動可以減重，對吧？想要少吃最好的方法是計算熱量，這樣才知道何時該停止進食，這是由來已久的觀念。更棒的是這種方法提供非常科學的公式，只要輸入個人數據，就能算出你的身體每天「需要」多少熱量。我們都聽過這個好消息：每天攝取的熱量比維持身體所需的熱量少五百大卡，就可以每週減掉半公斤。數學萬歲！

　　只可惜熱量不是這麼運作的。抱歉。

　　讓我們先釐清幾個觀念，因為我希望你能立刻知道這些事：

- 沒錯，如果你「吃進肚子裡的熱量」超過身體使用的熱量（也就是身體提高代謝率所燃燒的熱量），體重就會增加，因為身體會把多餘的熱量儲存起來。（所以請立即忘記「熱量不重要」這句話。我稍後將說明為什麼對熱量斤斤計較是一件徒勞無功、破綻百出的事，我也不希望你這麼做〔我其實希望大家都別再用『熱量』這個詞，因為它過度簡化食物在身體裡的發揮的作用〕，但是請不要誤以為身體會神奇地化解過度飲食。如果飲食超過身體能使用或燃燒的分量，就算間歇斷食還是會發胖。）

- 沒錯，你「吃進肚子裡的熱量」必須低於身體運作的需求才能減重。因為身體的熱量需求只能靠燃燒脂肪來滿足！若是過度飲食，身體就不需要取用體脂肪。

但是！

- 不對，身體不會用相同的方式處理或使用不同來源的熱量！你經常聽到「熱量平等論」（a calorie is a calorie）是最大的謊言。這也是「吃一卡燒一卡減重模式」不成立的主因之一。（另一個主因跟「消耗熱量」的概念瑕疵有關，這點我在前言已說明過。請回想一下代謝適應作用的原理，這正是為什麼長期限制飲食的時候，「消耗熱量」不會有成效。）

- 不對，計算熱量不是判斷身體從食物取得多少熱量的最佳方式！我說過身體的適應能力很強大，過度限制飲食會讓身體

降低代謝率，大吃大喝反而會提升代謝率。任何飲食法都不能不考慮複雜的代謝適應作用，正因如此，計算熱量的飲食法無法達到預期中的減重效果。

希望我能使你相信你永遠不需要（也不想要）計算自己吃進多少熱量。這是真的：身體面對來自杏仁的一百大卡跟來自含糖汽水的一百大卡，不會用相同的方式處理。既然如此，你為什麼要費心計算熱量？除此之外，我也會討論計算熱量的弊病，以及我們如何從計算熱量的狂熱中解脫。（劇透：控制熱量攝取反而會讓你更難接收身體的飽足訊號！）

計算熱量的觀念到底是怎麼開始的？先來上一堂歷史課！

就我們所知，「卡路里」這個詞最早出現於一八二五年的一本法國科學期刊。[1]有兩位研究能量的化學家想計算蒸氣引擎的功率，他們用熱量的概念來呈現讓水溫升高一度所需要的熱能。一八九〇年代，化學家威爾伯．阿特沃特（Wilbur Atwater）想知道如何將熱量應用在食物上，目的是幫助窮人選擇熱量最高的食物。風水輪流轉真的很有趣，對吧？他的研究初衷是對抗營養不良，現在我們討論熱量卻是因為營養過剩。

若想知道一般食物含有多少熱量，你可以使用熱量計。首先，將食物放進隔水加熱的容器裡，然後加熱到食物完全燒盡。測量水溫的變化就能算出食物的熱量。但是阿特沃特知道身體的排泄物（尿液、糞便、體溫等等）也會「流失」來自食物的熱量。於是，他想出一個簡單的公式：

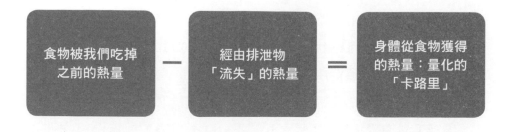

食物被我們吃掉之前的熱量 － 經由排泄物「流失」的熱量 ＝ 身體從食物獲得的熱量：量化的「卡路里」

　　我們常說的「卡路里」（例如營養成分表上的熱量）其實指的是大卡（千卡），但是我們通常用「卡路里」這個詞來討論食物的熱量，所以你不用擔心大卡跟卡路里的區別。

　　阿特沃特透過這些方法發現醣類與蛋白質的熱量大約是每公克四大卡，脂肪是每公克九大卡，酒精是每公克七大卡。

　　阿特沃特知道身體的運作比單純計算熱量複雜許多，但他的公式卻過度簡化了身體處理熱量的方式。儘管如此，我們現在仍在使用他的公式！現代的食物熱量算法，是把食物中巨量營養素的公克數（蛋白質、醣類、脂肪、酒精），乘上該營養素標準公克數的熱量值（四、九或七公克）。

　　但是，身體處理食物的方式跟阿特沃特的預測大相逕庭。我們從各種食物中吸收的熱量差異甚鉅，不等於營養標示上的熱量值。新研究發現，標準熱量值存在著嚴重缺陷，這跟身體消化食物和吸收可用熱量的方式有關。

- 跟生食比起來，身體從熟食吸收的熱量比較多！舉例來說，消化生菠菜比消化熟菠菜辛苦，為了分解生菠菜的菜葉與菜莖，身體得「浪費」更多來自生菠菜的熱量。肉類也一樣。

我們從熟肉吸收到的熱量超過生肉（請注意，我並不是在鼓勵你吃生肉）。[2]

烹煮會改變食物結構，讓熱量變得更容易吸收。烹煮的加熱過程幫身體完成了部分的消化工作。就算理論上熱量相等，韃靼牛肉的可吸收熱量會比全熟牛排少。

- 身體處理天然食物所耗費的熱量，比處理加工食品來得多！比起吃一百大卡的胡蘿蔔蛋糕，吃一百大卡胡蘿蔔會「浪費」更多熱量。有項研究比較了兩種乳酪三明治，一種使用加工程度高的麵包和乳酪，一種使用「天然」版本。消化加工程度較低的三明治耗費的熱量高出四十七％，而且受試者在消化這種三明治的時候，代謝率還上升了！[3]

  加工食品的熱量很好吸收，因為加工過程已幫我們分解了食物。請想想上一個例子中的全熟牛排。跟全熟的漢堡排比起來，牛排的可吸收熱量會比較低，因為漢堡排使用絞碎的肉。身體不用那麼辛苦意味著你能吸收到更多「卡路里」，儘管這兩份牛肉本身含有相同的「熱量」。

- 要判斷堅果的表定熱量值是否準確很難。對身體來說，生花生提供的熱量低於奶油花生醬。[4]杏仁也一樣，營養標示說杏仁的熱量是每份一七〇大卡，實際上身體只能吸收一二九大卡。[5]開心果與核桃也有類似的結果。[6]堅果的細胞壁不容易消化，所以堅果裡的脂肪經常沒有被身體吸收就排出體外。（這項研究的作者說吃堅果會「增加糞便的重量與脂肪含量」，打出這句話的此時，我心懷感恩自己不是研究堅果

消化的科學家。）

　　我們知道身體處理各種食物的方式不盡相同，這大大影響身體會吸收到多少熱量。但是你知道嗎？兩個人就算吃一模一樣的食物，也不會吸收到相同的熱量。腸道的長度與腸道菌群的組成，都會影響身體吸收多少熱量。這還只是影響消化的其中兩種個人因素（再次證明對身體有益的食物是因人而異的！）。

　　如果這樣還不足以說服你放下熱量迷思，你知道有些食物比較容易儲存成脂肪嗎？有項研究讓受試者攝取過量的脂肪或醣類十四天，發現醣類組受試者只儲存了七十五％到八十五％的多餘熱量，脂肪組儲存了九〇％到九十五％。[7]另一項研究說明了原因：醣類組受試者的二十四小時熱量消耗增加七％，脂肪組的熱量消耗並未增加。[8]

　　這些科學研究告訴我們一件事：身體如何處理你吃的食物才是最重要的因素，而不是營養標示上的熱量值。身體處理比較費力的食物時，消化過程會「損失」熱量。有些食物難以儲存，所以身體需要耗費更多熱量；有些食物處理和儲存都比較容易，例如脂肪。有些人的身體處理食物的效率比其他人更好。

　　計算熱量有什麼用呢？

　　我想起幾十年前對熱量錙銖必較的歲月。我看到有文章說想要減肥的話，每天應該吃一二〇〇大卡。於是我每天算好一二〇〇大卡的食物分量，少量多餐以固定的時間間隔吃掉。那段時間非常難熬，我天天都在餓肚子！少量多餐使我的身體一直處於進食狀態，

沒辦法有效取用體脂肪，所以我才會那麼悲慘（正因如此，一整天頻繁進食的低卡飲食效果不好……多數人都撐不了太久）。間歇斷食帶給我的感受大不相同。體脂肪供應的熱量讓斷食變得輕鬆！我每天晚上都能享用分量充足的食物！

全日低卡飲食注定失敗。但如果我決定低卡飲食跟間歇斷食雙管齊下，在進食時段計算自己攝取的熱量，確定自己沒有吃得太多或太少。這種作法有沒有問題？事實上，大有問題。

儘管我們已經知道計算熱量沒有意義，重要的是身體如何處理食物，但有些長期節食的人還是不願意捨棄計算熱量。你可能擔心要是沒有記錄飲食，自己會發狂大吃，無法按下「停止」鍵。（我在〈FAST開跑〉那一章說過，一開始碰到這種情況別煩惱。身體在適應間歇斷食的時候，過度飲食很正常。）或是擔心自己吃得不夠多，導致代謝變慢。如果你相信計算熱量對身體有幫助，要放棄這麼做很難。

除了我在前面提過的缺點之外，我之所以不希望你計算熱量還有兩個原因：

1. 代謝適應作用！我在前面的章節解釋過這個概念。日復一日做相同的事情，身體較有可能產生適應作用。如果你每天計算熱量，日復一日攝取相同熱量，出現代謝適應的風險會高於每天自然變化進食量的人。

2. 計算熱量會導致我們在判斷飽足感的時候過度依賴外來提示，而不是內在提示。

下一章要介紹食欲矯正，我將會說明飢餓訊號與飽足訊號如何發揮作用，以及我們為什麼應該用身體發出的訊號來決定自己今天需要的進食量。

只有在一種情況下我勉強同意你計算熱量，那就是飢飽交錯斷食的飢日（若飢日是完全斷食那又另當別論，畢竟零熱量不用算）。雖然計算熱量不是個好方法，但飢日計算熱量是為了幫你度過飢餓，隔天的飽日則是無節制進食。如果你不記得這種作法為什麼有用，可回去複習第7章。我知道你可能感到困惑，為什麼我一方面說計算熱量沒用，一方面又建議飢日計算熱量，在此向你說聲抱歉。我也希望有其他方式能管理飢日的食物攝取，但目前別無他法。希望你能理解這是不得已的選擇，也願意原諒我，重要的是你能感受到間歇斷食的驚人功效。

接下來我們要了解什麼是食欲矯正，這種神奇的工具能讓你這輩子再也不需要計算熱量！

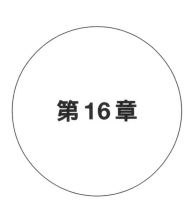

第16章

食欲矯正

　　多年前肥胖的我一直在尋找更好的減重方法。又是計算熱量，又是計算巨量營養素，幾年下來把自己搞得筋疲力竭（至於計算哪一種，取決於我當時是吃低脂還是低醣飲食），我真的再也不想計算和記錄任何數據。幸運的是，我發現一種叫做「直覺飲食」（intuitive eating）的觀念。

　　這種觀念深深吸引我。直覺飲食要我們依照身體的飢餓與飽足訊號來吃東西，肚子餓了就吃，沒有任何限制。[1]久而久之，身體會自我調節，使我們毫不費力地達成目標體重。

　　當時疲憊的我覺得這聽起來簡直完美！我立刻全心投入！我看了相關書籍，全盤接受這種飲食法。我根據建議收起磅秤，等待神

奇的效果顯現。

可惜的是，我沒有等到任何效果。我知道我應該能夠判斷自己餓不餓，但我就是做不到！每次我自問肚子到底餓不餓的時候，答案似乎都是「餓」！儘管如此，我還是耐心遵照規定，月復一月，但衣服卻愈來愈緊繃。我的感性跟理性都非常希望這種飲食法能解決我的煩惱！

結果我變得更胖，達到這輩子的肥胖巔峰！

為什麼直覺飲食在我身上沒效？現在我熟知身體的運作機制，我認為當時我漸漸失去感受瘦素（飽足荷爾蒙）的能力。胰島素過多會使身體產生胰島素抗性，同樣地，瘦素過多也會產生瘦素阻抗。[2]問題不是瘦素不夠，而是身體聽不到瘦素的聲音。

不過有個令人振奮的消息。開始間歇斷食之後，我完全明白擁護直覺飲食的人在說什麼。我終於知道「真正的飢餓」與「我想吃點東西」之間的差別。我相信是間歇斷食重建了身體與飢餓和飽足訊號之間的連繫，這是我過去肥胖和頻繁進食的時期所缺失的。

接下來要說明食慾矯正的觀念！

食慾矯正是伯特‧赫林醫師發明的詞彙，當年就是他的五小時間歇斷食法引領我了解每日進食時段的概念。

食慾矯正是什麼意思呢？意思是恢復與食慾控制中樞（appestat）步調一致。食慾矯正後，你不需要計算熱量也知道自己已經吃夠了。你會聽見身體傳送「停止進食」訊號。（當然你仍須留意這些訊號。你還是有可能忽略它們而繼續進食。發生這種情況，你會後悔自己為什麼沒有一收到訊號就停下。我們都有過這種

經驗，吃完才覺得：「糟糕！我吃太多了！」幾次之後你會更加小心。）

食欲控制中樞是什麼？在大腦的下視丘有「飽食中樞」與「攝食中樞」，這兩者構成食欲控制中樞。在早期的實驗中，科學家曾經破壞飽食中樞來促進食欲（和體重），破壞攝食中樞來減少食欲（和體重）。[3] 這解釋了下視丘這兩個中樞與食欲之間的關聯。

食欲控制中樞如何發揮作用？理論上，它就像你家的溫度計一樣。身體察覺到你需要吃更多食物，於是釋放更多飢餓荷爾蒙，減少飽足荷爾蒙。你在荷爾蒙的驅動下攝取更多食物，而且不容易感到飽足。相反地，當身體覺得你已經吃得夠多，它會減少飢餓荷爾蒙、增加飽足荷爾蒙，讓你知道該停止進食。

觀察過新生兒的人肯定看過這種情況。寶寶肚子餓的時候，會哭鬧到有人餵食為止！寶寶怎麼知道自己餓不餓？他們可不會計算熱量。答案是食欲控制中樞！

反過來說，寶寶肚子飽了以後，你不可能逼他們多喝一滴奶。我記得以前餵大兒子喝奶的時候，他會癟嘴表示他不願意再喝，不管我怎麼逼他都沒用。他怎麼知道自己喝夠了？一樣，是食欲控制中樞！

你大概已經很久沒有像小寶寶那樣，能夠聽見身體的飢餓與飽足訊號。但有件事請你記牢：有些人從未失去他們與食欲控制中樞的連繫！例如那些一輩子都很苗條的親戚朋友，你逢年過節見到他們都很驚訝他們盤子裡的蛋糕沒吃完就放下叉子。我們都叫這種討厭幸運的人「天生的瘦子」，我老公就是這樣的人。他一直都知

道如何在吃飽的時候停止進食，所以搞不懂我為什麼做不到。

不知道為什麼，有些人就是會漸漸感受不到飢餓與飽足荷爾蒙的訊號。這種現象有許多因素，以下是其中幾個：

- 從小大人就教導我們時間到了就得吃飯，不管我們到底餓不餓。為了我們好，母親非要我們吃完碗裡的東西才能下桌。
- 我們為了減重節食，把注意力放在外來提示上，例如計算熱量、脂肪公克數等等，讓它們告訴我們是否已經吃夠。
- 加工程度過高的食物都很好吃，這種食物會干擾食欲控制系統。[4]（下一章會說明這個問題！敬請期待。）

一旦接收不到這些訊號，我們就必須非常努力才能恢復這種能力。幸好這是絕對做得到的！我就做到了，你也可以。

赫林醫師的食欲矯正觀念是直覺飲食的基石，而且是在間歇斷食的框架底下。我們的目標是練習再次相信身體（但首先要給身體時間，讓身體再次相信我們，畢竟我們經歷過很長也很複雜的飲食史）。這種雙向信任是可以恢復的，我相信間歇斷食就是解答。

我在前言解釋過，長時間過度限制飲食會使身體產生適應作用，這是一種保護機制。除了代謝變慢，身體還會傳送「快吃東西」的訊號。[5]代謝變慢導致飢餓肽上升（飢餓荷爾蒙）、瘦素下降（飽足荷爾蒙），雙管齊下讓我們大吃特吃，因為身體認為我們需要更多食物。

間歇斷食能幫我們重新接收這些訊號嗎？赫林醫師認為可以，

我在間歇斷食線上互助團體幫助過的幾千人也這麼認為。看見剛接觸間歇斷食的人說他們現在不會硬把盤子裡剩下的蛋糕吃完，這種感覺很有趣！忽然之間，我們能夠清楚聽見「別再吃了」的訊號，這是一種不可思議的感覺。

這個主題也有新研究，令人充滿期待！二〇一九年的一項研究發現，維持每天六小時的進食時段只有四天，就觀察到受試者的飢餓肽下降、瘦素上升。[6]這個研究的規模很小，受試者把三餐集中在時間較早的六小時進食時段，而且四天很短（我們知道身體需要更長的時間適應間歇斷食），但是它證實了許多間歇斷食的人親身感受到的食欲矯正。

別忘了：食欲控制的過程非常複雜，而且不限於下視丘（或是瘦素與飢餓肽的作用）。[7]除了瘦素與飢餓肽之外，還有其他飢餓與飽足荷爾蒙（神經肽 Y、食欲素、AgRP、膽囊收縮素、類升糖素胜肽 1 等等），但是本章只討論瘦素與飢餓肽，因為這是你最常聽到的兩種荷爾蒙。對我們來說，最重要的是了解身體會用許多方式傳送訊號幫助我們調節進食量，而間歇斷食能幫助我們重新接收這些訊號。

關於食欲矯正還有一個重點：它是雙向的！有些人以為食欲矯正只會讓我們早一點吃飽，而且可以在覺得吃飽的時候停止進食。這只是其中一半！有時候你會覺得食欲變好。聆聽身體的聲音！有時候肚子餓也是食欲矯正的作用。了解這一點之後，我們不會因為肚子餓就苛責自己。肚子餓不是因為你意志薄弱、很糟糕或很貪吃。荷爾蒙威力強大，我們很難抗拒荷爾蒙發出的訊號！

只要學會聆聽身體的聲音，就不用計算熱量與巨量營養素。我們可以相信飽足（與飢餓）訊號，吃飽就停止進食（或是視需要多吃一點）。

還有一件事也很重要：如果想要減重，吃多少確實有關係。你的目標是吃飽就停止進食，而不是在進食時段吃個不停。你要吃飽就停止進食，而不是把自己吃撐。你知道逢年過節吃到再也吃不下的那種感覺吧？那就是吃太多的感覺。我們不要吃到那種程度。吃飽就停止進食。

我不斷重複這句話：吃飽就停止進食。

剛接觸食欲矯正觀念且尚未成功的間歇斷食新手可能很難做到。或許你還接收不到飽足訊號，必須再等一段時間。或許你聽見了飽足訊號，只是不知道怎麼聽懂。在你能正常接收飽足訊號之前，你可以用一些技巧來防止過度飲食。

日本沖繩的居民以長壽和健康著稱，他們的飲食觀念叫「腹八分」。這種觀念源自孔子的教誨，意思是「吃飯八分飽」。吃飯時請記住這句話。不要吃到全飽，吃到心滿意足的程度即可。換個方式說，吃到不覺得餓就該停下。

很多人吃飽之後會做一件事：嘆氣。這也是吃飽的徵兆。你是否曾在飽餐一頓之後，心滿意足地嘆一口氣？請開始留心這樣的感受。這是身體通知我們它已經吃飽的方式之一。

察覺到身體想要嘆氣時，就可以停止進食。給身體一點時間確認飽足感。等個幾分鐘，說不定你會發現自己確實已經吃夠了。知道身體會跟你溝通，而且你接收到它的訊息，這會給你一種充滿力

量的感覺！

每次我忽視那種「吃飽了」的嘆息並繼續吃個不停（老實說，美食難以抗拒），十五分鐘後就會感到懊惱。正因如此，留意飽足感才是最好的作法！如果真的沒吃飽，隨時都能繼續吃。但要是吃過頭，你只能忍受吃太撐的不適。

另一個吃飽的徵兆是食物變得沒那麼好吃。我知道這聽起來很怪，但是你下次吃東西的時候可以注意看看。在食物變得沒有剛才好吃的時候停止進食，給身體幾分鐘的時間確認飽足訊號。說不定你真的吃飽了，這時你會很慶幸自己注意到飽足訊號。

如果在身體練習接收飽足訊號的同時，你需要一些食欲矯正的幫助，在此提供一個小撇步。

吃飯的時候，準備的食物比你以為你需要的分量稍微少一點。吃完之後如果還覺得餓，先離開餐桌，設定三十分鐘的鬧鐘。鬧鐘響起時如果還覺得餓，可以吃第二輪。通常你的身體會在這段時間慢慢確定你已經吃飽，所以鬧鐘響起時，你會發現你不需要繼續進食。

慢慢地，你會愈來愈擅長辨識飽足感，不再需要藉助外力。你會開心地發現自己能夠仰賴直覺間歇斷食，就像我一樣。

此外，別忘了這個重要教訓：持續飢餓是代謝適應的徵兆，值得留意。[8]切記，所有的身體機制都是為了保護我們、維持我們的生命，以利繁衍後代。不要忽略隨著時間加劇的飢餓感。當身體傳送「多吃點」的訊息時，請改變間歇斷食的方式。或許你應該換成ADF斷食一段時間……說不定你的身體需要的正是飽日！

本章談了很多跟飽足感有關的內容，而飽足感跟食物品質也有關係。選擇營養豐富的真食物，身體會既開心又滿足。下一章將有更多討論！

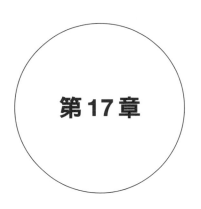

第 17 章

食物的品質重要嗎？

　　先透露答案：是的！食物品質非常重要！我們都知道豌豆是真食物，糖豆是糖果。豌豆為身體提供營養，糖豆只有所謂的空熱量。

　　本章將深入討論加工食品與天然食物的差異，以及飲食對身體來說為什麼很重要。不過要小心，別把「節食腦」又打開了，這不是我們的目的！只要做一些簡單的調整，我們就能在不對飲食過度偏執的情況下，吃更多的「真食物」。

　　不過在開始討論之前，我想先把一件事說清楚。還記得我在FAST開跑說過最初二十八天不要改變，吃原本的飲食就可以嗎？我是認真的。不要認為自己一開始間歇斷食，就必須澈底改變飲食內容。我在〈FAST開跑〉那一章解釋過這樣為什麼反而有害，若

你不記得，可以回頭復習一下。

如果你從小到大都是吃標準美國飲食，或是已經吃標準美國飲食一段時間（提倡身心健康的人經常戲稱標準美國飲食是「哀傷」飲食〔SAD〕❶），而且你習慣一日三餐（外加點心），改變飲食模式和嘗試間歇斷食就已經往正確的方向跨出一步！光是間歇斷食就能使你愈來愈健康，所以不要對飲食內容那麼焦慮，尤其是一開始。

事實上，我認為你可以直接跳過這一章，等你準備好思考食物選擇的時候再回來。你沒看錯：直接跳過這一章，之後再回來。一點問題也沒有！我不會跑掉，就在這裡等你。

在未來的日子裡，你有很多時間找出哪些食物最適合你，間歇斷食的人幾乎都會發現自己的口味隨著時間澈底改變。就算你現在熱愛速食與包裝零食，我猜一年後你會震驚地發現你對這些食物興趣缺缺。當你發現以前最喜歡的「美食」味道變得很噁心，一開始的反應八成跟我一樣：責怪食品公司改了配方。答錯了！配方沒有改變，改變的是你。

我教過你該吃多少應聆聽身體的聲音，現在我想教你吃什麼也聆聽身體的聲音。想想最適合身體的食物因人而異，你可以關掉「節食腦」，聆聽你的內在智慧。

以我自己為例，我慢慢觀察到自己吃糖的時候不太舒服。早在我開始間歇斷食之前，我已罹患不寧腿症候群（restless legs）多年。在間歇斷食的幫助下，我用嶄新的方式與身體建立連繫，我能夠自

---

❶ 譯註：Standard American Diet，縮寫為 SAD。

己找到答案：攝取太多糖會使我發病，影響睡眠品質。

　　我百分之百不碰糖嗎？不是。我對自己攝取多少糖是否更加注意？沒錯。前幾天我很想喝我的冰淇淋愛店賣的奶油花生醬奶昔，我考慮開車過去買一杯。後來我想到喝了之後身體會有什麼感覺，我為了喝這杯奶昔整晚發病是否值得？我認為答案是不值得，所以我沒有買。沒錯！我把掌控權時時握在手裡。我當然可以做出不一樣的選擇，我也確實偶爾會吃含糖食物。但我不會因此有罪惡感或責怪自己，我從容接受吃糖之後的不適。

　　這是一個威力強大的概念，值得深思。我不會因為看了一本書或一支影片，就認為糖「很糟糕」而完全不吃糖。我聆聽身體的感受，根據自己的感受來選擇食物。這就是間歇斷食的力量。我可以想吃什麼就吃什麼，差別是我現在比較知道自己真正想吃的是什麼。我的最高指導原則是讓身體覺得舒服，所以這是我做（大部分）決定的依據。如果我想吃蛋糕或冰淇淋，一定只吃既優質又美味的，每一口都很值得。我不會買超市裡的蛋糕跟廉價的冰淇淋。那些東西我完全不考慮，因為不值得我浪費珍貴的進食時段。

　　說清楚這件事之後，讓我們來探索食物的世界吧！

　　你大概早就聽過別人說要少吃加工食品、多吃真食物。我在這本書裡也用過這句話，尤其前面我提到二〇一五年為了快速達到目標體重暫時不吃加工食品。「加工」這個詞可能不是那麼一目了然，我先解釋一下何謂加工。

　　我現在自己做麵包，過程使我覺得自己像個魔術師。我用輾麥機把有機全穀物磨成麵粉，跟酸麵糰攪拌在一起，送進烤箱做成美

味自製麵包。我自己磨麵粉做的麵包保留全麥所有的纖維、營養素與酵素，但它仍算是加工食品，因為我用輾麥機把麥子磨成麵粉。當然這跟市售的白麵粉大不相同，那種麵粉去除了好的成分。雖然都經過技術加工，但市售麵粉的加工程度高於自製麵粉。當加工程度太高成為一種問題時，只用「加工」一詞顯然不夠精確。別擔心，我們知道該用哪個詞。

接下來你要認識的是過度加工（ultra-processed）這個新詞。

過度加工食品是當代最嚴重的問題之一。大量攝取過度加工食品與許多（其實是大多數）現代文明病有關，而且這是一個全球性的問題。[1]

二〇一六年，聯合國宣布二〇一六至二〇二五年的營養十年計畫（Decade of Nutrition）。[2]為了支援這項計畫底下的任務，全球農業和糧食系統促進營養小組（Global Panel on Agriculture and Food Systems for Nutrition）發布了一份報告，列舉全球面臨的現代挑戰。報告中有這麼一段定義：

「過度加工」一詞指的是原料取自食物或是以其他有機來源合成的工業產品。通常幾乎或完全不含天然食物，可直接食用或加熱後食用，含有大量脂肪、鹽或糖，不含膳食纖維、蛋白質、各種微量營養素與含生物活性的化合物。例如甜味、高脂、高鹽的包裝零食、冰淇淋、含糖飲料、巧克力、糖果、薯條、漢堡、熱狗、炸雞塊、炸魚塊等等。[3]

許多這種產品藉由外包裝和標示給人一種健康的印象。舉例來說，你可以去超市的早餐穀片區逛一逛，那些含糖穀片都強調自己「使用全穀物！」或是「含有你需要的維生素與礦物質！」

在此分享一個令我羞愧的故事。我兒子小時候，我每天都讓他們用吸管杯喝一種巧克力口味、貌似食物的飲品。當時我還年輕，對營養一無所知。但我知道這種產品富含維生素與礦物質，所以我以為這麼做是為了孩子好。我也被行銷手段給騙了。我以為這種飲品比真正的牛奶更營養。

好消息是現在有新的分類系統能幫助我們了解完整的食品種類，從「未加工」一路到「過度加工」。這套系統叫做NOVA食品分類，我相信未來幾年會聽到更多相關討論。[4]

下頁有NOVA食品分類系統的四大類，如你所見，我親手製作的麵包屬於第三類：加工食品。我使用的原料是第一類（全麥、牛奶、酵母跟一顆雞蛋），然後加入幾樣第二類（鹽跟蜂蜜），最後自製麵包出爐。相形之下，在超市貨架上的麵包屬於第四類：過度加工，使用了一大堆原料。

你在選擇食物的時候可以借助NOVA分類系統。很簡單，以第一到第三類為主，第四類盡量避免。

也可以這麼想：如果回到工業革命之前的年代，跟曾曾曾祖父母同桌吃飯，他們會端出怎樣的食物？你每天吃的東西要以他們也認得的食物為主。你要多吃這種食物。

過度加工食品的問題之一，是它們的設計目的是令人難以抗拒。也就是說，你會「一口接一口」。（還記得那些暢銷廣告詞嗎？

種類	第一類 未加工或低度加工食品	第二類 加工烹飪原料	第三類 加工食品	第四類 過度加工食品
簡述	直接來自植物或動物的新鮮食材，幾乎未經加工。	烹飪用的原料。	混用新鮮食材與烹飪原料製成的食品。	幾乎或完全不含新鮮食材，使用大量精製或加工過的添加物。
細節描述	這種食品是植物的可食用部位（種子、果實、葉子、莖）與動物的可食用部分（肉、乳製品、蛋）。去除不可食用的部分或是直接壓碎的食材，都屬於此類食品。	這些原料來自第一類，屬於天然食材。此類食物可能經過壓製、精煉、磨碎、碾壓或乾燥。本身不可單獨食用，供家戶烹飪時與第一類食品混合使用。	這種食品是由第一類與第二類食品混合製成。處理方式包括各式各樣的保存以及／或是烹煮方式，例如發酵。大部分含有兩、三種原料，外觀仍保留第一類食品的可辨識特徵。	這種食品大致或完全由食材衍生物質製成，而非食物本身。包含化學添加物。整體而言幾乎不含來自第一類的「真食物」。許多原料聽起來像食物，例如酪蛋白、乳糖、乳清蛋白、麩質、氫化油。此外也含有防腐劑、安定劑、色素、人工香料等等。
例子	新鮮水果蔬菜、全穀物、奶、蛋、肉。	油、奶油、麵粉、糖、蜂蜜、鹽。	自製麵包、乳酪、罐頭食品。	大部分的罐裝和瓶裝飲料、甜鹹口味的包裝零食、肉類製品（例如熱狗）、冷凍餐點、罐頭餐點。

是真的！）而且這些食品很方便，保存期限很長，對消費者來說價格便宜，對製造商來說利潤很高。

飲食若以過度加工食品為主，下場將是吃得太多、營養卻太少。以這種情形來說，肥胖症也是一種營養不良。[5]我知道這聽起來違反直覺。體重過重的人肯定吃了太多。確實如此。差別是吃大量過度加工食品只會吸收到一點點營養。就算你身上多了幾十公斤脂肪，你的身體依然缺乏營養。

怎麼會這樣呢？過度加工食品會使你想要吃得更多。[6]這是因為身體斤斤計較的不是熱量，而是營養。

若你的飲食以過度加工食品為主，就會發生這種事。吃東西，身體發現營養不足，於是傳送訊息通知你：「不對唷，吃點別的。」所以你再次進食。「錯了。還是不對。再試試。」於是你又吃了其他東西。「又錯了！繼續嘗試！」

你是否曾經陷入這種惡性循環？一吃再吃，卻怎麼也無法滿足。

現在你知道這是怎麼一回事。如果你吃了又吃還是無法心滿意足，請想想你吃了什麼。你有沒有提供身體足夠的營養？如果沒有，你知道該怎麼做！提供優質食物，看看身體有何反應。

我感受到巨大的差別。我以前經常吃麥當勞，我們每週至少買一次得來速。我不是會妖魔化任何食物的人（現在依然如此），所以碰到特別趕時間的時候，我會買最愛的麥當勞套餐來吃，毫無罪惡感：大麥克配大薯跟可樂。計算熱量的人應該知道，根據麥當勞提供的營養資訊，這個套餐約為一三四〇大卡。吃完這個套餐，我總是很飽。

但兩小時後我會漫無目的地走進廚房覓食。你是否也有過這種經驗？我吃了各式各樣的東西，卻怎麼吃都吃不飽。我看見什麼都往嘴裡塞，這應該是個相當好笑的畫面。我把自己吃得超撐，卻依然沒有飽足感。

重點不是熱量，而是營養。

大麥克餐和其餘我在廚房裡亂吃的東西為我提供很多熱量。但是，我一直沒有接收到來自身體的飽足訊號。

研究顯示跟未加工食品相比，以過度加工食品為主的飲食會使我們每天多攝取大約五百大卡！[7]其中一個原因是過度加工食品會阻撓身體的飽足訊號，甚至會啟動跟濫用毒品相同的獎賞路徑。[8]如果你曾經懷疑自己對某些食品上癮，確實有科學證據證明這種癮症的存在。

除了趨使我們吃個不停，過度加工食品還有一個問題。我在上一章提過，身體會從加工程度較高的食品攝取更多熱量，因為消化這種食品不用那麼費力。身體消化一百大卡的糖豆輕輕鬆鬆，消化一百大卡的豌豆需要耗費更多熱量。

因此，我們應該為身體提供足夠的營養素，讓身體知道我們已攝取充足營養。這能幫助我們接收「我吃飽了！」的訊息，使我們學會吃夠了就停止進食。提升食物品質能幫我們達成神奇的食欲矯正，而且你不需要吃得很「完美」就有功效。先從每一餐都加入營養的食物開始。光是這樣就能增加飽足感，也更有可能判斷自己何時吃飽。

你去超市採買時做幾個簡單的改變，就能大大影響整體食物品

質。你應該聽過這種說法：盡量買擺在外圍的東西，少買放在中央貨架上的東西。現在你知道這件事為什麼重要！肉類、蔬果、烘焙產品（如果超市有賣原料單純的自製麵包）是優質食物的最佳選擇。中央區當然也有你需要的烹飪原料（橄欖油、鹽、麵粉等等），你可能也想買幾樣你最愛吃的過度加工食品。但是購物車裡大部分的東西不應該是過度加工食品。

此外，養成閱讀成分表和比較產品的習慣。兩種過度加工食品二擇一的時候，選擇成分較少而且成分名字你（大多）會唸的那一種。

舉例來說，我不是要求你完全不吃脆餅！我也愛吃，尤其是乳酪口味。脆餅是過度加工食品，但這不代表你必須自己製作，或是只能吃用白花椰菜做的脆餅。我選擇脆餅的條件如下：

- 一定要好吃
- 選擇成分較少的那一款

就這兩個條件，我不喜歡複雜的選擇過程！

記住，我們不要讓「節食腦」重新開啟。如果你覺得自己對成分表有執念，或是非買「夠好」的食品不可，請放輕鬆一點。我們的目標是讓身體感到舒服，選擇你愛吃（以及會讓你開心）的食物，維持愉快的人生。偶爾你還是會想買得來速……沒有問題！

Part III

重複循環

　　間歇斷食很簡單：斷食，進食，重複循環。Part III 要把你必須知道的事情統整起來，讓間歇斷食變成永遠的生活習慣。

　　如何把自己的觀念從「飲食法」調整成「生活習慣」？衡量進度最好的方式是什麼？心態會有怎樣的影響力？運動有什麼作用？如果體重下降的速度變慢，如何持續調整間歇斷食方式與飲食內容？如何維持體重？我將會回答這些問題，並提供更多資訊！

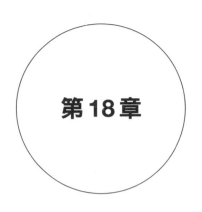

第18章

追蹤進度的終極指南

　　我說過間歇斷食是一種健康計畫，減重只是副作用，但是我也知道多數人（包括我自己）都是為了減重才開始間歇斷食。大家都想要用準確可靠的方式衡量減重進度。我將在本章提供完整的方法，教你如何追蹤間歇斷食的成效，用可估量的方式確認自己（各方面）有沒有進步。掌握這些方法，你可以確知自己有沒有進步，無須瞎猜。知識就是力量！

　　除非你屬於不量體重派（稍後會說明），否則請從第二十九天開始每天量體重，也就是身體適應間歇斷食二十八天之後。（別忘了第〇天量的體重僅供參考，我在〈FAST開跑〉那一章已說明過，不要期待最初二十八天體重會下降。）此外，每兩週測量一次數據

並拍照。結束 FAST 開跑之後，你應該可以觀察到緩慢而穩定的變化：體重下降、身材數據下降，照片也應該看得出身型變化。只要觀察到至少一種變化，就可以確信身體正在改變！

請答應我最初二十八天的適應期不要追蹤任何進展！我是說真的。適應期是用來習慣純淨斷食的，不該用來擔憂體重有沒有下降。老實說剛開始搞不好會上升，總之這四週請讓身體好好適應，不要過度關注。

接下來要介紹追蹤進度的幾種方法，先從磅秤開始。無論你是否喜歡磅秤，它都是減重最常使用的測量工具，可惜的是，對間歇斷食來說它是最糟糕的工具！為什麼？因為間歇斷食會改變身體組成（這是非常重要的改變，等你了解它的作用，你會非常開心）。

我們在前面幾章學到，純淨斷食會讓身體在斷食時段取用體脂肪，同時身體也會分泌更多生長荷爾蒙，這意味著你的身體準備以前所未有的方式增加肌肉。就算你不積極運動，一整天的日常活動就足以使身體增加肌肉。（很多人以為非得正經八百地運動才能鍛鍊肌肉，還記得我前面說過嬰兒與幼兒都不做重訓，還是可以增加肌肉。只要有生長荷爾蒙，你也可以。）

我們一邊發揮燃燒脂肪的超能力一邊增加肌肉，所以體重的下降速度可能沒有你以前試過的飲食法那麼快。間歇斷食跟它們不一樣！習慣量體重追蹤進度的人對這種現象感到焦慮。他們可以穿下尺碼較小的衣服，但是體重卻完全沒下降。如果磅秤是唯一的測量工具，你或許會覺得間歇斷食毫無進展，事實恰恰相反。

我們必須了解改變身體組成是怎麼發生的。隨著脂肪減少、肌

肉增加，你的身型會變瘦。這是因為肌肉占據的空間少於你減去的脂肪。你可以想像一塊菲力牛排旁邊有一坨打發的人工奶油。菲力牛排（肌肉）的密度會比人工奶油（脂肪）更高。如果牛排跟奶油的體積相同（例如都跟一副撲克牌的盒子一樣大），牛排肯定比較重。

順帶一提，多數人聽到「肌肉比脂肪重」這句話都不太相信。這些老頑固會告訴你，一公斤肌肉跟一公斤脂肪重量相同。他們說得沒錯，只是抓錯了重點。因為若體積相同，肌肉絕對比脂肪更重。想像大小相同的兩個魔術方塊，一個材質是鉛，一個材質是保麗龍，體積相同，但是鉛製的比較重。因為若體積相同，鉛比保麗龍更重。肌肉跟脂肪也是一樣的情況。體積相同的肌肉比脂肪更重。只不過鉛跟保麗龍的密度差異大於肌肉與脂肪的密度差異。希望以上的舉例說明得夠清楚。

如果你碰到這種現象，請相信身型的改變，不要相信磅秤！若你身型變瘦但體重沒有下降，你知道這是身體組成正在改變。還有一件事：並不是脂肪變成肌肉。這是兩種不同的過程，只是剛好同時間發生。

在知道了磅秤會騙人之後，你可能心生扔掉磅秤的念頭，你當然可以這麼做。我認為能用來衡量進度的工具很重要，但磅秤可能不是最好的選擇。如果你對磅秤上的數字（或數字變化）有執念，而且每次量完體重都有「節食腦」的傾向，最好把磅秤收起來、砸爛，或是送給你討厭的人。不量體重真的無所謂。

如果你想使用磅秤，而且你充分了解也接受身體組成的改變不一定反應在體重上，我建議你必須找個方法面對每天的體重起伏。

否則的話，你搞不好某天早上會被磅秤上的數字嚇到而放棄。體重上升時，你會說「老子不玩了！」對體重感到沮喪的你可能會一整天都在吃東西，你的內在聲音說：「間歇斷食沒有用，乾脆放棄算了。」體重下降時，你的內在聲音又說：「我的情況很棒！今天我可以吃點好吃的，因為我進度良好！」

　　無論體重上升或下降，磅秤上的數字都會讓「節食腦」影響我們的內在聲音、扭曲真相。那麼，我們該如何是好呢？

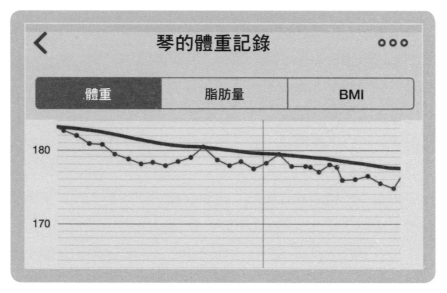

這是我二〇一四年某段時間的體重變化。我的磅秤跟我的智慧手機同步，這個 APP 會自動把體重變化製成圖表。

　　我要教你一種既能保持理智又能叫內在聲音保持安靜的方法：只看體重的整體趨勢。

　　前面這張曲線圖是我二〇一四年某段時間的體重變化。我的磅

秤跟我的智慧手機同步，這個APP會自動把體重變化製成圖表。請仔細看看這張曲線圖，上面有兩條曲線。

　　起伏較大的是每日體重。請注意曲線的走向，我的體重會連續下降數日，接著連續上升數日，然後又繼續下降，之後又繼續上升。體重的每日起伏可能會帶來挫折感！體重上升的那幾天，我是不是做錯了什麼？體重下降的那幾天，我是不是做對了什麼？兩個問題的答案都是：沒有。這是減重的正常現象。體重不會日復一日持續下降。除非你接受這個事實，否則想要了解體重為何上下擺動可能會把你逼瘋。

　　接著，請看那條粗線。這條線是體重的整體趨勢。請注意整體趨勢是緩緩下降。只有整體趨勢才重要，日常起伏不用理會。

　　用這種與手機同步的APP來追蹤體重趨勢是最簡單的方法。我最喜歡的APP叫Happy Scale，不過其他APP也有這種功能。這種APP能使你聚焦在體重的趨勢上，這應能幫助你無視每天的體重起伏。只要整體趨勢往下走，就算今天體重上升也無所謂。別忘了體重會上下起伏，這很正常。

　　或許你像我以前一樣喜歡老派作法。雖然我的磅秤有自己的APP，但是我想收集更多數據，而且我喜歡自己分析數字。我也喜歡比較每週進展，我發現每天量體重算出一週平均值有助於了解整體趨勢。

　　我依然保留著當初的減重數據，以下這張表格是以當時的每日體重紀錄算出的一週平均。（仔細看的話，會發現剛才那張曲線圖就是表格的第六到第十行。）

(重量單位：磅，一磅約為〇‧四五公斤)

	週六	週日	週一	週二	週三	週四	週五	週平均	變化
1	185.1	184.2	184.9	185.2	185.3	185.0	185.1	185.0	—
2	185.9	184.1	184.2	184.2	184.1	183.3	184.0	184.3	-0.7
3	184.1	184.4	184.1	182.9	182.4	182.2	183.0	183.3	-1.0
4	183.8	183.2	183.8	183.1	183.0	183.9	182.5	183.3	0
5	183.6	183.2	183.0	183.4	182.4	181.9	182.8	182.9	-0.4
6	182.5	183.2	182.5	181.9	180.8	180.7	179.3	181.6	-1.3
7	178.7	178.0	178.2	177.8	178.4	178.9	180.3	178.6	-3.0
8	178.6	177.8	178.4	177.4	178.1	179.3	177.7	178.2	-0.4
9	177.7	176.9	177.9	175.8	175.9	176.4	175.4	176.6	-1.6
10	174.7	176.6	176.6	177.3	176.5	175.2	176.3	176.2	-0.4
11	176.6	177.9	177.0	174.7	172.5	170.9	169.6	174.2	-2.0

看看這些起起伏伏！我的體重每天都在上升跟下降。

但是！請看一下每週平均。我的每週平均體重大致呈下降趨勢（第三跟第四行的那一週是持平）。有幾週下降很多（第七行是三磅！）但有幾週下降不到一磅。可是請看「變化」那一欄，算算看，雖然每週的變化多寡不一，但是每週平均下降一磅。是的，最重要的是整體趨勢！

這一段女性專屬（男士們可以跳過）。表格裡的深色欄位是月經期間的體重紀錄。請注意第四行，體重完全沒有減少。第八行的體重也下降得很少。我慢慢發現這是我身體的週期模式。不需要感到驚慌或難過，我的身體就是這樣。難過的情緒於事無補，了解身體能使你充滿力量。

我提供這些數據是為了說明另一個重點：量體重有一搭沒一搭，不如完全不量體重。此事千真萬確。我不建議你一週或一個月量一次體重，也不要心血來潮時才量體重。這樣子你很快就住進「瘋狂小鎮」。

我來解釋一下。

如果我只在週五量體重會怎麼樣？你看第六行，週五體重一七九‧三磅；第七行，週五體重一八〇‧三磅。只看這兩週會覺得我的體重增加了一磅。但是！如果換成週平均，第六行的週平均是一八一‧六磅；第七行的週平均是一七八‧六磅。你沒看錯！差異最大的週平均剛好發生在週五體重增加的那一週。我沒有因為「體重增加而感到沮喪，因為我知道週平均下降了三磅（約一‧三五公斤）。計算週平均才是王道！

如果當時我只是偶爾量一次體重，肯定會有問題。比如說，我在第九行的週二量一次（一七五‧八磅），接著在第十一行的週日量一次（一七七‧九磅），我肯定會覺得自己胖了兩磅！這會讓我充滿挫折感！但是看看每週平均，第九行是一七六‧六磅，第十一行是一七四‧二磅。每週平均下降了兩磅多！

　　如果你想跟我一樣手動計算每週平均，但是不記得怎麼算，我來幫你複習一下。把一週七天的體重加起來，然後除以七。

　　以第一行為例，那一週的平均是：

$$185.1+184.2+184.9+185.2+185.3+185.0+185.1=1,294.8$$
$$1,294.8 \div 7 = 185.0$$

（其實答案是184.971429，但我四捨五入到小數點後一位。）

　　如果你討厭數學，這樣的算式讓你害怕地想起學校生活，那就下載個APP。完全沒問題。（還記得以前老師總說手動計算很重要，因為我們不一定隨時都找得到計算機。時代不一樣了，我們證明老師說錯了，對吧？感謝智慧手機！）

　　另一種量體重的方式更加老派，有些人覺得很有用。如果你完全不想看見體重上升，只想看見體重下降，這方法非常適合你。先準備一台傳統的秤桿式磅秤，就像診所使用的那種，請家裡的其他人不要使用這個磅秤。第一次量體重時，把秤錘滑到你當天體重的數字上，然後直接走下磅秤。隔天站上去再量一次。重點來了：只有在必須把數字往下調的時候才滑動秤錘。如果體重超過前一天，

站上磅秤時秤桿是傾斜的，不要理會，假裝沒看見去做自己的事，沒有移動秤錘給人一種什麼事也沒發生的感覺。你可以徹底無視體重的起伏，因為完全沒有移動秤錘，這件事彷彿不存在。久而久之，磅秤上的數字會愈調愈低，而且你完全不會看見上升的數字。

希望我已說服你相信天天量體重的重要性，而且你也明白整體趨勢比每日的體重變化更加重要。我相信間歇斷食卻半途而廢的人，多半是因為被每天的體重起伏影響，以為間歇斷食沒有用。我的建議是每天量體重記錄整體趨勢，或是乾脆不要量體重。這件事非常重要。

現在你已知道如何用磅秤追蹤進度，讓我們進入下一個方法：身材數據！

你在第〇天和第二十九天測量了以下數據：

身材數據：
胸圍： ＿＿＿＿＿＿
腰圍： ＿＿＿＿＿＿
臀圍： ＿＿＿＿＿＿
右大腿圍： ＿＿＿＿＿＿
左大腿圍： ＿＿＿＿＿＿

我在〈FAST 開跑〉那一章解釋過，你也可以測量身體的其他部位。如果你不知道如何精準測量，請上網搜尋，或是在 YouTube 尋找示範測量方法的教學影片。

關鍵是每隔兩週用相同的方式測量相同的部位，觀察這些部位

的變化。你應該會看見緩慢而穩定的改變。

腰圍是最重要的數字。老實說，如果你只想測量一個部位，非腰圍莫屬，因為許多健康情況都跟腰圍有關（許多研究發現腰圍小與正面健康情況有關，腰圍大與負面健康情況有關）。雖然我不再量體重，但是我偶爾會量腰圍，我也能藉此確定自己的體重是否穩定。

如果你喜歡科學一點的數字證據，可以追蹤自己的腰圍身高比。你可以用線上計算機，也可以手動計算：用腰圍除以身高。腰圍身高比為什麼重要？科學證實跟BMI比起來，腰圍身高比是更準確的死亡風險預測因子。[1]較高的腰圍身高比也跟肥胖相關疾病的高患病風險有關。健康的腰圍身高比應低於〇·五，〇·五七以上就算是肥胖。

出於好玩，我算了一下我的腰圍身高比，是〇·四一五。我上網查找腰圍身高比的比較表，發現我介於游泳校隊女大生（〇·四二）跟碧昂絲（〇·三八）之間。此外我也發現以腰圍身高比來說，我屬於「苗條」。對一個曾經肥胖、不游泳也不運動的五十五歲女性來說，我的身材真不差！

另一個你可能想要追蹤的重要數據是腰臀比。跟腰圍身高比一樣，腰臀比是比BMI更準確的健康標記。低腰臀比與程度輕微的心血管疾病及糖尿病有關，也跟高生育力有關。[2]你可以用線上計算機，也可以手動計算，腰圍除以臀圍即可。

我算了自己的腰臀比，是〇·六九。我在網路上查到有人說，〇·七是女性生育力的「理想」腰臀比，雖然我早就過了生育年齡，

但是知道自己擁有「適合生育」的身材還是挺得意的。我有看到一張圖表把我的腰臀比歸類為「梨型」，這也在我意料之中。

除了磅秤與身材尺寸，第三種有效的衡量方法是拍照比較前後差異。拍照時要注意，一定要拍正面、側面和背面。可以的話，請別人幫你拍，不過用鏡子自拍也可以。

若你拍照追蹤進度（我強力推薦，因為我認為這是最有用的方法），每次拍照都一定要穿同一套衣服！你可以觀察照片上的衣服是否合身，直接看見身型的變化。我記得瘦下十一公斤後穿著我最喜歡的洋裝拍照，當時我完全複製之前的照片：站在同一個位置，帶著同樣的首飾，手臂抬高的角度也一樣。比較兩張照片時，身材的前後差異一目了然。甚至連項鍊垂墜的位置都變低了，顯然舊照中的我脖子比較粗！

雖然你現在拍這些照片只是給自己看的，但是我建議你拍照時穿日常的衣服或泳裝。為什麼？等你瘦身成效卓著的時候，你一定想要讓別人也看看這些照片。如果你穿內衣或裸體拍照，就真的只能孤芳自賞了，有道理吧？未來的你會感謝現在的你拍老少咸宜的減重進度照，可以大方跟親友們分享。你阿嬤不會想看你穿內衣拍的照片。

我要建議的最後一種進度衡量的方式是「誠實褲」。請準備一件小一號（或兩號）的衣服或褲子，做為你的減重目標。我喜歡用沒有彈性的長褲，因為這能展現最真實的效果。我每隔一週或兩週就會試穿這條褲子，藉此慢慢觀察身材變化……直到終於有一天，哇塞！非常合身！接下來要做什麼呢？你猜對了！再買一條「誠實

褲」，重複上述過程。體重沒有變化又如何，這條誠實褲可不會騙你。

　　我把追蹤進度的方法都教給你了，最後要再提醒你一件事，這是最最重要的觀念。

　　真的很重要，請務必銘記於心。

只要有變化，就是有進步！

這句話的意思是：

- 不管身材尺寸或照片看起來如何，體重呈現緩慢下降的趨勢（無論是在APP上還是每週平均）就是有進步！
- 不管體重或照片看起來如何，身材尺寸呈現緩慢下降的趨勢就是有進步！
- 不管體重或身材尺寸看起來如何，照片看起來變瘦就是有進步！
- 不管體重、身材尺寸或照片看起來如何，穿得下「誠實褲」就是有進步！

　　很多人執著於沒有改變的量化數據，對真實的變化視而不見！不要變成那樣的人。只要有變化，就是有進步！

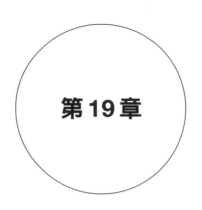

第19章

「故態復萌」並不存在

　　嘗試新的飲食法，迫不及待想要達到目標體重，趕緊結束痛苦的節食生活、恢復以前的飲食習慣。這種經驗你有過幾次？原本只打算放縱一個週末（或是一週、一個月、一年……），然後發現自己故態復萌。這種經驗你又有過幾次？

　　我跟你一樣，答案是：非常多次。事實上，我試過的每種飲食法都曾半途而廢。我或遲或早（通常是早）就會完全放棄，嘗試另一種飲食法。（通常會先經歷反彈期，像青少年一樣大吃大喝、體重直線上升，這是過度限制飲食的後遺症。如我們所知，過度限制飲食會讓身體分泌更多飢餓荷爾蒙。）

　　別擔心，間歇斷食跟其他飲食法截然不同。

我想告訴你：間歇斷食不要求限制飲食，所以不會有「故態復萌」的問題。

　　了解這一點之後，此時此刻的你可以大大鬆一口氣。你不需要在節食與不節食之間來回遊蕩！現在你可以永遠擺脫那種思維。

　　間歇斷食不是節食。「節食」與你吃什麼有關，而間歇斷食與你何時吃有關。間歇斷食是一種進食模式，而你對食物的選擇剛好也包含在內。

　　請仔細思考節食的定義，你會發現間歇斷食並不符合它的定義。請答應我你不會把間歇斷食跟節食一起用來描述你正在做的事。間歇斷食是一種生活習慣，它不是「間歇節食」。

　　間歇斷食是一種適合一輩子的生活習慣嗎？答案是：絕對可以。

　　我最近在一個間歇斷食線上互助團體做了調查，詢問大家對間歇斷食的看法。雖然這不是一個科學調查（我也不主張它是），但九十九‧九％的受訪者都說間歇斷食是「一輩子的生活習慣」。

　　我問他們：「你對間歇斷食有什麼看法？」選項包括：

1. 間歇斷食是我一輩子的生活習慣。
2. 間歇斷食是一種暫時的飲食法，達到目標體重就會結束。
3. 我是誰？我為什麼在這裡？

　　你沒看錯，第三個選項是在搞笑，因為我想讓氣氛輕鬆一點。

　　公開問卷八小時之後，有一二〇〇位團體成員選擇「間歇斷食是我一輩子的生活習慣」，只有三個人選了「間歇斷食是一種暫時

的飲食法，達到目標體重就會結束」。對，只有三個人。把間歇斷食視為一輩子的生活習慣的人多達一二〇〇位。（有趣的是，有十五個人選「三」。我最喜歡這種愛搞笑的人。我自己說不定也會選「三」。哈哈。）

　　不得了！我本來就知道間歇斷食的人都很投入，但這份問卷的結果依然令我驚訝！我賭你不敢拿這個問題去問任何「節食」團體。（這句話的「節食」有加引號，原因是……間歇斷食不是節食！）多數人會迫不及待想要停止節食，恢復「正常生活」。間歇斷食顯然不是這麼一回事！我說過這不是遵循調查設計原則的科學調查（差得遠），但結果依然令人深受啟發。選擇搞笑答案的人居然比選擇達到目標體重就不再間歇斷食的人還多。這實在發人深省。
#LifeStyleNotDiet

　　間歇斷食是一種健康計畫，減重只是副作用，所以想要停止這種生活習慣實在沒道理！多數長期間歇斷食的人都知道自己想要維持這種生活習慣，因為他們覺得身心舒暢，我保證你也會有這種感覺。

　　如果你是間歇斷食的新手，正在努力維持這樣的生活習慣，你或許需要一些方法來幫助你養成間歇斷食的習慣。其中一個方法是下載斷食APP，很多人都覺得有用。

　　很多人愛開斷食APP的玩笑，比如說：「我的斷食APP是時鐘，一目了然。」看時鐘很簡單，沒什麼不對。我自己也不用斷食APP，至少現在不用了。

　　不過二〇一六年我發現一款APP非常好用。當時我已維持目標

體重一年，仍在嘗試不同的斷食方法。我剛剛發現純淨斷食，這大大改變了我的每日斷食體驗。二〇一六年春天我嘗試了4:3斷食，雖然效果很好，但是我決定換成長期的每日間歇斷食試試看。我想用APP追蹤進食時段的長度，卻找不到一款能幫我客製化進食時段的APP。當時所有的APP都只能追蹤斷食。我兒子學的是程式設計跟APP開發，那天念大學的他剛好回家，所以我請他幫我寫個APP。他寫好之後，我就開始用了。

這個APP幫我養成每日進食時段的習慣。我每天使用，用了好幾個月，用APP來「關閉進食時段」會產生心理上的愉悅感。像這樣關閉進食時段，我比較不會想要吃東西……我不吃！因為進食時段已經關上了。

有件事很有趣。我當時給自己一個目標：我要「完美」間歇斷食一個月。也就是說，我要維持一整個月每日進食時段不超過五小時！二〇一六年五月？沒做到。六月？沒做到。七月？八月？九月？都沒做到。我一直沒有達到連續一個月每日進食時段低於五小時的目標。可是你知道嗎？完全沒關係！雖然那段時間我處於維持期，沒打算繼續減重，卻還是瘦了一圈，能穿小一個尺碼的牛仔褲。我沒有量體重，這種感覺很自由。請參考我的經驗。你不可能做到完美，我就從沒做到過，我沒有達成我的「完美」目標。完美沒那麼重要，真的。我選擇吃早午餐，因為吃早午餐比較完美。

到了十月，我發現我甚至不再需要APP的輔助。我的進食時段完全自動導航！我每天到了進食時段就吃東西，吃飽了就停下，進食時段結束就不再吃東西。這種毫無束縛的感覺實在非常很棒！從

那時候開始，我不再追蹤進食時段。我依然每天斷食，通常進食時段是五小時或更短，但有時候也會超過。我發現身體會自己調整。如果今天的進食時段較長，隔天會自動縮短。我認為這應該是食欲矯正的作用。

現在有很多APP可以幫你追蹤進食時段、斷食，或甚至加入斷食社團認識其他間歇斷食的朋友，大家互相勉勵！去APP商店逛一逛，看看有沒有吸引你的APP。你可以用到間歇斷食變成自動模式為止，或是出於對數據的喜愛而繼續使用。當然你也可以完全不用APP，一切由你自己決定。

話雖如此，偶爾還是會有進食時段較長、斷食時段較短的情況，這是生活常態。我去參加兒子的大學畢業典禮時，決定早上十點吃一頓美味早午餐，這可不是故態復萌。只不過是我樂意接受那一天縮短斷食時段。五十五歲生日的那天，我毫不猶豫決定中午就跟朋友在沙灘上喝調酒、吃零食。以上這兩天都是我主動選擇縮短斷食，毫無罪惡感。無論是哪一天，決定延長進食時段並不是「作弊」，也沒有造成任何破壞！所以你不需要贖罪。那是節食心態，別忘了間歇斷食不是節食。

不過，開始間歇斷食之後，就不能隨心所欲地亂吃。FAST開跑階段的目的是讓身體習慣斷食，持之以恆才能幫助身體耗盡肝醣，啟動燃燒脂肪的超能力。我建議FAST開跑階段的進食與斷食時段不可以太隨便，否則你的適應時間會更久，長期來說反而更辛苦。

即使你是間歇斷食老手，也要盡量維持固定的斷食模式。若是

太常延長進食時段、縮短斷食時段，身體會持續補充肝醣儲量，那就沒有必要使用體脂肪了！請牢記斷食的目標！

你可能會擔心度假的時候還能好好間歇斷食嗎？別擔心，間歇斷食之後度假反而更輕鬆！

我最喜歡的度假方式是搭郵輪。間歇斷食之前，我會把郵輪之旅當成放心大吃的機會，回到家之後才開始「節食」。（其實我出發前兩週就會開始「節食」，因為我發現自己的身材穿泳裝不好看。當然，只節食兩週效果不大。）

你或許認為搭郵輪就是無止盡的吃喝，我以前也是這麼想。吃早餐我都是衝第一，午餐吃好吃滿，晚餐則是晚宴等級，更別提還有消夜場！我心中發出「救救我！我很肥，而且我很悲慘！」悲鳴的那一天，正好是二〇一四年跟家人一起搭郵輪的時候。當時我的體重是九十五公斤，照片不會騙人：我很飽、很不舒服，而且很可悲。看著那些照片，我發誓我一定要擺脫這種感受。郵輪之旅結束後，我拿回身體的掌控權，從此改頭換面。

至於現在，我不再把度假當成放心大吃的機會，因為我不喜歡自己過度飲食的感受。收拾好行李準備出門，我上車時已處於斷食狀態，開往港口的整段車程也不再進食。這比一路大吃垃圾食物或速食開心多了。我現在對食物要求很高，這種搭車時的零嘴不像以前那樣吸引我。

踏上郵輪的同時，也踏入我的進食時段！我會先喝水果調酒或是來杯香檳，搭配一些小零嘴。我不想立刻就走進餐廳，坐下來吃正式的晚餐。到了晚餐時間，我經常選擇素食，因為我學到兩件事：

第一，郵輪上最好吃的東西經常是素食。第二，我吃優質食物比較不會吃得太撐，在郵輪上也不例外。至於甜點？想吃就吃！我會選擇巧克力甜點、乳酪蛋糕或水果乳酪拼盤。

至於待在郵輪上的那幾天，我會有意識地進食。通常不吃早餐，有一、兩天會看心情吃早午餐。進食時段通常在八到十二小時之間，並且時時留意身體的感受。我的目標是不要吃得太飽，不過我的作法不是控制進食時段的長短，而是吃飽就停下。下船的前一刻開始斷食，回家的車程同樣不吃東西。這時。我的身體已做好斷食的準備！回到正常作息感覺很棒。通常我會覺得很累、精神不好。從生物學的角度來說，這很容易理解！我在郵輪上吃的食物比平時多，補充了肝醣儲量。我得花好幾天的時間才能再次用盡肝醣，所以接下來幾天我可能需要睡午覺。不過我很快就能恢復正常。

再次提醒，我在郵輪上吃東西並不算故態復萌，也不算作弊。我選擇延長進食時段，縮短斷食時段。我享受郵輪上的每一刻，毫無罪惡感。回到家之後，我也不需要延長斷食來彌補度假時的放縱。只要恢復平常的間歇斷食就沒問題了。

如果你有量體重的習慣，度假結束之後，你的體重可能會上升許多。在我每天量體重的時期，有一次我跟女性友人一起享受奢華假期，回來後「胖了」四公斤。我沒有驚慌失措。我只是選擇了我最喜歡的間歇斷食模式。到了隔週的週末，體重已恢復正常。別忘了吃東西的時候，你也會攝取到很多液體。所以不光全是脂肪！

我希望你從本章學到的是：間歇斷食不是節食，所以你不再需要使用「節食」、「故態復萌」和「作弊」這樣的字眼。你可以放下

罪惡感，在特殊情況或假期中好好享受。間歇斷食會使這些場合更
愉快，或至少會耐心等待你回家。

　　斷食。

　　進食……有時吃得多，有時吃得少！

　　重複循環。

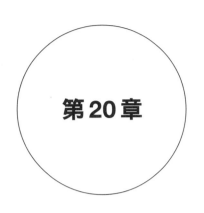

第 20 章

建立正確心態

真心話：我最初嘗試間歇斷食沒有成功。

直到它開始發揮效用。

我是在二〇〇九年接觸到間歇斷食。我忘了最初是看了哪一本書，但我記得當時看了好幾本斷食減重的入門書（因為當時我認為間歇斷食只有一種功能：減重）。那時候沒有太多相關書籍。我看了赫林醫師的第一本著作：《五小時間歇斷食》、布萊德·比隆（Brad Pilon）的《吃。停。吃》（*Eat. Stop. Eat.*，暫譯），還有另外兩本講飢飽交錯斷食的書，分別是約翰·道格達斯醫師（John Daugirdas）的《QOD飲食法》（*The QOD Diet*，暫譯，QOD指的是每隔一日）與詹姆斯·強森醫師（James Johnson）的《每日交替飲食法》（*The*

Alternate-Day Diet，2008版，暫譯)。

　　這幾本書激起我對間歇斷食的好奇心，因為看起來好簡單，只要每天控制進食時段(《五小時間歇斷食》)或是每週斷食二十四小時幾次(《吃。停。吃》)就行了。我覺得隔天斷食的概念(《QOD飲食法》和《每日交替飲食法》)也很棒。總之比一整天想著「我要少吃點」輕鬆多了。說真的，那樣還比較辛苦！

　　雖然我直覺上知道間歇斷食能夠長期解決我的問題，但是我做得很糟。沒錯，我一再失敗。

　　回想我當年間歇斷食結果那麼慘烈，實在不可思議，畢竟我後來減重三十六公斤，而且輕鬆維持體重多年。原來祕訣就握在我手裡，而我卻失敗了一次又一次，非常諷刺。從二〇〇九到二〇一四年，這段時間的我對間歇斷食「淺嚐即止」。我會嘗試五小時間歇斷食兩個星期，然後放棄。接著又試試飢飽交錯斷食，但不久後又因為這樣那樣的原因而放棄；或是連續好幾天飽日之後，完全忘了飢日這回事。我也試過「吃。停。吃」，需要斷食二十四小時，但總是會冒出什麼事讓我無法順利達成斷食二十四小時。

　　我的絆腳石包括：

- 我並未純淨斷食。
- 成果不夠快或不夠直接。
- 我沒有給身體足夠的時間適應斷食。
- 我抱持著節食心態。

讓我們一一檢視這幾個障礙，看看那幾年我為什麼會失敗。

首先，我的斷食不是純淨斷食。那個年代「純淨斷食」這個詞還沒誕生呢。我剛開始間歇斷食的時候，我以為斷食之所以有用，是因為我們攝取的熱量變少了。如果你的觀念是「熱量是減重關鍵」，你會覺得低卡汽水、口香糖、奶精等等都不會影響減重。（我在純淨斷食的章節裡已有說明，現在我們都知道這種觀念錯在哪裡。）因為我沒有純淨斷食，所以我一直覺得很餓，斷食的每一分鐘我都在咬牙苦撐，等待進食時段的到來。難怪我會一次又一次放棄！斷食非常辛苦。

其次，成效不夠快。雖然我每天量體重，但是我懷抱著不切實際的期待。（不知道你有沒有看過那張迷因圖，圖上寫著：「我不常節食，但是每次節食我都想看見立即、顯著、卓越的成效」，這就是我當年的觀念。）我每天站上磅秤，每天都期待看見比前一天更低的數字。前一章討論過減重不是線性的，身體每天的情況都會起伏得很厲害。我的身體就是這樣。只要體重一上升，我就立刻告訴自己斷食沒有用，然後嫌棄地停止斷食。

我一直反覆開始又停止，所以我的身體根本沒有機會適應斷食。我在〈FAST開跑〉那一章解釋過，適應階段是斷食最辛苦的時期，當年的我一直沒有走出適應階段。我簡直就是生活在適應階段裡。再加上不是純淨斷食，失敗是必然的結果。

最後，我抱持著節食心態。我認為節食是短期的，效果很快就會出現，然後就能回到「正常」生活，而且你可以神奇地苗條一輩子。一勞永逸！問題是節食不是這麼回事，對吧？若你被困在節食

思維裡，你會覺得自己若不是正在節食，就是已停止節食。（這是個提醒你的好機會：間歇斷食是一種生活習慣，不是節食。我不會把間歇斷食跟節食混為一談，你也不該這麼想。這不是「間歇節食」。間歇斷食是你的生活習慣。兩者之間的差異看似微小，實則巨大。）

由於我抱持著節食心態，我也讓內在的幼兒掌控了我。我現在就要吃！反正明天再斷食就好，節食的人總是覺得星期一再重新開始就行了。我總是一臉羨慕看著身旁的人一整天吃個不停。我用力聞著他們美味的午餐。（冷凍節食餐忽然成了人間美味。）我看著他們往咖啡裡加各種調味奶精，我痛恨他們「可以」吃吃喝喝、心情愉悅，我卻只能枯坐在一旁盯著時鐘，靜待進食時段的到來。

但是，你不用跟我犯同樣的錯。你已經知道純淨斷食的重要性。（如果你還不知道，請回頭去看那一章。現在就去，我等你。這件事就是如此重要。）你知道間歇斷食的成效不會來得那麼快、那麼直接。體重不會一天一天直線下降，而是有時上下起伏，有時不動如山。你也知道你必須給身體時間習慣斷食，二十八天FAST開跑能幫你養成純淨斷食的習慣。

最後一塊拼圖是正確的心態。讓我們花點時間了解心態為什麼如此重要，以及為思考過程做些簡單的改變將如何影響成敗。

正確的心態能改變一生。

這可不是什麼空泛的大道理。這種觀念的背後有科學實證支持，心態的影響力超越你的想像！

亨利・福特（Henry Ford）說過一句名言：

> 「無論你覺得自己做得到還是做不到，
> 你都是對的。」

　　這句話大家都聽過，對吧？你可能覺得這句話過分簡單或是有點阿Q，但我要告訴你這句話非常科學，保證引人入勝。

　　你知道我以前是小學老師，我教書教了二十八年。影響我最深刻的一本書叫《心態致勝》（*Mindset*）❶，作者是卡蘿・杜維克博士（Carol Dweck）。這本書的基礎是杜維克博士對心態的研究結果。比如說，她發現如果孩子認為成功與努力和毅力有關（她稱之為「成長心態」〔growth mindset〕）會比較願意接受挑戰，碰到困難也會堅持到底。如果他們抱持著「固定心態」（fixed mindset），也就是認為能力是「固定」的，會比較不願意冒險或接受某些挑戰。我參考她的研究，改變我對學生說話的方式，發現學生變得完全不一樣。我不再稱讚他們「很聰明」或是「很擅長」做什麼事。我稱讚他們為了掌握一項技巧付出的努力，或是請他們說明自己是怎麼想出解決辦法。當他們碰到障礙時，我會請他們想一想問題出在哪裡，鼓勵他們制定計畫來克服挑戰。

　　改變說話方式之後，我發現學生變得更願意冒險，也更願意失敗。我的目的是讓學生知道完成有價值的事情需要付出努力，雖然

---

❶ 譯注：繁體中文版由天下出版社於2019年出版。

每個人都有長處與短處，但是我們現在的能力不是永遠不變的。

　　有價值的事情都需要努力（包括間歇斷食），我們每個人都具備成長的能力。如果你對心態研究有興趣，我強烈推薦杜維克博士的書。如果你身邊有親近的孩子，你也可以用她的研究改變你對孩子說話的方式。我相信這會造成長遠的重要影響。

　　我也把心態研究應用在個人生活裡。我們都有可能陷在某種思維裡，影響生活中的許多面向。例如，我在前面說過我曾抱持著節食心態。我覺得自己若不是正在節食，就是已停止節食。我如果沒有「好好」節食，就是「作弊」。結果就是我的體重要不一路下降，要不一路上升，取決於我有沒有「正在」節食或是有沒有「好好」節食。你是否也有同感？如果你跟我一樣曾經長期在節食中掙扎，一定知道我在說什麼。

　　我最初接觸間歇斷食的時候，仍抱持著節食心態。我心想只要達到目標就能結束，然後再想個辦法維持體重，盡可能用「正常的方式進食」。我把間歇斷食當成暫時的方法，用來解決一個暫時的問題。當時我不明白節食心態才是永久的問題，必須解決。我必須永久地解決它。只有擺脫節食心態，才能真正減掉我必須減掉的體重。我發現若想維持減掉三十六公斤後的體重，間歇斷食就必須成為一種生活習慣。我不會停止間歇斷食，我也不會宣布我已經完成間歇斷食。我戰勝了節食心態，這種感覺很讚。我有信心我永遠不會再次「節食」！

　　在這段過程中，有很長一段時期我被困在「不能」心態中。五點以前我「不能」吃東西。大家都在吃東西的時候，我「不能」吃

東西。我的咖啡裡「不能」放美味的奶精。我只想到自己的權利被剝奪，這是節食心態的衍生物。於是我無法享受斷食，因為我只關注自己不能做的事情。我承認，有時候白天斷食確實很難熬，我必須苦等進食時段。同事、朋友或家人吃早餐跟午餐時，我只能在旁邊乾瞪眼，這種感覺不好受。我為什麼不能像他們一樣吃東西？我有資格吃東西！

這一點非常重要！如果你陷在「不能」心態裡，請立刻改變。如果擺脫不了「不能」心態，你永遠無法享受間歇斷食。

我的成功關鍵之一是改變自我對話的方式。我不再告訴自己因為大家都在吃，所以我也「有資格」吃東西。我告訴自己我有資格變得苗條、變得健康！心態轉變後，我看見別人吃東西一點也不會不高興。我為家人做早餐，卻一點也不覺得我應該跟他們一起吃早餐。每當你開始覺得自己有資格吃東西時，請想想你真正有資格得到的是健康。

「不能」心態該怎麼辦？你如何克服這種感受？想想間歇斷食這種生活習慣的種種好處，別忘了減重不是唯一目的（只是我們都超喜歡這個好處，對吧？）重點是身體健康！你已發現青春的泉源！謹記這些健康益處，每當你需要激勵的時候，回頭去看第2章跟第3章，複習一下間歇斷食如何促進健康、延年益壽。

好好體會斷食。不要把斷食當成進食前必須苦苦捱過的時間。每天都花點時間感受斷食狀態的珍貴。斷食讓身體有機會專心維護與修復健康。感受斷食期間的精神奕奕、頭腦清晰。也別忘了純淨斷食才能發揮奇效！只要能矯正這些重要觀念，斷食的每一刻都是

享受，不輸給進食時段享用美食的快樂。

　　不是你「不能」吃那麼多，而是你「選擇不要」吃那麼多。了解間歇斷食之後，你應該知道身體不應該經常處於飽食狀態。你「選擇」每天給身體一段較長的時間把細胞整理一番。其中一個副作用是減去多餘脂肪，使你永遠維持理想體重。一舉兩得的雙贏！被剝奪感在哪兒？我買第一條○號牛仔褲的時候，一點被剝奪感都沒有（我感到難以置信，感謝放水的衣服尺碼）。從健康與長壽的角度看待間歇斷食，你會明白被剝奪的是與過度飲食和胰島素持續釋放有關的疾病。我很高興自己擺脫了這些健康問題！

　　除此之外，想想未來的自己也有助於維持正確心態。不是幾年以後那麼久遠的未來，而是一小時之後的自己。每當我想把進食時段提前一小時，都會問問自己一小時後會有什麼感覺。我會很高興自己吃了當時看起來很好吃的東西，還是感到後悔？如果我知道自己會因為這段進食經驗感到開心，我會毫無後顧之憂地享用美食，沒有一絲罪惡感。如果我知道現在吃了待會兒會後悔，我就不吃。這個小撇步對我非常有用，這是「耐心等待」的實際應用！白天太早開始進食會使我昏昏欲睡，不像斷食狀態那般頭腦清明。對我來說光憑這點就很值得斷食！

　　還有一件事要注意，我的心態轉變可不是一夜之間。請給自己一點時間。更重要的是，努力改變自我對話的方式才有可能達成永久的心態轉變。我保證轉念之後的人生更加美好。

　　我在前面答應過你要用科學實證來說明信念的威力，我把一部分最精采的內容留最後。在我分享科學實證之前，請你先花幾分鐘

思考以下這些問題與它們的答案：

- 此時此刻，你是否相信間歇斷食能發揮效用？
- 你是否真心相信間歇斷食的健康益處？
- 你是否相信你可以看見期盼已久的減重成果？

信念充滿力量。

如果你不相信間歇斷食有用，或是你認為自己早就減重無望，這些想法都可能成為你的阻礙。

你必須相信你的身體有辦法取用體脂肪做為熱量來源。你必須相信過去的種種阻礙都已成過去，現在你正在做充滿力量的全新嘗試。你必須相信你的身體能夠維持蓬勃的健康。

我說的不是「相信自己能擁有一輛凱迪拉克，張開眼睛你家門口就會出現一輛凱迪拉克」！這可不是向耶誕老公公許願討禮物。

你有沒有聽過安慰劑效應？這個現象指的是受試者以為藥物或治療在自己身上發揮了作用，但實際上他們並未吃藥也沒有接受真正的治療。安慰劑通常只是糖丸或假的「治療」。病患的期待才是關鍵。你愈期待治療能發揮效用，治療就愈有可能發揮效用，就算只是安慰劑也一樣！

安慰劑效應是怎麼發生的呢？這個問題尚無定論。一項二〇一六年的研究發現，吃了安慰劑卻感受到止痛效果的受試者大腦額葉比較活躍。[1]這不只是心理作用的力量，也是安慰劑觸發生理反應的證據！病患相信自己吃下止痛藥，大腦裡的某個部位對治療產

生反應，於是減輕了疼痛。

我一直對這個主題充滿興趣！以下列舉三個特別有意思的相關研究：

- 八十四名飯店女性員工分成兩組。一組被告知清潔客房是很棒的運動，符合生活中積極運動的建議；另一組事前並未被告知這項資訊。四週後，相信自己透過工作大量運動的員工體重、血壓、體脂肪、腰臀比與BMI都顯著下降，另一組員工身上並未出現這些正面改變。[2]

- 九十位體重正常的受試者分成三組，全都吃一模一樣的安慰劑。第一組的指示是這種藥物會促進食欲，第二組的指示是這種藥物會增加飽足感，第三組的指示是這種藥物不會影響食欲。三組受試者的反應都與指示一致（他們被告知的藥物作用與實際反應相同），而且相信藥物會促進食欲的受試者體內飢餓肽（飢餓荷爾蒙）濃度顯著上升。沒錯！這是科學家能測量到的實際生理反應！[3]

- 十四位體重過重的健康成年人分成兩組。兩組受試者吃一模一樣的飲食，熱量可為他們維持穩定體重。一組受試者被告知這是低卡飲食，八週可減少六公斤。另一組被告知這套飲食可幫助他們維持現有體重。相信自己吃低卡飲食的受試者八週內平均減去九・二五公斤。另一組的體重也減輕了，但是只減了二・二五公斤。兩組吃的飲食完全相同，但是相信體重會減輕的受試者減去了四倍的體重。[4]

太強了。我超愛這些研究。

除了安慰劑效應，還有其他與心智力量有關的研究：

- 受試者只是在腦袋裡想像自己做了運動，就增加了肌力。[5]
- 對老化抱持正面自我認知的人，比負面自我認知的人多活了七‧五年。[6]
- 一項歷時三十年的研究發現，樂觀的人身心較為健康。悲觀的人死亡率比樂觀的人高出十九％。[7,8]樂觀的人心血管健康標記也明顯較佳。[9]

相關研究非常多，以上只是其中幾例。我希望你願意相信心態的力量。如你所見，心智的力量不容小覷！

如何把心態與信念應用在間歇斷食上？

在此提供一個心態與信念行動計畫做為參考，應能幫助你做出必要的心態轉變。

- 詳細查閱間歇斷食的健康益處，直到你了解間歇斷食的效用。這可以使你帶著自信做對身體健康有益的事。
- 了解間歇斷食如何幫你燃燒體脂肪，要知道你的身體確實做得到！體脂肪是身體的燃料，給身體時間取用這種燃料，就能打開你與生俱來的燃燒脂肪超能力。
- 相信自己能為身體找到最合適的間歇斷食模式，你可以慢慢調整，找到你的最佳方程式！

- 當你發現自己又開始自我懷疑的時候,複習這本書裡能為你提供解答的章節。

- 多跟樂觀的人相處,尋求間歇斷食同好的支持。同伴的力量很重要!

- 感受斷食的力量,像讚揚進食一樣讚揚斷食。兩者都是間歇斷食關鍵!

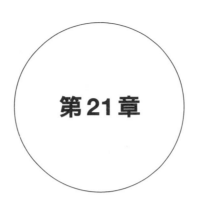

第 21 章

動起來！斷食也能運動

很多間歇斷食新手（甚至老手）都有跟運動相關的問題，所以我在這裡花點時間回答最常見的問題與疑慮。不過在那之前，我要先說明一件事。如果你是耐力運動員或正在積極健身，我無法只用一章的篇幅提供完整建議。此外，你需要更多我沒有資格提供的指引！我把搬動成箱的氣泡礦泉水當成運動，我最喜歡的有氧運動是呼拉圈。適合劇烈運動的具體作法，請諮詢既了解間歇斷食原理又能幫你達成健身目標的專家。有不少健身的人與耐力選手都藉由將間歇斷食納入訓練方案取得驚人效果。我在本章也將談到一些，若需要具體的訓練建議與細節，你必須自己深入探索。

如果你的運動程度屬於普通或是把健身當成休閒，你對間歇斷

食與運動的大部分疑問應該都能在本章得到解答。

首先，運動是減重的先決條件嗎？不是。研究顯示，光靠運動不太可能取得有意義或顯著的減重成果。[1]

別急著氣餒，也不要以為我是在叫你不要運動，這完全不是我的意思。運動對你的整體身心健康至關重要，也跟許多身心益處有關，包括延長壽命。[2]

有足夠的證據使我們相信，定期運動有助於預防慢性疾病，包括糖尿病、癌症、骨質疏鬆、心血管疾病等等。[3]我們也知道缺乏運動和體適能不佳，是很重要的早亡預測因子。定期運動與減輕壓力、焦慮和憂鬱有關。[4]

是的，運動是健康生活的關鍵。

你或許想問：最好的運動是什麼？這也是許多人的疑問，我有你期待已久的明確答案。根據我多年來的研究……

（請下小鼓伴奏！）

最適合你的運動是……任何一種你喜歡而且會經常做的運動！

抱歉，這答案是不是很掃興？你是否以為我會讚美有氧運動的功效，或是歌頌肌力鍛鍊的重要性？

不開玩笑，我認為我們兩種運動都需要。促進心血管健康與鍛鍊肌肉，這兩種運動都是必須的。

不過，有很多方法可以達成這兩個目標！健身課和上健身房只是其中一種方法。你也可以在日常生活中多活動身體，避免久坐。你可能以為日常活動對身體沒好處，那你可就錯了！[5,6]有研究發

現，每天只要輕度活動三十分鐘，就與較低的死亡風險之間存在著關聯性；若加上中度運動，益處更大。你日常生活中會做的事都算是輕度活動，例如去郵局／銀行／洗衣店、使用吸塵器、煮晚餐、除草等等。在你家附近散步或騎腳踏車都算是好玩的中度運動。不用上健身房也不用穿高級運動服，只要離開沙發走動就行了！

我在本章開頭提過，我不喜歡固定的運動計畫。但是我喜歡走來走去，感受雙腳的力量與靈活。我的手臂有明顯的肌肉線條，因為我經常搬重物，也經常刷洗浴缸。我可以花好幾個小時在海邊散步，跟浪花玩耍。將來有一天，我會跟孫子們一起奔跑。我想變成那種跟七、八十歲的年輕人一起慢跑的百歲人瑞，所以我打算持續活動到老。

在考慮什麼運動適合自己的時候，還有一個決定因素：遺傳！我們已經知道每個人的身體適合不一樣的食物，這些差異之中有許多跟腸道菌群有關，有些則是跟 DNA 有關。正如科學家能用演算法預測最適合你的食物，他們也已能用演算法找出適合不同基因型的最佳運動方式。[7] 他們讓受試者進行符合基因型的最佳運動之後，發現受試者的肌力與耐力都有顯著進步。

你也知道我曾經把 DNA 送去分析，結果證實了我心中長久的懷疑。我的分析報告當然沒有明確指出我應該搖呼拉圈，但確實有些結果符合我的預期。例如，報告說我不是那種靠運動「減去很多體重」的人。這大概能解釋我為什麼從來沒有因為運動而提升減重成效。你說不定屬於能靠運動「減去較多體重」的人，所以聽到我說我的神奇減重方程式不包括運動時覺得我是瘋子。但重點是，你

知道你自己適合運動減重。

　　我的基因分析結果顯示我相當普通，完全不適合劇烈運動。跟一般人比起來，運動時我可能會比較疲憊，而且運動後復原較慢。要是我能回到過去把這份報告拿給體育老師看一看就好了，這說明我不是故意偷懶。

　　也就是說，如果我提供一張「最佳」運動清單，上面的運動有可能完全不適合你。說不定你早就知道哪些運動讓你感到最舒服，聆聽你的身體，然後相信自己可以回答最適合自己的運動是什麼，不需要 DNA 檢測報告！我的檢測報告只是證實了我心中所想。我接受自己是個普通人，累了就坐下來休息，沒有壓力。

　　無論你決定做哪一種運動，是像我一樣輕鬆隨意，還是專業級的耐力運動，維持身體活動對每個人來說都很重要。運動很重要，選擇你覺得最舒服、最適合你的身體的運動。在了解這一點之後，接下來要討論跟運動與斷食有關的幾個具體疑慮。

　　有幾個常見的主要問題跟運動的時間和斷食有關。這個主題讓很多人暈頭轉向，因為傳統的建議是運動前（為身體提供熱量）跟運動後（促進肌肉生長）都要吃東西。甚至有人誤以為在斷食狀態下運動，身體會燃燒肌肉提供熱量。讓我們一一探究。

　　在我提出科學實證之前，我想先回答一個問題：一天之中有沒有最適合運動的時間？答案是：只要能配合你日常作息，就是最適合的運動時間！

　　我相信你已經非常了解我的作風：我認為你的作息與生活應該由你自己掌控。我希望由你自己選擇最適合你的進食與斷食時段。

我希望由你自己選擇讓你感到舒服的食物。我希望由你自己選擇你喜歡的運動。我希望由你自己選擇你想運動的時間！

你或許聽過許多專家說法，但目前已有充分的科學證據顯示，在斷食狀態下運動比吃飽後運動更好。其中一個原因是運動會促進細胞自噬，[8]所以斷食狀態運動好處多多。話雖如此，如果你在斷食狀態下運動感到不舒服，或是你認為餓了一整天讓斷食變得難熬，不妨多方嘗試，找出最適合身體的運動時間。此外也要記住隨著代謝靈活度上升，現在適合自己的運動時間可能會改變。

考慮在斷食狀態下運動這事時，你會擔心自己體力夠不夠。會不會整個人累垮？

斷食會啟動燃燒脂肪的超能力，在斷食狀態下運動有助於燃燒體脂肪供應熱量！[9]身體燃燒體脂肪，意味著你能取用穩定的熱量來源。提醒你：如果你是間歇斷食新手，尚未開啟代謝開關，在斷食狀態下運動非常困難。給身體時間適應。在等待身體適應的時候，可以做輕鬆一點的運動，例如散步、瑜珈等等；不要做HIITC（高強度間歇運動）。久而久之，你將會訓練身體在斷食狀態下一邊運動一邊燃燒脂肪。如果你是耐力運動員，運動程度超越只能勉強撐過一堂Zumba健身舞蹈課的老百姓，你需要不同的策略來支撐長時間運動。

另一個常見問題是運動前或運動後是否需要吃東西，以免身體為了取得熱量分解珍貴的肌肉組織。真的會發生這種事嗎？

不會！身體沒那麼蠢。請仔細想想！你運動的時候得用到肌肉。身體會在這個時候為了獲得熱量而分解珍貴的肌肉組織嗎？當

然不會！身體就是為了這個目的才儲存脂肪的：在有需要的時候為身體提供熱量。既然有脂肪可用，身體沒道理燃燒肌肉組織。這也是純淨斷食的目的。開啟代謝開關之後，身體的熱量來源隨之改變，這是保存肌肉的關鍵因素。斷食的時候做耐力運動，肌肉不再燃燒血糖，而是改成燃燒脂肪酸，幫助你增加耐力。[10]

如果你是耐力運動員，需要的熱量超越一堂普通的飛輪課，你的需求跟上述的討論會不太一樣。請諮詢了解你的運動型態和間歇斷食的專家，讓他們幫助你以最適合你的情況進行訓練和參賽。

你或許也聽過運動前或運動後都要立刻攝取蛋白質，為肌肉的生長提供營養。聽起來很有道理，對吧？這是真的嗎？

答案是：不是。二○一三年有一項整合分析，涵蓋了與蛋白質攝取時間以及肌肉生長有關的所有研究。科學家發現運動前或運動後沒有必要立刻攝取蛋白質，而且用餐時間對肌肉生長跟肌肉力量毫無影響。充足的蛋白質攝取總量與充分的肌力運動才是重要因素。[11]所以你不需要擔心運動前跟運動後該不該吃東西！只要每天在進食時段充分攝取蛋白質就沒問題了。還有一件事很重要：斷食的時候，身體會分泌更多生長荷爾蒙。[12,13]這也對增加肌肉有幫助！

該不該吃補充品？現在這個年代，各式各樣的補充品琳瑯滿目、任君挑選。

你是否需要在運動前補充能量？（這個問題你應該可以自己回答，請想想前面幾個問題的答案。）在斷食狀態下運動，身體會先燃燒肌肉裡的肝醣為肌肉提供熱量。身體也會燃燒更多脂肪。當肝醣耗盡時，身體就不得不燃燒體脂肪！因此你不需要在運動前吃補

充品。（我想分享一個好消息。研究顯示運動前喝咖啡與／或咖啡因顯然有好處，可增加速度、耐力和對抗疲勞。[14]而且喝咖啡屬於純淨斷食！）

運動之後是否需要吃補充品來幫助增加肌肉？答案是：不需要。運動前後不需要立刻吃東西，也不需要吃特殊的補充劑。我在第3章說過，研究顯示斷食會增加體內許多化合物的可用度，包括對肌肉生長至關重要的化合物，例如肉鹼（增加肌肉的血流）與支鏈胺基酸（防止肌肉分解，刺激新的肌肉組織生長）。

你可能聽說過身體無法製造支鏈胺基酸（只能從食物中攝取），但是身體可以在斷食期間回收支鏈胺基酸，所以斷食期間的支鏈胺基酸可用度會上升。[15]無論你以前聽過哪些說法（說不定來自想要賣你補充品的人），其實身體是回收胺基酸的高手。[16]我在一本科學期刊中看到一句話說得很好：「細胞自噬最重要的功能是在營養匱乏的情況下提供胺基酸。」[17]讓我用白話文解釋一次：斷食的時候，細胞自噬會負責滿足你的胺基酸需求。我再強調一次！運動前跟運動後都不需要吃補充品！細胞自噬會照顧我們！

提醒你：如果你是個積極健身的人，我提供的作法或許無法滿足你的需求。我的建議適合想要藉由運動增加肌肉的一般人，如果你要參加健美比賽，請尋求其他專家意見，幫助你達成特定的目標。

接下來，我必須告訴你一件事。間歇斷食搭配固定運動，體重會比完全不運動下降得更慢。

什麼？？？

請做個深呼吸。別驚慌！先聽我解釋！

這種現象來自神奇的身體組成改變，我在第18章說明過。如果你忘了，請回去複習一下。

多數人的身體組成都會變化，甚至包括不做正式運動的人。如果你有運動習慣，改變身體組成的效果會更顯著。脂肪燃燒與肌肉增加的程度都會超越以往，所以不要因為體重而失望。這時候磅秤以外的追蹤方式更顯重要，照片可能是最有用的工具。

在進入下一章之前，我還想再說一件事。回憶一下〈斷食的危險信號〉那一章，斷食過度是有可能發生的，這對身體不是好事。運動也一樣。你絕對有可能運動過度。更糟糕的是，如果你同時進行高強度的斷食和運動，身體不一定能夠負荷。

我無法明確指出怎樣的程度是「過度」。但就像我在前面的章節說過的，身體的感受很重要。只要你開始覺得愈來愈不對勁，或是出現想要大吃大喝的衝動，這些都是身體不舒服的徵兆。我說過危險信號意味著你必須減輕斷食的程度，同樣的道理也適用於運動。有時候「少」反而比較「好」，無論是運動還是斷食都一樣。

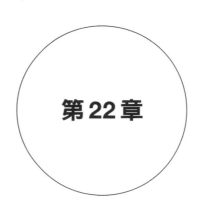

第22章

減重太慢
或體重停滯該怎麼辦？

「救命啊，琴！間歇斷食對我沒用！」

首先，我們必須考慮一件事：間歇斷食對現在的你來說不一定能「有效」減重，但這並不否定間歇斷食的其他健康益處。請複習第2章與第3章，別忘了間歇斷食是一種健康計畫，減重只是副作用。當然我們大多是為了減重才開始間歇斷食（然後為了健康益處堅持下去），所以我明白體重沒有如你期待般下降會令你失望。

本章的目標讀者是那些已經間歇斷食一段時間卻沒有看見任何進展或是體重停滯的人。我將提供多種經過驗證的方法。我也會告

訴你何時應該深入探究，找出你無法減重的其他原因。

　　什麼時候該決定做出調整？〈FAST 開跑〉那一章說過，頭二十八天不要量體重或測量身體尺寸。如果你就是想要這麼做也行，不要對結果感到焦慮。你的身體仍在適應間歇斷食，還不到擔心進度快慢的時候。

　　FAST 開跑階段結束後，參考我在第 18 章提供的方法追蹤進度。給自己幾個月的時間適應間歇斷食，持續慢慢調整，找到你的最佳方程式。

　　習慣之後，請記住一件事：間歇斷食跟你以前試過的減重法不一樣。過去的各種「飲食法」都是很快就能看見驚人效果，然後漸漸失效，體重又慢慢回升。間歇斷食一開始不會出現快速而驚人的減重效果（但有些人在最初兩週會快速減掉幾公斤）。

　　斷食會讓身體產生變化，身體學習取用體脂肪。所以間歇斷食的效果不一樣。我們不會看見快速的驚人效果。通常速度很慢，體重會隨著時間下降得愈來愈快。（是真的！我愈靠近一開始的目標體重六十一公斤，體重就掉得愈快。我前面說過當時我的進食時段很短，而且堅持純淨飲食，暫時不吃過度加工食品，也不喝酒，減重速度飛快，一週減掉兩公斤。為什麼會這麼快呢？我認為有兩個原因。第一，我的身體已完全適應間歇斷食，開啟燃燒脂肪的超能力。第二，我的飲食以天然食物為主，非常適合我的身體。）

　　在討論增加減重與突破體重停滯的方法之前，我想先指出有幾種人在剛開始間歇斷食的時候進度特別慢。

- **最近曾經節食，尤其是限制飲食：低卡飲食、代餐（節食奶昔或節食棒）、醫師開的減肥藥、特定的「醫療減重」方案等等。**

  如果你屬於上述情況，你身體需要更多時間復原。回想一下我在前言中討論過身體會降低代謝率來適應飲食限制。間歇斷食是療癒代謝率緩慢最好的方法，飢飽交錯斷食可能是不錯的選擇。回去複習一下那章，了解安排飢飽交錯斷食的多種方法。

- **曾經長期體重過重或肥胖，有多囊性卵巢症候群、糖尿病前期或罹患第二型糖尿病。**

  如果你屬於上述情況，身體可能有嚴重的胰島素抗性。（如果你已確診糖尿病前期或第二型糖尿病，肯定是如此。）重點是慢慢壓低胰島素，讓身體有機會復原。雖然斷食是降低胰島素的好方法，但你也需要更完整的飲食計畫來降低胰島素。記住血液中的胰島素濃度要低一點，身體才會在斷食期間取用體脂肪。低卡或生酮飲食都有正面效果。你不一定要吃一輩子的低卡飲食，但低卡飲食搭配間歇斷食能慢慢逆轉胰島素抗性，你會發現自己能夠耐受更多醣類，身體也會漸漸療癒。

- **最近曾快速增重。**

  若你最近體重增加不少，這表示你的體內出了狀況。在這種情況下開始間歇斷食，體重或許會停止增加，但是不會馬上減少。請先想一想。如果你原本正在變胖，現在停止變胖，這已是正確的第一步。在體重下降之前，給身體至少三到六個月（或更久）

的時間。於此同時，你可以嘗試本章提供的幾種調整方法。

■ **服用與體重增加有關的藥物。**

如果你固定服藥，可上網搜尋藥物的副作用，看看是否包括體重增加。若體重增加是副作用，服藥期間可能很難減重。請跟醫師和／或藥師討論其他比較適合你的方案。

■ **甲狀腺機能低下。**

若你有甲狀腺功能異常的問題，可能很難減重。更令人沮喪的是，有些人雖然甲狀腺功能異常，但是血液檢查卻相當「正常」。這個問題非常複雜，很抱歉這本書無法提供解答。我建議你諮詢觀念新穎且非常了解甲狀腺的醫師，跟他們討論如何滿足你身體獨特的需求，以便提升甲狀腺功能。

如果你符合以上的情況，只看我提供的資訊即可。如果不是，請往下看。

結束FAST開跑階段、間歇斷食至少八週之後，你要做的第一件事是確定自己是否毫無進展，再決定如何調整。複習第18章，想一想追蹤進度的各種方法，檢查各項數據：比較每週平均、觀察體重趨勢、身材數據是否逐漸下降、試穿「誠實褲」、比較照片。只要確實有進展（就算很緩慢），就表示你沒做錯，不需要改變作法！

如果你確定體重紋絲不動（或是身材沒有明顯變瘦），別擔心，

只要調整作法就能改變結果。我在前面說過，每次改變作法都要至少持續兩週才能觀察到結果。你可以把每一次的改變當成個人研究中的一場實驗，不用急著把研究做完。最好是一次只改變一件事，然後根據結果評估是否有用。

■ 首先，確認斷食方法。你有沒有做到純淨斷食？

回顧一下基本要素：只能喝無調味的黑咖啡、無調味茶飲、無調味的水和氣泡水。你有沒有在咖啡裡加過一點椰子油或鮮奶油？你有沒有喝調味水？你的無調味咖啡、茶飲或水裡有沒有加過任何東西？你有沒有嚼口香糖？含薄荷錠或口氣清新片？這些東西的影響說不定比你想的更嚴重。（相信我！）純淨斷食就是這麼重要。

如果你已間歇斷食一陣子，但你的斷食不是純淨斷食，換成純淨斷食之後，可能會經歷一段體重增加的時間，這是因為身體在適應純淨斷食。把換成純淨斷食的那一天當成斷食的第一天，之前的間歇斷食就當成低卡飲食，因為那段時期並未帶來斷食的代謝與荷爾蒙益處。你會需要等待一段時間，請發揮耐心。

■ 其次，吃飽即停。

雖然用計算熱量的方式來控制食量有許多缺點（因為你的身體不是熱量計），但是吃得太多肯定會阻礙減重。過度飲食會使身體把消耗不掉的熱量儲存起來。間歇斷食已證實能夠提升代謝率，卻不足以應付日復一日的過度飲食。你的目標是吃飽就停止進

食。如果你想減脂，食量確實有關係。回去複習〈食欲矯正〉那一章，看看哪些方法對你有幫助。

■ **確認食物品質。**

我建議過你「耐心等待，不要壓抑」，但這並不代表所有的食物都能幫助你的身體減重。回憶一下第 17 章。你的飲食是否以過度加工食品為主？若是如此，這很容易調整。你原本飲食中的過度加工食品都先暫時不要吃，看看會發生什麼事。我敢說食欲矯正的作用立刻就會出現，體重也會快速下降。

■ **考慮更換（或加強）斷食模式。**

做為一種生活習慣，間歇斷食有許多樣貌。我自己實驗多次之後，覺得限制每日進食時段的斷食法很適合我，但這不一定是最適合你的模式。你必須多方嘗試，找出能讓體重減輕的方法。

如果你用了跟我一樣的模式但減重速度緩慢，可考慮加強斷食。以我來說，進食時段超過五小時就無法減重，有些人甚至連五小時都算太長。暫時縮短進食時段，看看是否有幫助。有人建議週間採用一至兩小時的進食時段，週末可延長（五到八小時）。我在前面說過，混搭不同的間歇斷食法可能會比一成不變的斷食規律更有用，因為規律容易導致適應作用。如果你想要積極減重，也可以每週嘗試一次較長的斷食。我看過許多人在每週連續斷食三十六或四十二小時一次之後，體重才終於減輕。別忘了長時間斷食的隔天必須是飽日。

你也可以考慮把飢飽交錯斷食跟間歇斷食搭配使用。如果你曾經長期節食，飢飽交錯斷食或許是提升代謝率的最佳選擇。別忘了關鍵是飽日與飢日交錯。讓身體知道你沒有面臨餓死的風險。

■ 嘗試不同的進食模式。

我在〈生物個體性〉那一章說過，不同的人適合不同的食物。有些人的身體比較適合低醣飲食，有些人則比較適合低脂飲食。自己實驗看看！先試試減少攝取醣類，再試試完全不限制醣類。或是連續幾週減少攝取脂肪，接著再試試完全不要限制脂肪。仔細觀察自己的感受，比較不同的作法有沒有影響減重進展。

不同於過去幾十年來的低醣或低脂飲食法，我的建議是不要仰賴過度加工的醣類或脂肪替代品。無論是低醣或低脂飲食，都要以真食物為主。加工食品對健康無益，真食物才健康。

此外，要記住你無須永遠放棄自己愛吃的東西。你可以暫時不吃太多醣類或脂肪，目的是擺脫過多的體脂肪。達成目標體重之後，你可以試著開始吃你喜歡的食物。維持體重的時候彈性很大！

■ 改變進食時段。

間歇斷食的人大多把進食時段放在下午跟傍晚，但並不代表這是最好的時段。試試其他時間！如果你一直把進食時段放在下午跟傍晚，可試試移到中午，觀察一下效果。如果嘗試之後發現不適合，可以把進食時段移到早上，然後再觀察一下。我知道不少人

把進食時段放在早上，效果非常顯著。說不定你也適合。

如果進食時段放在早上讓你感到不舒服，這也沒關係。參考我提供的方法，試試其他調整。

■ **暫時不吃甜點，不喝酒與／或非零卡飲料。**

這對我來說是重大嘗試，我的身體情況有了顯著改變。還記得二〇一五年春天我剛開始減重的時候，為了加速達到目標體重暫時不吃甜食、不喝酒（我也暫時不吃過度加工食品）。想吃甜食的時候，我會吃新鮮莓果沾高脂鮮奶油，除此之外我不使用任何甜味劑，也不吃含糖甜食。

此外我也發現酒精會讓我的體重停滯。以我的身體來說，有兩個原因。第一，身體會先取用來自酒精的熱量。[1]喝酒之後，身體會先使用酒精的熱量，把來自食物的多餘熱量儲存起來（除了將多餘的醣類儲存成肝醣或脂肪，多餘的脂肪也會被送進脂肪細胞裡）。[2]第二個原因跟食欲有關。我發現每次喝酒都會吃下更多食物（已有科學研究證實酒精對飲食過度的影響）。二〇一〇年的一項研究發現，「飲用酒精飲料之後攝取的熱量，顯著超過飲用非酒精飲料」。[3]如果你想減重，最好別喝酒。

進食時段考慮喝其他飲料。你是否會選擇非零卡飲料（例如含糖汽水或拿鐵）？雖然我不建議計算熱量（原因已充分解釋過），但是這種飲料之所以叫做「空熱量」其來有自。暫時不要喝，觀察一下效果。

現在你要問自己的問題是：本章提供的方法之中，你應該先試哪一個？

把每個方法仔細看過一遍，選擇你覺得最有共鳴的那一個下手。跟間歇斷食工具箱一樣，這些調整也是你可以選擇的額外工具，請搭配使用！

我們的線上互助社群做過一個調查，受訪者表示他們曾以下列方式突破停滯一個月以上的體重（依照回答數量排序）：

- 時間與耐心
- 更改時段長度
- 調動時段
- 減少醣類攝取
- 隔日斷食（飢飽交錯斷食）
- 暫時不喝酒
- 每週一次斷食三十六至四十八小時
- 23:1 斷食
- 暫時不吃糖
- 暫時不吃加工食品
- 增加運動量
- 5:2 斷食（每週五天飽日，兩天飢日）
- 4:3 斷食（每週四天飽日，三天飢日）

這些方法都經過真人實證，通常只要付出「時間與耐心」就能

達到期待的減重目標。但是：如果你每一步都做對了，也按照本章的建議調整作法，幾個月或甚至一年後仍毫無進展該怎麼辦？

有些人，尤其是本章一開始說的那種人，他們的體重就是頑強不肯下降。比起其他人，你們更需要的是：時間。

是的，多給自己一些時間。

你或許懷疑你的身體是不是故障到無法修復的程度。

請記住：你身上多餘的體重不是一夜之間增加的，從外面看不出來的荷爾蒙變化也不會一夜發生。堅持斷食，而且是純淨斷食，吃優質食物。讓身體慢慢療癒。注意各種食物給身體帶來的感受，選擇使你感到舒服的食物。留意減重以外的正面好處，對間歇斷食保持信心。

有些人間歇斷食了好幾個月體重才開始減輕。要相信一旦身體做好準備，你就會看見進步。

別忘了聚沙成塔、滴水穿石。一次一公斤慢慢來，你的身體會以最適合自己的步調擺脫多餘脂肪。

體重停滯不代表你這輩子減重無望，也不代表你終將會復胖。把體重停滯視為身體先為體重設定新定點，目的是準備甩掉更多脂肪。

最後我想跟大家分享幾個看法。間歇斷食社群的朋友常說：「對過程有信心」。但是要等到什麼時候才能嘗試間歇斷食以外的方式呢？

如果你嘗試間歇斷食減重超過一年，試過本章提供的調整方法卻依然沒有任何進展，我建議你進一步了解你的身體為什麼無法取

用體脂肪。（我不是在說減重進度緩慢的人唷！進度緩慢沒關係，仍屬於成功減重。）

我想告訴體重遲遲沒有下降的人：間歇斷食幫助減重的前提，是導致你體重過重的原因能靠間歇斷食解決。

我再說一次：間歇斷食幫助減重的前提是，導致你體重過重的原因能靠間歇斷食解決。

如果間歇斷食無法處理你的問題，你必須進一步了解自己的身體為什麼無法減重。

- 甲狀腺有問題？
- 對某些食物敏感？
- 潛在的健康問題？
- 更年期？
- 壓力？
- 缺乏睡眠？輪班工作？
- 服用的藥物跟體重增加有關？

肥胖是一個相當複雜的問題，因為身體是一台複雜的機器。針對你的問題對症下藥才能解決肥胖。

這些年來我發現間歇斷食是一種健康計畫，減重是間歇斷食的副作用。但這並不代表你不需要深入了解自己的健康問題，找出體重居高不下的癥結。

這一點非常重要。

「對過程有信心」指的是相信間歇斷食對身體有益，可促進整體健康。但是，這不等於你光靠間歇斷食就能搞懂複雜的身體。別忘了減重是金額龐大的產業，二〇一七年的產值就高達六八〇億美元。如果減重很簡單，這世上不會有胖子。減重從來就不是一件容易的事。

如果你曾多次調整間歇斷食模式卻依然無法讓體重下降，我鼓勵你求助於觀念新穎的專業醫療人士一起找出原因。這不一定容易，我記得我熟悉的幾位醫師都非常樂意開減肥藥給我吃。我也非常樂意地吃了，因為當時我並未具備現在的知識。（真希望時間能夠倒流，我會把這本書送給正在與體重搏鬥的自己。這能為我省下許多焦慮。）

幸好還是有很多醫師願意與病患攜手合作。如果你用盡各種方法還是無效，你的身體一定有問題，這不是你的錯。

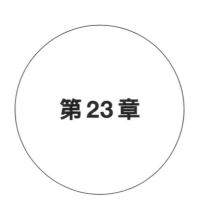

第23章

維持體重：間歇斷食的人生

　　間歇斷食最棒的一點是跟你以前試過的任何方法比起來，維持體重非常容易。多數人都能長期維持健康體重，幾乎毫不費力！

　　先問一個重要的問題：你怎麼知道這樣就夠了？你怎麼知道你已經進入「維持期」？相信我，很多人都沒辦法回答這個問題。

　　開始間歇斷食的時候，你大概知道自己的「目標體重」應該是多少。我希望你能重新思考你的目標體重，尤其是愈來愈接近目標體重之際。

　　我想先分享自己的故事。我開始減重時體重九十五公斤，目標是六十一公斤。我之所以選擇六十一公斤，是因為我記得五十八公斤的有多麼輕盈自在，可是五十八公斤似乎是不可能的任務。

九十五跟六十一的差距是三十四，看起來是個不錯的整數❶。我的目標是穿下六號尺碼的衣服，對當時尺碼十六W的我來說，六號很小件。其實我的尺碼應該是18W（老實告訴你，我都買彈性布料的衣服，穿在身上就像糯米腸的腸衣一樣緊繃，因為我不肯買更大尺碼的衣服）。

二〇一五年三月，那神奇的一天終於到來：磅秤上出現六十一公斤！我大步走進我家附近的商場買新衣服。六號，我來了！

不過我穿的不是六號。無論我走進哪家店，合身的尺碼都是四號。太有意思了！（尺碼放水？也許吧。）

那年春天我買了超多衣服，而且我覺得自己很美。我宣告自己進入維持期，並開始了解如何制定維持期計畫。（稍後會有更多相關說明！）

二〇一六年春天，也就是將體重維持在目標範圍（上下幾公斤）一年之後，我決定不再讓磅秤上的數字左右我每天早上的心情。我最後一次量體重的數字是六十公斤，量完之後我把磅秤放在櫃子高處，十四個月之後才再次站上磅秤。

那十四個月我持續緩慢減重。四號的衣服日漸寬鬆，我發現我得改穿二號或甚至〇號。你沒看錯，我在十四個月後又瘦了兩個尺碼！

有一天我鼓起勇氣把磅秤從櫃子高處拿下來，秤秤看自己瘦了多少。我感覺自己瘦了很多，衣服尺碼也變小了，應該不會超過

---

❶ 譯註：原文使用磅為單位，作者想從210磅減為135磅，差距75磅。

五十六公斤才對。我站上磅秤，深吸一口氣，低頭一看……五十九公斤。什麼？！怎麼不是五十六公斤（或更低）？我陷入節食思維。到底怎麼做才能瘦到五十六公斤？怎麼做才能繼續減重，達到我心目中的新目標：五十六公斤？

我很生氣，很生氣，很生氣。

我明明瘦了兩個尺碼，我瘦了這麼多，理應達到目標體重做為獎勵才對。我穿得下○號牛仔褲又如何。（我承認我是全裸量體重，因為旁邊沒人……再說誰會穿著牛仔褲量體重，你懂的。）

那一天我把價格昂貴的藍芽磅秤扔進車庫，從此以後再也沒量過體重。（就算去診所看病，我也請醫師不要吐露我的體重。）

這個故事的啟示是：

我的身體已經達成目標，磅秤上的數字無關緊要。我知道我已經不需要繼續瘦身。我身上當然還是有肥肉跟鬆垮的地方（我相信女性的身材都應該有點曲線），但是我真的需要為了瘦到五十六公斤再減三公斤嗎？我需要穿○○號的衣服嗎？當然不需要！

雖然體重是五十九公斤，但是我的身材比多年前五十八公斤的時候更苗條纖細。其實當年的牛仔褲跟洋裝我還留著幾件。我五十八公斤穿的牛仔褲，現在穿很鬆，褲頭跟腰之間仍有縫隙，但是體重卻重了一公斤多。五十八公斤穿的洋裝也很鬆！五十九公斤的我比五十八公斤的我更瘦。

這故事為什麼重要？它強調了這個觀念：與其選擇目標體重，不如選擇目標身材。選擇一個會令你滿意的尺碼，別再關注體重。你或許會像我一樣，永遠無法達到你心目中的理想數字。但你或許

也會像我一樣，體重雖然高於目標體重卻變得更苗條纖細！關鍵在於改變身體組成！你減去脂肪、增加肌肉，所以尺碼才會直直落！你也可以像我一樣愛上自己的不完美，接受大部分的人身上都會有鬆垮的地方，因為我們是普通人，不是比基尼模特兒。（如果你剛好就是比基尼模特兒，請忽略這句話。）

當你發現你已接近目標身材，你可能想知道維持體重是否需要改變目前的作法。進食時段是否要延長？飢日是否要減少？是否應該停止間歇斷食？

雖然維持期可以放鬆一點，但是不宜太過放鬆……或是太早放鬆！剛達到目標時，請持續相同的減重作法同時聆聽身體的飢餓與飽足訊號。你或許會因為達到理想體重而感到更加飢餓（謝啦，食欲控制中樞！）若是如此，別忽視飢餓感，你的體重會慢慢維持在最適合你的穩定範圍內。

如果你發現減少的體重超過目標，可以考慮稍微延長進食時段。請注意，我說的是稍微。你可以慢慢實驗，找出最適合維持體重穩定的時段。

進入維持期之後，你或許也會擔心復胖的問題。你的擔心很合理，因為我們以前試過的每一種節食方式都會慢慢復胖。多數人都體驗過可怕的溜溜球效應。

間歇斷食能幫助身體抵擋導致復胖的代謝趨緩。簡直賺到！不過，這並不代表你絕對不會復胖。

請聽我娓娓道來。

藉由間歇斷食達到目標體重之後，你會想要逐步放寬進食時

段。只要能夠維持你新的身材，這完全沒問題！可惜的是，你會發現放寬進食時段可能會使你慢慢復胖。

別擔心，幫助你減重的間歇斷食模式也能幫助你維持體重。

這是我的看法。現在我保持很大的彈性，我甚至不再去數還有幾小時，也不追蹤進食時段是幾點到幾點。我只觀察衣服的鬆緊。還記得第18章介紹的「誠實褲」嗎？我時不時就會把誠實褲拿出來試穿。如果穿上後擠出一點腰部贅肉，這表示我應該節制一下。

誠實面對自己，才知道應該調整哪些作法。以我的情況來說，這意味著我必須暫時少喝點酒並縮短進食時段，直到穿上誠實褲覺得剛好為止。雖然我不量體重，但我密切觀察身材，不會讓自己胖到穿不下誠實褲。

或許對你來說，磅秤比誠實褲好用。但不要讓磅秤成為唯一的評估工具，尤其是有運動的人。體重上升有可能是因為肌肉量增加了。你應該仰賴類似誠實褲的工具，偶爾也要拍照做前後對照。

如果你觀察到自己胖了一點，請像我一樣誠實面對自己。我總是能夠指出真實的現狀。（順帶一提，這是老師的教學技巧。如果你問孩子：「你覺得你錯在哪裡？」他們一定知道答案，而且會直接說出答案或是盯著你看，兩種情況老師都滿意，因為你知道他們正在反省自己的行為。）

如果你發現體重上升了一點，問問自己：「我做的哪些改變可能導致我現在復胖？」

你是不是食量變大了？你有沒有改變飲食？你是否延長了週末的進食時段？你現在喝更多酒？比較常吃甜點？對許多人來說，這

是幾個常見的復胖原因。

　　提醒你：如果你的間歇斷食模式沒有改變卻復胖得突如其來，可考慮重看第22章，確認是不是其他問題。例如與體重增加有關的新藥物、壓力、接受抗生素治療（影響腸道菌群平衡）、甲狀腺問題等等。考慮諮詢專業醫療人士，找出可能的原因。最重要的是，不要忘了身體雖然極為複雜，只要體重忽然上升就是值得關注的徵兆，而且這不一定是你的錯（也不一定是間歇斷食沒用）。

　　對節食失敗史長達幾十年的人來說，想到要維持體重或許很可怕，但隨著身材年復一年保持苗條，你會變得愈來愈有信心，這是令人興奮的一件事。二○一五年過去了，我迎來二○一六、二○一七、二○一八、二○一九、二○二○年。我每年都很驚訝，跟過往的飲食法比起來，現在維持體重竟如此輕鬆。用間歇斷食維持體重的這些年來，我再也不需要因為變胖買較大尺碼的衣服，包括更年期。我誠實面對自己，留意身材變化（感謝誠實褲），並且維持間歇斷食生活習慣，現在我相信我已澈底擺脫體重問題。

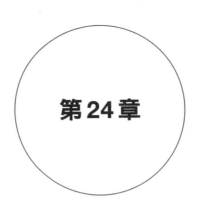

第 24 章

勇敢分享

　　許多間歇斷食新手不太敢告訴別人自己正在間歇斷食。別人會不會覺得你瘋了？你會不會被善意的親友勸說一頓？（可能會！我就遇過。如果你遇到，我想教你如何從容又自信地處理這種情況！）

　　你應該不意外，我超愛跟別人聊間歇斷食。最近我發現我提起這個主題時，聽過間歇斷食的人愈來愈多。大部分是在雜誌文章或新聞片段裡看過，或是有朋友、家人、認識的人試過且效果不錯。現在每次我提到間歇斷食，聽過的人比沒聽過的人更多。

　　如果這樣還不足以說服你，我想提出兩件事來證明間歇斷食確實已成主流。

　　第一個證據是間歇斷食產品愈來愈多。還記得一九九〇年代的

低脂熱潮嗎？當時所有的食品都宣稱自己是零脂肪。後來的低醣時代（阿特金斯低醣棒和低醣零食）與生酮熱潮（每家咖啡館都賣「生酮咖啡」）也一樣。前幾天我看到一款新的零食棒廣告，標榜間歇斷食也可以「吃」。我笑到不行，笑完之後（食品商到底以為我們有多蠢？吃東西就不是「斷食」。）我發現這種產品變多是個好現象！愈流行的東西愈賺錢。廠商開始生產「斷食」專用的「食品」，表示這是一個龐大的市場。（答應我，你不會上當。跟著我再說三次：吃東西就不是斷食，吃東西就不是斷食，吃東西就不是斷食。）

第二個令人興奮的證據比較科學。由國際食品資訊委員會（International Food Information Council）進行的〈二〇一八年食品與健康調查〉指出，三十六％的消費者說自己上一年度曾遵循某種「飲食模式」。[1]猜猜排行第一名的「飲食模式」是什麼？如果你的答案是「間歇斷食」，恭喜你猜對了，真棒！（就算猜錯也沒關係，因為你正在看這本關於間歇斷食的書，我想不出比這更棒的事。）

這份報告的第二十六頁有張圖表，展示排名前面的幾種飲食模式。間歇斷食排名第一。在二〇一八年遵循飲食計畫的受訪者之中，有十％屬於間歇斷食，超越其他飲食法或飲食計畫。間歇斷食把原始人飲食、無麩質飲食、素食或純素飲食、生酮飲食全都甩在後面！哇塞，絕對是主流。

看吧！現在間歇斷食已不再躲在陰影裡。它是主流，是在二〇一八年的調查中位居第一的「飲食模式」，而且商人已摩拳擦掌要販售斷食期間專用的食品。

請記住：你不一定需要回答別人所有的疑問，也不需要花時間

為自己辯護。真的不用。如果有人質疑你為什麼要間歇斷食，或是告訴你間歇斷食「不健康」，把這本書借給他們看，告訴他們看完之後你很樂意跟他們討論。（或是幫他們買一本。他們看完搞不好不會還你，不如直接給他們一本比較省事。）

我很樂意代替你用這本書為他們說明斷食是怎麼一回事。如果他們不肯聽，你可以把他們話當成耳邊風。你知道自己在做什麼。你知道間歇斷食是一種健康計畫，減重只是副作用。你帶著自信維持間歇斷食的生活習慣。

如果你告訴別人你正在間歇斷食，他們的回應是批評，例如「難怪你會變瘦！因為這是那種餓肚子飲食法！」或是常見的那句「如果我不吃東西，我也會變瘦」，你可以用科學詞彙嚇嚇他們：

「鮑勃，自從提升體內細胞自噬如何促進健康與長壽的研究獲頒二〇一六年的諾貝爾醫學獎之後，我就一直對加強細胞自噬很有興趣。我相信你應該知道間歇斷食是最好的方式之一，這就是我選擇間歇斷食的原因。」

對方會立刻閉嘴。

沒人能夠反駁含有「諾貝爾醫學獎」跟「加強細胞自噬」的科學主張。我保證。

所以，請用健康益處來說服對方。畢竟我們都知道間歇斷食是一種健康計畫，減重只是副作用。

他們會漸漸看到你的驚人成果，然後主動向你請教成功秘訣。這是我的親身經歷。看見我多年來試過一個又一個飲食法的朋友都以為，間歇斷食會變成另一個失敗經驗。當他們看見我減掉三十六

公斤後年復一年維持穩定體重，這才驚覺我其實沒那麼瘋。

　　大致而言，我認為對自己正在做的事情有信心是最重要的成功因素。當你明白間歇斷食與健康和長壽有關，你自然知道這件事對身體有好處。當你知道這件事對身體有好處，就不會不好意思與他人分享，也不會覺得做這件事需要遮遮掩掩。

　　我們站在革命的最前端！我們有機會攜手改變世界！勇敢分享，說不定你的親朋好友會因此而變得愈來愈健康。這種感覺無與倫比。

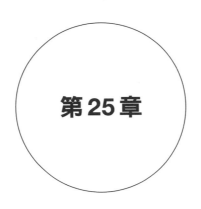

第25章

千金難買早知道

　　做為一種生活習慣，間歇斷食帶來的改變超乎你的想像。本章要分享來自世界各地的間歇斷食心得。每當你需要鼓勵或啟發的時候，不妨翻開這一章！

南溪・米勒 （Nancy Miller）	這是一種可行的生活習慣！你今天就可以開始，因為不需要買特殊的食物、設備或會員資格。
克莉絲塔 麻州辛罕 （Krista from Hingham, MA）	飢餓的痛苦通常來自心理（包括無聊）而不是生理。找點事情做，說不定就不餓了。以我來說，我覺得我的身體在進入燃燒脂肪模式之前飢餓感最強烈。雖然無法用科學的方式測量，但我觀察到這是一種

	固定模式，所以我現在很期待「肚子餓」的感覺，把它視為一個好徵兆……而且飢餓感消失得很快。除此之外，我也沒想到我居然喜歡喝熱水！
海蒂 紐約 （Heidi in NY）	我希望我在間歇斷食之前早該知道的事：很多人在嘗試間歇斷食之前都曾節食多年（或數十年？）節食心態很難擺脫。節食的顯著（減重）成效或無效會在幾天或幾週內出現。但是間歇斷食是一個以「年」為單位的過程，甚至是一個終生學習的過程，我從中獲益良多。我也學到了體重與身材之外的健康目標更加重要。這種領悟帶來的視角使我對自己變得更有耐心、更寬容。達成小目標也讓我有更多成就感，小目標聚沙成塔、不容小覷。
紐澤西間歇斷食者 （NJ IFer）	我從八歲就開始跟體重對抗。我是內科醫師，我受的訓練告訴我如果要預防代謝變慢，一天要進食五次。但是對過了更年期的我來說，反過來做才適合。我希望自己能早點認識間歇斷食，老實說，那時候我已萬念俱灰。我經常故意挨餓。開始間歇斷食後，我的食欲被矯正了。我減了二十九公斤，維持體重相當輕鬆。我的 BMI 維持在中等程度，頭腦也變得更清晰。我喜歡這種生活方式。我也希望自己能早點知道我需要二到三個月適應。大家都說需要兩週，但我確實需要幾個月。現在……就是很輕鬆。辛苦捱過適應期是值得的！
克莉絲托 田納西州.	我希望當初我能知道喝咖啡真的很有幫助！我以前不喝咖啡，因為大家都建議喝咖啡，所以我決定試

（Crystal from Tennessee）	試。我一天一杯咖啡，連喝四天之後才終於愛上！頭四天很慘！我一喝就想吐！現在我一天喝四杯，感覺很棒！
麗莎·布利登（Lisa Breeden）	我希望我在間歇斷食之前早該知道的是這件事有多簡單。我第一次聽到間歇斷食的時候，我心想：我一天吃三頓正餐加兩頓點心都覺得不太夠，間歇斷食想都別想，更別說一天只吃一餐。我從溫和的八小時進食時段開始，沒打算進一步縮短。兩週後我把進食時段縮短為六小時，因為我當時會上健身房運動，我想在運動前有時間消化食物。我的飢餓感適應得很快，所以我把進食時段順其自然縮短成三小時或四小時，這也是我現在的進食模式。我沒有強迫自己。這是一個循序漸進的過程，我讓身體告訴我該怎麼做。除了食慾矯正，這種生活習慣居然這麼舒服也令我驚訝。
貝卡（Becca W）	間歇斷食是給自己最棒的禮物。做為一種生活習慣，間歇斷食給身體療癒和休息的機會。身體花很多時間消化食物，斷食讓身體有機會療癒其他部位。
蘿拉（Laura G.）	我希望我知道「飢餓」也分很多種。出於習慣或情緒的飢餓應該被無視。肚子餓的時候，問問自己這是真的飢餓嗎？還是來自外在的飢餓感？例如無聊？傷心？焦慮？來自外在的飢餓大多是情緒性飢餓……別理它。如果是愈來愈強烈、不會消失的飢餓感？請為身體補充能量。

蓋兒・瑞因斯 （Gail Rains）	我希望我當初知道間歇斷食是一種很輕鬆的生活方式！沒有飲食限制，不需要繳會費，食物不需要特別處理，不用天天量體重，不用買特殊產品！只要斷食、進食、重複循環就行了。
艾美 奧克拉荷馬州 （Amy from Oklahoma）	我希望我能在開始間歇斷食之前，就先看過純淨斷食的文章。我是在聽到朋友的成功故事之後自己摸索嘗試。純淨斷食與堅守時段大幅改善我的減重成果。我也希望當初能早點開始間歇斷食。我原本很擔心過程會太辛苦，我會時時處於餓到發怒的狀態，沒想到過程那麼輕鬆，飢餓感一點也不難熬，我學會聆聽自己的身體。我很喜歡這種輕鬆的感受。我是四個孩子的媽，不需要為了準備健康早餐而絞盡腦汁改變了我的生活！趕緊試試，你一定不會後悔！
蘿拉・鮑科爾 （Laura Baukol）	我希望我知道純淨斷食有多重要！我剛開始間歇斷食的時候，喝咖啡會加鮮奶油，水裡會加薄荷或檸檬調味。幾週之後才知道純淨斷食很重要。圖表很有幫助！我換成純淨斷食之後，間歇斷食變得更輕鬆也更有成效。我斷食的時候胰島素不再飆升，我讓身體有機會燒光肝醣、取用體脂肪。而且我一整天活力充沛！間歇斷食感覺很舒服，我很慶幸自己換成純淨斷食！我認為我真正開始間歇斷食的時間，要從純淨斷食開始算。感謝琴！
凱倫・湯瑪斯 （Karen Thomas）	別放棄！身體需要花點時間才能習慣。慢慢來，記住這不是節食，而是一種生活習慣。

麥德琳・柯倫 俄亥俄州克里夫蘭 （Madeline Colón from Cleveland, OH）	我將近十一個月之前開始間歇斷食。我有暴飲暴食的習慣，我希望我能早點知道該吃什麼以及該怎麼吃，還有如何聆聽身體發出的訊號以便察覺自己有沒有做對或做錯。我一開始是進食十四小時、斷食十小時，同時觀察身體的反應。頭兩天胃部一直咕咕叫。我喝水安撫煩躁的胃。兩個月後，我已成間歇斷食專家。我增加兩小時斷食，身體適應良好，因為我持之以恆、充滿耐心。你必須享受過程。間歇斷食療癒了我的身體跟靈魂。現在我已擺脫暴飲暴食的壞習慣！
克莉絲蒂 邁阿密克拉克斯頓 （Kristie from Clarkston, MI）	我希望我能早點知道間歇斷食雖然只是簡單的生活改變，卻能對體重、心理狀態、健康、體力與整體身心健康產生如此深遠的影響。
蘿莉 北德州 （Lori in North Texas）	我希望我當初知道我應該相信自己的身體。我不是一夜之間胖了那麼多，當然不可能一夜之間變瘦。我希望我能早點知道間歇斷食能使我享受自由。我希望我能早點知道體重未必反映健康的全貌。身體的感受最重要。我希望我三十年前就能開始間歇斷食！
吉娜 俄勒岡波特蘭 （Gina from Portland, Oregon）	這是一種彈性很大的飲食計畫！先想好對你最方便的斷食時段，堅持一段時間，等到做好準備再延長斷食。但是你必須記住這不是節食！就算你偶爾一兩天提早開始進食或是延後結束進食，完全不是問題。慢慢習慣斷食，學會聆聽身體的感受，對自己寬容一些。

伊莎‧夏馬 （Isha Sharma）	每週至少拍照一次。衣服合身程度的改變速度比磅秤上的數字更快。看見背部肥肉消失非常振奮人心！此外，我建議你經常試穿衣櫃裡的「小衣服」。我只間歇斷食六週就穿上小了兩號的牛仔褲，非常驚喜！
布魯克‧斯特柯特 （Brooke Steckert）	保留彈性。聆聽你的身體與直覺。間歇斷食不是魔法，也沒有嚴格規定。你的身體知道你需要什麼、何時需要，所以多方嘗試，你會知道哪一種模式最適合你。
佛萊德 （FredRNTT）	我希望我知道體重以外的進展也很有威力與影響力。我原本只是想要減重，結果五十八歲的我變得更健康、更快樂，這種感覺前所未有。沒想到我也能啟發許多間歇斷食的人。
凱拉‧岱斯蘭吉 （Kyla Deatherange）	我希望我知道雖然從小就失去了身體這部分的掌控權，但是拿回掌控權其實不難。間歇斷食教我理性進食，使我有力量藉由每天的斷食一點一滴解決問題。我希望我能早幾年認識間歇斷食，這樣就能避免肥胖對我的身體造成永久的身心傷害。
史黛西‧歐文 （Stacy Owen）	一開始我保持著「節食」心態。我第一週就快速看見令人驚喜的成果。第二週進度變慢。想當然耳我感到沮喪，覺得間歇斷食跟以前流行過的飲食法沒兩樣，我心中閃過放棄的念頭。但是，我決定放下心中的堅持……斷食時段喝咖啡不再加鮮奶油，也不再喝調味水。效果截然不同！純淨斷食大大影響成效，出乎我的意料，而且沒那麼難適應。我可以在進食時段喝加了奶精的咖啡，但是後來我變得沒

	那麼愛加奶精。我喝無調味礦泉水，因為氣泡能改善胃部蠕動；如果想喝調味水的話，就留到進食時段再喝。這是我試過最輕鬆的減重方法，而且我的身體變得更舒服，這是這本書的一大加分！
蘇珊娜・派頓 （Susanna Patten）	我希望剛開始間歇斷食的時候，我能真正相信這是可以持續一輩子的生活習慣。我知道堅持幾個月就能看見改善，但是我並非真的相信這是一種可長可久的飲食與生活習慣。健康益處接連出現。一個月後，體重減輕。又過了一個月，我非但沒有復胖，皮膚還變得緊實，而且肌肉線條變得更好看。間歇斷食帶來的效果很持久，其他的生活方式望塵莫及！
史黛芬妮・康利 （Stephanie Conley）	我希望我知道我應該聆聽身體的感受。我不需要因為「時間到了」就吃東西。身體知道自己餓不餓（而不是像我以前那樣強迫自己吃早餐，只因為從小被灌輸這種觀念。）
拉克夏 （Raksha）	我希望自己能早一點認識這種生活習慣。「斷食」這個詞容易令人卻步。其實斷食不是挨餓，而是在身體處理血糖與脂肪的時候，暫停進食。我喜歡間歇斷食的靈活度。你不可能「搞砸」。繼續如常開啟與關閉進食時段就行了。我覺得斷食時段能配合你的需求、能力與日常作息很棒。連我的醫師自己都在間歇斷食。這種飲食計畫的成效無與倫比。我很樂意加入這場旅程，也很期待變得更苗條、維持健康體重，同時調節血糖、膽固醇、血壓等隨著老化必須更加注意的事。感謝你讓我獲得這種頓悟！

安卓亞 英國華威郡 （Andrea from Warwickshire, UK）	我們從小被教導必須經常進食。市面上每一種新的節食法與健康計畫都保證能解決問題。但是人類的身體知道該怎麼做，而且有很多不一定需要靠進食也能使用的能源。聆聽飢餓訊號，判斷這些訊號來自習慣還是無聊？配合身體的需要攝取健康食物，但只要是在進食時段內，適量攝取任何事物都可以。聆聽飽足訊號，你是否已經吃飽了？停止進食，讓斷食幫助身體消化跟療癒。這種生活習慣能使你掙脫過去的枷鎖。間歇斷食的好處不只是減重，還能改變身體組成，使你活力充沛。
米凱琳娜 澳洲 （Michelina from Australia）	我希望我知道肚子餓不是壞事。肚子餓不一定要馬上吃東西。回想過去，我發現我幾乎沒有肚子餓的經驗，因為我一整天都在吃零食。我的身體哪有機會使用儲存的能量？我一直補充能量，卻沒有提供使用的機會。間歇斷食似乎是一種使你有效率充分發揮身體機能的方法。
金 科羅拉多州 （Kim from Colorado）	這種嶄新的生活習慣足以改變人生。進入更年期之後，我開始發胖，所以醫師建議我用間歇斷食來促進新陳代謝。不過真正的好處是體力變好，關節痛跟頭痛都減輕了。我今年五十一歲，八月開始間歇斷食，目前減重十公斤。現在是我二十年來身體最舒服、外表最好看的時候。謝謝你，琴！
貝西·曼尼斯 （Betsy Maness）	這不只跟減重有關，還能改善慢性疾病。我有嚴重的類風濕性關節炎，疼痛程度改善許多。間歇斷食適合每一個人！

艾倫 芝加哥都會區 （Ellen from Chicagoland）	我希望我知道自己的間歇斷食過程應以健康益處為判斷依據，而不是跟別人比較。我希望我擁有看破量化數據的信心，因為體重不一定會減輕，帶來挫折感。我希望我知道如何帶著自信跟別人討論間歇斷食，不需要努力辯護這種新的飲食習慣。我希望我知道支持我的不只是飲食，更是互助團體與朋友的支持。我的體重緩慢下降，但是我完全沒忌口。如果我必須花三年才能達到目標體重，那就花三年。我寧願過著理智的生活，也不願意用身體跟大腦無法負荷的方式快速節食減重，最後又無法維持體重。#IFforlife
娜娜 （Nana to four）	我希望我知道這是一種我能輕鬆做到的生活習慣。我的進食時段晚上八點結束，所以我晚上不吃零食，這是我過去的一大缺點。此外，我可以配合作息調整時段，所以我每天都能斷食。
萊絲莉 波特蘭 （Leslie from Portland）	我希望我知道間歇斷食是一個緩慢的過程，「耐心等待」不是只等幾個小時，而是好幾個月，等到達成目標體重再吃某些食物。
凱蒂・葛拉姆 （Katie Graham）	我試過很多減重法，只有間歇斷食能有效長期減重，進而改變了我與食物的關係。現在是我掌控食物，而不是食物掌控我。我建議想要減重的人至少嘗試一次間歇斷食。
克雷格 （DC Craig）	純淨斷食是關鍵。進行一陣子就會變得非常輕鬆！非純淨斷食不值得嘗試，因為你會覺得更餓。（至

	少我是這樣。） 此外，把自己當成朋友。你不會嚴詞批評朋友的選擇或身材，請用這樣的態度對待自己。支持自己、對自己寬容，你的心態會愈來愈正面。保持心情愉快，你正在一步一步成為最好的自己！
娜塔莉・凱利 （Natalie Kelly）	我希望我知道間歇斷食會是我做過最有力量的事。我肯定沒料到間歇斷食能影響生活中的方方面面，而且時間愈久，感覺就愈輕鬆，成效也愈顯著。我不但因此減輕體重，我的身、心、情緒與心靈狀態都勝於以往。這是我做過最棒的一件事。
塔瑪拉・鮑爾 （Tamara Powell）	請發揮耐心。你不會立刻看見成效，這可能會令你氣餒。給間歇斷食一點時間發揮作用，讓身體慢慢適應。堅持純淨斷食。就算今天沒能堅持做到，也不要責怪自己。明天回歸正軌就好，一天一天、一小時一小時慢慢來。以自己為榮！
紐約海邊小鎮的斷食者 （Faster from a New York beach town）	我以為自己不吃東西就活不下去。我以為如果我「需要」食物卻不吃或不能吃，一定會餓到發抖、虛弱、心煩意亂。所以我車上跟包包裡隨時放著一條堅果棒或小零食，而且我每隔幾小時就會進食或吃些小東西。我以前很瘦，我不想發胖，但這些年胖了幾公斤，肥肉悄悄上身，甩都甩不掉。有天我看到間歇斷食的文章，心血來潮決定斷食十六小時……然後隔天繼續，隔天再繼續。當時我不知道：滿腦子想著食物，反而會降低食物的美味。爽脆的醃菜與可口的蔬菜，這些好食物（我心目中「可以」吃的「低卡」食物）通常不太好吃；因為

	吃巧克力跟甜食要節制，所以我會比較想吃這些「點心」。現在我斷食四個月了，食欲正在慢慢矯正。我覺得既輕鬆又高興的是：我想吃優質食物。這是我真正想吃的東西。我不再像過去那樣想吃零食。 老是想著食物（該吃什麼，什麼時候吃，可不可以吃）讓我變成食物的奴隸，但是我以前不知道。我能擺脫這種束縛真是太棒了。 若你正打算開始間歇斷食，請立刻開始吧！直接來。你很快就會度過難關，還會覺得自己以前怎麼會吃成那樣。間歇斷食會變成一種習慣，而且很舒服。 你以前以為進食會讓你有活力，其實進食會讓你變得遲鈍，沒想到吧。間歇斷食很舒服，而且斷食會愈來愈輕鬆：就是你想要的樣子。
艾咪·克利茲納 （Amy Klitsner）	我希望我知道間歇斷食有助於減輕發炎，進而大幅舒緩我的長期脊椎疼痛。一九九四年的一場車禍導致我下背部椎間盤破裂，我的脊椎痛了二十幾年。我動了四次脊椎手術都沒有成功，仰賴止痛藥控制長期疼痛。自從開始間歇斷食，我幾乎不用再吃止痛藥，疼痛的程度已大幅減輕。簡直就是奇蹟。
蜜西·葛斯文 （Missi Geswein）	我希望我知道間歇斷食沒有聽起來那樣可怕。我很愛吃，所以一天之中有好幾個小時不能吃東西，光是想想就很恐怖。而且連我最愛的奶精跟甜菊糖都不能吃……實在很難。忍過最初幾天之後，就變得非常容易（冰淇淋可以留到進食時段）！我已經斷

	食六十幾天（還是新手），我找不出放棄這種生活習慣的理由。我的體重減輕、身材變瘦，而且逐漸擺脫節食心態。<3
海瑟 費耶特維 （Heather P from Fayetteville）	1. 你即將展開一趟從方方面面改變人生的旅程。請放慢速度，慢慢習慣斷食，這將會以超乎你想像的方式促進健康。 2. 你的作法看似無效的時候，真正的功效正在你的細胞裡上演，所以要對間歇斷食有信心！ 3. 每天都要純淨斷食，無論斷食時段是短是長。 4. 擺脫節食心態，開心跳躍，站在山頂呼喊，發誓你永遠不會再一窩蜂嘗試流行的飲食法……永遠！
珍娜·西罕 （Jenna Higham）	相信過程，發揮耐心，你會慢慢看見間歇斷食如何從各方面導正你的生活。長年的頻繁進食與頻繁節食對身心造成的傷害與苦惱，這些傷害都會緩慢而穩定地消失，取而代之的是平靜與清晰。別忘了：製藥與節食產業是數百億美元的大生意，大家身上的毛病都愈來愈多。這種生活習慣完全不用花錢，還能幫你省錢！（想像邪惡博士的笑聲）我們贏了！
凱西·杭特 （Kathy Hunter）	我希望我剛開始間歇斷食的時候，能知道這件事將如何深刻地多方面療癒我的人生。我學會這種生活習慣不是與食物有關，而是關乎我如何看待自己、感受自己，如何處理壓力，以及如何為自己挺身而出。體重變得次要，因為這麼多年來我第一次活得這麼從容，就好像終於找到回家的路。觀察身材變

	得苗條、皮膚變得光滑、眼神變得清亮是一個有趣的過程，但最大的收穫是現在我跟自己以及我跟食物之間抱持著親愛、誠實與透明的關係。這種生活習慣帶來的心靈平靜，是我過去可望而不可即的境界。我非常感謝琴與線上社群提供的指引。
梅根 加州 （Megan from California）	間歇斷食五個月後，雖然體重沒有下降，但是我看到很多非體重的進步！睡眠品質變好，皮膚乾燥問題消失了，好幾年前就摘不下來的婚戒終於能輕鬆摘掉，早上不再足底筋膜炎發作，腰圍小了好幾英寸（還有好幾個身體組成改變的跡象），消化更順暢，擺脫吃東西的罪惡感（！），而且我的身體說它已經準備好恢復運動，我已經好幾年沒運動。以上這些情況出現時，我的體重還沒下降！間歇斷食能帶來好多療癒。一開始只看體重反而有害，你會為此分心，對其他益處視而不見。
特蕾莎 厄瓜多 （Teresa from Ecuador）	我先試了幾天輕鬆的 12:12 斷食，接著是兩個多禮拜的 14:10 斷食（瘦了四·五公斤），今天換成 16:8 斷食。斷食十六小時之後我還是不餓。所以我繼續等……到了第十九·五小時的時候，我的身體說：「嘿，該吃了！」我想吃什麼呢？不是冰淇淋也不是麵包，而是鮪魚！我以前根本不愛吃鮪魚！我不敢相信我的飢餓感跟飲食偏好會分家，我的身體會讓我知道我真正需要的健康食物是什麼。讚啦！

蘿倫・沃考特（Lauren Wolcott）	我希望我知道間歇斷食會有副作用，但是它們會消失。我經常搜尋線上互助團體，因為我想問的問題以前都有人問過。第一個星期頭很痛，而且固定某個時間會臉部潮紅……身體感覺很奇怪，各式各樣的反應令我驚訝。我想我希望當初能早點知道：如果身體有奇怪的反應，不要驚慌。
安卓雅・奧利佛（Andrea Oliveau）	如果你是從節食跳槽到間歇斷食，你會經歷一段適應期，想把這些年來你想吃卻不能吃的東西都吃一輪。吃吧！我是從原始人跟無麩質飲食法跳槽過來的，現在還是維持無麩質，但是可以吃穀物真是太爽了。義大利麵、披薩、吐司，以前吃這些都很有罪惡感。開始間歇斷食後，這些東西都可以享用，光明正大。你的身體會在這段適應期可能會增重。沒有關係，後來體重會慢慢下降。幾個星期後，你發現這些食物你想吃就能吃，這種新鮮感也會漸漸消退。你會漸漸偏向健康的選擇。了解身體需求也是需要學習的，包括你的食量。有一陣子我天天吃兩頓正餐（在四到五小時的進食時段內），但我居然不知道體重為何不下降。後來我終於明白第一餐只需要吃點心的分量就夠了！我居然這麼久才明白這一點，真是有點尷尬。;) 現在我用點心開啟進食時段，然後才是正式的一餐，體重穩定減輕。這是一場探索你自己的旅程。請好好享受！
依蓮・湯瑪斯（Elaine Thomas）	間歇斷食不是速戰速決的節食。效果需要時間才會顯現。暫時不要量體重，改成量身材尺寸。一定要拍前後對照的照片。不要跟別人的減重效果比較。每個人的身體都不一樣。

克麗絲蒂 瑪麗埃塔 （Cristy from Marietta）	首先，我希望我能早幾年認識這種生活方式！ 我希望我知道我可以一方面跟食物維持健康的關係，一方面覺得身心舒爽，並在過程中減輕體重。
貝琪 土桑 （Becky from Tucson）	我有跑步的習慣。我喜歡在戶外活動身體！我熱愛為困難的目標努力鍛鍊，證明自己能超越自己。嘗試間歇斷食之前，我對間歇斷食感到好奇，也有點擔心如果進食時段放在傍晚，早上我是否還有力氣跑步。 我希望我早知道這個問題的答案是：可以。只要身體漸漸習慣斷食模式，早上跑步或散步是非常舒服的一件事，運動完再純淨斷食到晚餐時間。我上一次跑馬拉松成績斐然，這都要歸功於間歇斷食。我訓練身體燃燒脂肪。我不像許多跑者那樣在第二十英里進入「撞牆期」。喜歡跑步、散步與／或健行的人，間歇斷食能使你更加樂在其中！
莉雅 迪蒙恩 （Leah H. from Des Moines）	我希望我能早幾年認識間歇斷食。我覺得自己好像浪費了很多時間在反覆挨餓、發胖、流失體力。 很多人以為減少進食頻率會讓人不舒服。其實只有頭幾天會這樣。堅持個兩週就好。間歇斷食讓我擁有源源不絕的體力。我以前不知道原來我的體力可以這麼好。
潔西卡 洛杉磯 （Jessica from Los Angeles）	別害怕！一點也不難，你一定會愛上斷食的感受。 你可以享受生活，獲得健康益處，同時減輕體重。 你會希望自己當初應該早點開始！

派蒂 肯塔基州 （Patti from KY）	我希望我第一次在進食時段還沒到卻已感到飢餓的時候別那麼驚慌，當時我覺得自己很失敗。間歇斷食一段時間之後，我學會分辨飢餓感的真假，如果真的很餓才吃東西。
金潔 佛羅里達州 （Ginger P from Florida）	一開始可以溫和斷食，然後慢慢延長斷食時間。這是全新的觀念，你很容易一下子衝得太快，想要立刻嘗試較長的斷食時段。別忘了你現在的身材不是突然出現的，所以這種新的生活習慣還是慢慢養成比較安全。相信過程，相信自己的身體。量力而為，聚沙成塔！
艾莉‧普斯基 （Ally Pski）	我希望我知道這不是遙不可及的夢想，它跟我試過的其他飲食計畫不一樣。這會慢慢變成一種舒服的生活方式，你一定可以輕鬆減重。你面對食物的心態沒那麼容易消失，需要慢慢克服，尤其是改變在你眼前一一出現的時候。不用像其他飲食計畫那樣麻煩費力就能看見成果，這種感覺很不真實，會讓你懷疑這麼做到底對不對。相信過程，寬容待己，享受超乎預料的豐碩成果。
米雪兒‧辛格泰瑞 （Michele Singletary）	飢餓不是緊急事件。我希望我知道少吃一餐……兩餐……三餐或四餐不會死，也不會面臨死亡威脅。我以前難以想像跳過一餐不吃是如此輕鬆，而且感覺很舒服。這是我向別人介紹間歇斷食的時候最常說的話。對方常回我：「我早上起床必須立刻吃東西。我不能不吃正餐……這樣感覺怪怪的。」我希望我當初能知道……飢餓不是緊急事件。

瑪麗 （MaryKHN）	我希望我能早幾年認識間歇斷食。我希望我知道這種方法能幫助我輕鬆減重、獲得健康。我聽到間歇斷食的那一天就立刻開始嘗試。要是能早幾年知道間歇斷食，我的人生會截然不同。我希望我知道間歇斷食能幫我擺脫從小到大的頭痛問題（我今年五十九歲，但是飽受叢發型頭痛與偏頭痛之苦已超過五十年），趕走從我四、五歲就纏著我的濕疹，消除關節痛，皮膚變得光滑又年輕。這是最棒的生活習慣。
安迪・韓森 （Andy Hanson）	我希望我早知道我對體重上升、節食跟運動的觀念幾乎都是錯的。我今年四十六歲，二十一年前海軍退役後就一直很肥胖。我以為問題出在飲食跟運動不足。問題是一天吃三餐外加點心、每天運動一小時的上班族爸爸們一定會變胖。我希望當初我能知道這件事，因為我以前為自己選擇所謂的「健康」生活習慣，又嚴厲責怪自己瘦不下來。 我希望我知道那句老生常談沒有錯：少吃會變瘦。多吃會變胖。不吃就不胖。我希望我知道斷食十八到二十四小時其實很容易，而且這麼做不會破壞我的新陳代謝。 有時候想到我曾傷害自己的身體那麼多年，只因為我以為自己做了該做的事，我的心情會很沮喪。但後來我發現其實值得感恩的事更多。我原本血壓跟膽固醇都很高，過去三個多月一天只吃一餐，膽固醇已恢復正常。我很感恩我在罹患糖尿病之前就認識了間歇斷食，因為我母親跟多位阿姨、舅舅都有

	糖尿病。我很感恩生酮飲食讓我從一二二公斤瘦成一一〇公斤，三個月的一日一餐又讓我瘦到一百公斤。我很感恩現在當我出門散步時，我會感受到自己需要跑步。我以前痛恨跑步，現在我的雙腿主動要求我加速移動。
黛安 （Diane K.）	我希望剛開始間歇斷食的時候，我能知道把它變成永久的生活習慣有多簡單！
安吉・斯塔克 （Angie Stark）	我希望我能知道間歇斷食不是餓肚子，我不會全身虛弱或頭暈目眩，相反地，這種飲食方式讓我的身體更加舒服。我知道有兩個背景／生活型態截然不同的朋友都因為間歇斷食變得更健康，但當時我覺得自己肯定做不到，或是間歇斷食對我沒有用。我把它歸類成一時流行的「飲食法」。我真是大錯特錯！
凱瑟琳 （Kathleen DDS）	我經常嘗試各種飲食法、減肥藥、運動、進食時機策略、健康飲食等等，你想得到的我全部試過。我曾經把自己吃到想吐，每三個小時就得餵飽身體，因為「這是提升代謝的唯一方法」……大誤！我也曾餓到暴跳如雷，但磅秤上的體重下降得非常緩慢不說，復胖的速度是減重的十倍，辛苦好幾個月的成果瞬間消失。 我今年六十一歲，「耐心等待，不要壓抑」的生活方式讓我這輩子第一次過著沒有剝奪感的生活。要是我早點知道斷食與飲食不忌口能使我變美變健康就好了！

	我希望我早幾年認識間歇斷食的作用,那我就不會花那麼多錢買節食書籍、減肥藥與各種尺碼的衣服!也不會錯過那麼多特殊場合,只因為我對外貌感到自卑或是不能吃某些食物跟飲料。但是相見恨晚總好過從未相識! 這不是節食,而是一種生活習慣的改變。就算偶爾有一天我延長進食時段,或是吃了較多零食、喝了較多調酒,也不再需要有罪惡感!
珍 (Jen L.)	我希望當初我沒有猶豫那麼久。我想到可能失敗就很害怕,但是間歇斷食是最棒、最簡單的人生變化。多年來我們一直被灌輸各種飲食標準,我不敢相信拋棄少量多餐之後,我的體力會變得這麼好。我喜歡現在的輕鬆生活。別猶豫,趕緊嘗試間歇斷食!
拉妮雅 (Rania)	減重是我的長期奮戰,開始間歇斷食之後,減重不再辛苦。一定要純淨斷食,丟掉磅秤,等待一段時間。請發揮耐心,我保證一定有效。我十一個月瘦了二十六公斤,我相信過程,持之以恆。我對減重成效及身體的轉變非常滿意。做就對了,不要瞻前顧後!
戴比・皮西歐塔 (Debbie Pisciotta)	1.我希望我三十年前就認識間歇斷食。 2.我希望我早知道身體不需要一日三餐外加點心才能維持健康。 3.我希望我早知道間歇斷食能逆轉第二型糖尿病,我們家很多人是病患。

	4. 我希望我早懂得純淨斷食。我以前喝零卡汽水跟冰茶，反而讓斷食更加難熬。純淨斷食讓斷食變得輕鬆，間歇斷食成了最容易的一件事。間歇斷食就是讚！
利雅·喬 （Leah Jo）	我還沒看過《耐心等待，不要壓抑》之前就已經開始間歇斷食，所以當時我不知道純淨斷食有多重要。有人跟我說，喝咖啡可以加鮮奶油。後來我知道了琴對純淨斷食的嚴格要求，這些都是有科學證據支持的原則，有理有據，而且大大地改變了我的斷食過程。我是為了健康因素開始間歇斷食，但是我的體重也隨之減輕，包括難纏的腹部脂肪。現在我維持純淨斷食，間歇斷食已是我的生活習慣。
麗莎 新罕布夏 （Lisa H from New Hampshire）	相信過程。內在療癒需要時間。若體重停滯，可偶爾調動斷食時段。別對自己太嚴厲，每天都是新的開始。
安德莉亞 印第安納波利斯 （Andrea from Indianapolis）	我希望我在間歇斷食之前能知道百分之百的純淨斷食非常重要。進食時段不等於放縱飲食。掌握這兩個觀念才能發揮間歇斷食的益處。
妮可 （Nicole A）	以前不管書本與線上互助團體怎麼說，我就是無法想像那麼長的時間不進食。我認為只有特別堅強的「超人」才做得到。我知道我很堅強，但是我有那麼堅強嗎？其實你不 需要是超人也能做到。熬過頭兩天之後會愈來愈輕鬆，我的斷食時段出乎意料地慢慢延長。我很快就能連續斷食四十小時。長話短

	說，我希望我知道就算內在聲音說它無法理解或做不到，其實這種生活習慣非常容易建立。
珊娜·史密斯 （Shana Smith）	我記得體重達到「人生巔峰」的時候，我告訴自己：「要是能瘦個九公斤，我會非常高興！」沒想到真的發生了……我三個月就瘦了九公斤！我真的超開心，但是體重停止下降時，我也隨之消沉。幸好我一開始有拍照，也有測量身體尺寸。我穿上同一件洋裝自拍。哇塞！我的肚子消了很多。當體重因為荷爾蒙起伏的關係而停滯時，我可以用皮尺觀察變化。我知道持續減重是長期計畫，重點是減掉九公斤之後沒有復胖！照片與身材尺寸讓我看見自己的進步，我並沒有退步。
莫·坎農 （Mo Cannon）	我希望我能早點認識間歇斷食這種生活習慣。這是我追求健康目標體重的過程中，試過最簡單的作法。聆聽身體的感受，它會告訴你何時必須進食，通常也會告訴你該吃些什麼。一天一天、一餐一餐慢慢來。你可以做到！
耐特 （Net M.）	在你考慮間歇斷食到底有沒有用之前，先給它一個月的時間。我就是花了一個月的時間適應並且維持「純淨」斷食。間歇斷食三個月，慢慢調整斷食與進食時段，你會慢慢感受到間歇斷食的好處。間歇斷食四到六個月，你會看見身材尺寸逐漸變小。 不要給自己製造障礙。還有……效果一定會出現。對於我不該吃的東西，我總是趨之若鶩。正因如此，「耐心等待，不要壓抑」的間歇斷食非常適合我：沒有不該吃的東西。

麗莎·伍利 （Lisa Wooley）	你一定會鍛鍊出「斷食肌肉」，幫助你撐過一整天無需進食。一開始你會餓到瘋狂想吃，晚餐時間衝進廚房！這種極度飢餓的感覺會慢慢消失，你可以悠閒地準備晚餐，不過這得花點時間才能做到。它不像其他飲食法有一大堆限制……
茱莉 奧古斯塔 （Julie from Augusta）	我花了很多年的時間每天努力吃「正確」的三餐，但是搞清楚進食規則真的很難。我極度想要找到一個能夠長期執行的飲食計畫。我不知道不吃也是一種選擇，而且正是我尋找已久的答案。我了解純淨斷食的重要性之後，心理上更能接受間歇斷食。我無法想像自己放棄這樣的飲食習慣。
蘿克西 （Roxi）	我希望自己在間歇斷食前就知道發胖不是我的錯。我的生活習慣完全遵照建議……每週運動七次，一天吃四到五餐等等。原來重點不是攝取跟消耗多少熱量，而是荷爾蒙與進食時間。我希望我能早點知道這些，因為如影隨形的罪惡感簡直就像無期徒刑。沒有人應該背負這種感受。
梅根·弗蘭納肯 （Megan Flanagan）	間歇斷食最棒的一點是彈性。有時候我會吃很多，有時候只吃一餐就夠，有時候只斷食十三小時，但是我通常一天斷食至少十六小時。我間歇斷食的第一週有天狀況特別糟，狂吃一整天，吃到凌晨才停。若是別的飲食法，這樣就算破功了。但間歇斷食不是節食，而是生活習慣。明天又是新的開始。那一週我第一次成功斷食二十小時，感覺很棒！

羅瑞塔 （Loretta）	同樣的故事我們聽了一次又一次，因為它千真萬確。在這場間歇斷食研究中，我們每個人都是完整的個案。收集數據（體重與身材尺寸）、評估進度、調整，然後繼續斷食！
安・韓迪 （Ann Handy）	我希望我能在嘗試各種瘋狂飲食法之前就先認識間歇斷食！這種生活習慣帶來的改變令我驚訝。我能感覺到我的臀部、臉跟身體都消腫了。我是以 20:4 斷食為主，一天吃一餐。我今年五十四歲，大家都說我看起來年輕多了。我很習慣也喜歡這種健康的生活習慣。我對目前的效果感到滿意，也對往後的成果充滿期待。
海軍軍眷婕亞 （Jaya Navy Wife）	不要壓抑，想吃什麼就吃。但你很快就會發現，其實你什麼都不想吃！
印第安納州好胃口女孩 （Girl with an Indiana Appetite）	間歇斷食是一種心態。這種心態不容易養成，但生命中有價值的事情總是得來不易。我個人把斷食時段當成挑戰，因為完成後很有成就感。不要老想著你不能吃什麼，想想進食時段到來的時候！飲食沒有限制，但是你會想要選擇更好的食物，而且你很快就會對自己勇敢挑戰心懷感恩。還有一件事：不要量體重……體重起伏會帶來質疑跟焦慮，我不需要這些。最重要的是，這會令我懷疑這種生活習慣是否有用。我永遠不再量體重……

金柏莉·柯拉羅西（Kimberly Colarossi）	查資料！深入了解！谷歌！聽 podcast ！加入互助團體！多看多聽別人的親身故事與掙扎，就會覺得自己也能辦到！我老公說一天只吃一餐不健康。我查到的資料說：很健康！我得過乳癌，後來治癒了。知道斷食能使細胞再生，實在太棒了！我懷疑過自己怎麼可能二十個小時不吃東西？我八成做不到。但是我做到了！頭兩天我有點輕微頭痛，但是不嚴重。進食時段開始吃東西時，我竟然很快就吃飽了！我覺得很舒服。我雖然不胖，但是我身高只有一六二公分，而且已經五十五歲，光是看一看食物都會發胖。我發現不管怎麼努力都瘦不下去，體重一直上升。有次我在臉書上看到朋友開始間歇斷食後，一週瘦了五公斤！我必須知道這是怎麼回事。她叫我去買琴的書！我覺得很有道理！所以我立刻開始斷食，也買了書來看！我茅塞頓開！我執行 20:4 斷食，一天吃一餐，這輩子從沒這麼舒服過。我只花了一個星期，體重就從七十四公斤變成七十一公斤。腹部的肥肉變少了。衣服變得更合身。我身心舒暢，飲食健康，而且想吃什麼就吃什麼。還能喝酒！斷食後吃芝加哥深盤披薩還能變瘦……感覺超讚！時段可以配合行程調整，無須為了斷食犧牲生活！這一點非常重要！間歇斷食不是一種生活方式，而是我全新的生活習慣！我建議每個朋友都試試……你可能會很驚訝！我也曾懷疑過，但現在全心相信！不需要節食的健康人生！感謝琴！

瑪莉·摩菲特 （Mary Moffit）	有了間歇斷食，你再也不用節食。任何飲食計畫都會限制你不能吃愛吃的食物。若你曾在長期節食中苦苦掙扎，肯定知道這種掙扎注定徒勞無功。間歇斷食完全無須忌口！記住是「現在」不能吃，不是「永遠」不能吃。想吃冰淇淋？沒問題！晚上七點就能吃。這種飲食自由足以改變人生。
崔西·布雷頓 （Tracy Bratton）	間歇斷食是一個過程，也是生活習慣的改變。它不是節食。你必須願意付出耐心，寬容對待自己和身體。療癒需要時間。不要拿自己跟別人比較，你需要嘗試不同的進食模式、斷食長度跟進食時段。享受這趟旅程！
安卓亞·麥蓋瑞 （Andrea McGary）	我希望我知道間歇斷食是一個自由自在的美好過程。我受限於節食規範太久了，現在我得到釋放。過去的我猶如囚犯。間歇斷食允許我開心享用奶油跟乳酪。間歇斷食允許我相信自己的身體。我很自由，這種感覺真棒。
珍妮 （Jenny）	我希望我知道體重不會一開始就自動下降。我希望我知道一開始就要純淨斷食。我起初非純淨斷食了一段時間。 我希望我知道我不需要害怕量體重。我逃避看醫師很多年，因為我不想知道的體重。現在我已經每天量體重超過一個月，觀察每天的體重起伏很有趣。（我知道不是每個人都適合天天量體重，但這對我確實有幫助。）

凱西・惠勒 （Kathy Wheeler）	我剛開始間歇斷食的時候仍抱持著根深蒂固的節食心態，我認為我必須計算熱量，醣類跟脂肪都是壞東西。基本上我只是同步節食跟間歇斷食。喔，天啊！後來我知道我必須放下節食心態，間歇斷食才是減重與維持體重的關鍵。我的另一個忠告是要對間歇斷食的原因、性質與方式保持好奇心。我以前從來不想了解這些作法為什麼健康，只要能瘦下來就好……而且還要瘦得很快，讓我做什麼都願意（我們都知道下場是什麼）！我從間歇斷食的專家和過來人身上汲取愈多資訊，就愈知道這是一條正確的路，因為一切都很合理。最後，請幫自己一個忙：不要跟別人比較。一旦你明白原因、本質與方式，無論進度如何都能欣然接受。
蘇西 （Susie L）	我希望我知道這是一種身心舒暢的感覺，而且比我預期得容易許多！多年來的節食經驗、看了這麼多節食書籍，都只不過是暫時的解決方法。最棒的是我想煮什麼來吃都可以。當然要吃得健康，但是完全無需忌口。以前節食的時候想吃卻不能吃的東西，現在都能吃。逢年過節不用再小心翼翼。開懷大吃也不用有罪惡感。斷食時段可配合行程調整。自由無比！
崔西 聖塔芭芭拉 （Tracy from Santa Barbara）	你必須相信過程。有些人的身體消脂快，有些人比較慢。經常提醒自己：「飢餓不是緊急事件。」放慢腳步。慢慢地謹慎挑選食物。慢慢吃東西。吃飽了就停下。如果吃完了還覺得餓，等個三十分鐘，如果真的還餓就再吃一點。連續十六、十八或超過

	二十個小時不吃東西，你的身體也不會壞掉，我保證。多喝水。體會「空腹」的感受。那是一種自由自在的感覺。這是一個影響人生的決定，不是飲食決定，不是暫時決定節食，而是能否自由自在度過餘生的決定。你的體重不能定義你是怎樣的人。你的身體會適應並且成為能量、活力與腦力的強大支持。這些都比磅秤上的數字重要多了。你值得這樣的人生。還有更好的作法嗎？查資料、試吃不同的食物、增加食物種類。調整、調整、再調整。你不會變得完美，但你將變得自由。我們非常樂意提供協助。:)
蘇·沃利 （Sue Werley）	我希望我早知道斷食的生理機制。過去體重過重的我一直被鼓勵每天吃三頓正餐外加三頓點心。「記錄」飲食非常累人。就算你按照「計畫」進行，一週也只能減輕幾十公克。辛苦得不得了。我覺得自己很失敗。 現在我每天斷食十八至二十小時。我依然對飲食的內容和方式小心謹慎，但是主要是因為身體需要能量。我穿得下好幾年沒穿的衣服，而且已經一個多月沒量體重。
蘿瑞·威爾森 （Laurel Wilson）	我老公第一次向我介紹間歇斷食的時候，我覺得他瘋了。他把間歇斷食的原理解釋清楚之後，我心想不妨一試。於是我看書、聽演講、看訪談、聽podcast。我從青春期開始就一直在跟體重奮戰，間歇斷食著實令我相當訝異。我掌控自己的飲食，也跟食物達成和解。

	最棒的是間歇斷食是一種彈性很大的生活習慣。純素？原始人飲食？一定要吃早餐？通通沒問題！雖然聽起來充滿挑戰，但是我聊過的人大多表示執行起來沒那麼難。 我以前經常哀嘆自己是嗜吃成癮。我覺得日復一日天天進食四到五次實在不算是合理進食。有菸癮、酒癮或其他癮症的人之所以戒除癮症，是因為這對健康有害。我期待自己的情況也有類似的解決方法。原來間歇斷食就是我尋覓已久的答案。
珍耐特·普萊斯 （Janet K Price）	我希望我早知道間歇斷食很有用，純淨斷食是唯一的斷食方式，還有身體會在斷食期間修復跟療癒。
維琪·傑米森 （Vicki Jamison）	控制體重跟意志力無關，跟飲食的科學原理有關。我成年之後一直以為自己缺乏控制飲食的意志力。不吃早餐跟純淨斷食兩個月後，我發現自己可以抗拒桌上的甜食。間歇斷食與 OMAD 兩個多月之後，我發現自己進食的時候會飽到無法多吃一口，這在以前從未發生過。又過了兩個月，我發現我愈來愈少想到吃東西，把時間花在好好生活與保持忙碌。我希望我能早幾年知道吃得愈多，飢餓感就愈強烈。
辛西亞·艾克 （Cynthia Eike）	我直覺認為一天應該進食五、六次，我希望我能知道這對健康有害！我不喜歡變成點心與輕食的奴隸。間歇斷食是最自由的生活方式！
凱特 亞特蘭大	這件事與完美無關，它是一趟旅程。了解自己的動機，了解你「為什麼」要做這件事，但最重要的是了解進食不等於失敗，而是一種學習……了解「為

（Kate from Atlanta）	什麼」，然後欣然接受。調整並成長。我不再因為攝取更多熱量或食物而覺得自己很失敗。我專注感受，並依此邁向成功。
琳賽・貝爾（Lindsey Bell）	飢餓不是一種持續的狀態。只要忍住飢餓，它會慢慢消失。我學會享受短暫的飢餓，因為我想像身體正在消耗體內儲存的食物（體脂肪）來取得能量！有些人可以在進食時段任意吃喝。我做過很多飲食實驗，知道自己不適合這麼做。我吃天然食物會比較舒服，也比較容易減重。如果吃加工醣類，隔天的斷食會比較難受，因為我會想吃更多醣類。你自己實驗看看，找出最適合你的飲食方式！
艾美諾克斯維爾（Amy from Knoxville）	我希望我知道我能在短時間內適應間歇斷食，還有純淨斷食能是間歇斷食的成敗關鍵。如果我喝加了鮮奶油的咖啡，十四小時的斷食時段撐不了多久。今年夏天我開始純淨斷食，三到四週內愛上黑咖啡，而且不用一直確認時間就能斷食十八到十九個小時。它現在已成了我的生活習慣！
克莉絲蒂・泰勒（Kristi Taylor）	我希望我三十年前就已認識間歇斷食。它讓我拋棄許多我腦中被長期「灌輸」的錯誤資訊。它很簡單、很有幫助，而且不是一種節食法。它是一種可長可久的生活習慣。我想起祖母以前會鼓勵我們在日落時停止進食，隔天日出才能再吃東西。現在我終於明白為什麼！
熱愛海邊的金（Beach Lover Kim）	我希望我知道一天只要少吃幾頓正餐跟點心，人生就能獲得自由！不用加入停經後的「發福俱樂部」與「必然」會增厚的腹部脂肪。不會長垂疣，手肘

	不會變粗糙，皮膚不會變乾燥。不會罹患高膽固醇血症、糖尿病前期與代謝症候群。可以用我要的方式好好享受人生，對自己的未來發揮正面影響。可以成為最好的妻子、母親與祖母。若是不踏出第一步勇敢嘗試，就無法真正體驗這些事。不一定容易，但絕對值得！
丹尼絲 威斯康辛州 （Denise from Wisconsin）	我從八小時的進食時段開始，幾週後慢慢縮短為五小時，這讓間歇斷食變得出乎意料地容易。第一週我允許自己慢慢來，有點像是一個人的靜修營。我的動機是減輕關節發炎的程度，第四週就達成了！我不用再每四小時吃一次阿斯匹靈來撐過一天。三個月的間歇斷食搭配純淨斷食後，我的體重減輕九公斤，真是意外之喜。間歇斷食，一生一世！
寶拉・普拉林 巴頓魯治 （Paula Praline from Baton Rouge）	我在二○一八年四月買了《耐心等待，不要壓抑》。看完之後，我認為自己絕對做不到。我節食了幾十年，深信自己必須提早吃早餐。我一整天都很餓。後來我加入 DDD 線上互助團體。看了大家分享成功經驗，聽了他們食欲矯正的過程之後，我對間歇斷食充滿希望，所以決定嘗試。感覺很棒。我不再時時感到飢餓。我對食物的執念消失了，身材也達到多年來最纖瘦的程度。但最棒的效果出現在我二十歲的女兒身上。她在剛青春期初期被診斷出多囊性卵巢症候群，沒有正常規律的月經。她看見我身上的效果之後，也決定開始間歇斷食。她瘦了九公斤，身材超級緊實。她最近去內分泌科回診時，問醫師她能否停吃避孕藥，她想知道月經會不會自己

	來。醫師說她可以停藥，但是他認為她罹患的這種多囊性卵巢症候群不太可能有正常月經週期。她停藥之後，已有兩次正常的月經週期。對我來說，這在許多方面都是件重要的大事。我的禱告終於成真。
喬伊 德州 （Joy from Texas）	我希望我知道我對斷食與進食賦予怎樣的意義很重要。斷食不是懲罰。進食不是獎勵。如果我賦予斷食的意義是「彌補」錯誤，這種後悔的包袱會把進食時段單純的「開啟」與「結束」變得複雜。我過去做過的選擇已成過去。我專注於當下的斷食時段，正常生活，然後進入我選擇的進食時段。我將斷食與進食分別定義為健康投資與自我照顧，這使我得以多年維持間歇斷食的習慣。舊的定義偶爾會偷偷爬上心頭，結果就是褲頭稍為變緊。過去的飲食模式確實會偷偷回來，但我會藉此機會像偵探一樣尋求意義，而不是批判自己。通常我會自問：「我賦予它（這一餐、這個斷食時段、這種食物等等）什麼意義？」接著問：「這個意義是否成立且對我有益？若要照顧身體，我真正需要的是什麼？」最後確認：「斷食是健康的自我照顧方式，進食是愉快的自我滋養方式。我正在學習用寬容與溫柔的方式把自己照顧得更好。」
潘 （Pam）	不要期待體重會立刻下降。依照過往的節食經驗，只要不吃東西，體重似乎就會立刻減輕，但這種情況不一定會發生。抱持這種期待很容易感到失望與困惑。你都餓成這樣了，怎麼可能一公斤也沒掉？耐心等待必有收穫。

露西・馬斯 （Lucy Mars）	最初幾週過後，我可以正常進行其他活動，不需要停下來找東西吃，甚至不會一直想要吃東西，就算我正在教授烹飪課也一樣不受影響。 我以前也沒發現我給自己很多飲食限制，會因為吃「太多乳酪」或是馬鈴薯加太多奶油而批判自己。間歇斷食讓我每天都能想吃什麼就吃什麼，愛吃多少就吃多少。這感覺很棒！我再也不用因為今天吃得盡興明天就得嚴格限制飲食，「彌補」過錯。我可以對飲食充滿熱情！ 有時候我肚子不餓，所以吃得非常少，這也沒關係。因為我想吃什麼都行，每一口都很滿足！
莎拉 德州大學城 （Sarah from College Station, TX）	我希望我知道「相信過程」的真義。市面上充斥各種瘋狂的節食方法，我們都很習慣只要少吃十大卡就要立刻看見成效。我認同無需持續進食的想法，所以雖然第一個月體重沒有減輕，我還是堅持下來。我很高興自己沒有放棄。 給間歇斷食新手最好的建議是一開始慢慢來（不要一下子就斷食一整天），讓身體適應不是每小時都在吃東西的模式，接受一開始體重不會或幾乎不會減輕，持之以恆。你會慶幸自己沒有放棄！
愛蜜莉・桑德斯 （Emily Sanders）	我希望我知道斷食也不會餓。我斷食的時候只喝水卻相當舒服，這是個令我欣喜的意外。我希望我知道我想吃什麼都可以，不用斤斤計較、計算熱量、記錄飲食內容等等。我希望我知道關節痛是會消失的。我希望我知道間歇斷食很容易。我試過許多減重計畫，都讓我覺得很餓……很失望……很花錢。

	我希望我知道間歇斷食能使我感到更年輕、更健康。我希望我知道斷食不會讓我頭暈目眩。我希望我知道抗發炎的效果會出現得那麼立即。間歇斷食的第一週我就感受到差別，是正面的差別！不要害怕嘗試！我重獲新生，也對健康的人生再次充滿希望。
潘 德州 （Pam from TX）	「耐心等待」是關鍵字……我的飲食毫無禁忌，但是一年內瘦十四公斤……因為這不是節食，而是生活習慣。節食＝無法永續減重。我樂於慢慢減重，因為我知道這樣才不會復胖！因為這是一種生活習慣，我可以配合生活作息來調整飲食模式……度假、節日等等。不需要有罪惡感！節食有辦法做到這一點嗎？感謝琴。
蓮恩·厄文 美麗的紐西蘭 （Laine Irvine from beautiful NZ）	一天一天慢慢來，即使進入進食時段，也不用力求完美。重點是純淨斷食。
艾瑪 （Emma D）	我希望我知道每個人的旅程都是不一樣的。不要跟別人比較。我花了兩個半月體力才變好，又花了兩個多月才發揮脂肪適應作用。但等待是值得的！
法蘭奇 阿得雷德 （Franki from Adelaide）	要有耐心。壞習慣的養成需要時間，好習慣也一樣。但是一旦養成好習慣，我再也不想重蹈覆轍。相信過程，相信別人分享的經驗。善用線上互助團體，向間歇斷食的前輩取經。我明年就六十一歲了，現在我處於這輩子最健康的狀態。真的有用！

米雪兒 雪梨 （Michelle from Sydney）	間歇斷食舒緩我的背痛，效果令我驚訝。開始斷食之後，我活動更加自如。我也因此更能掌控自己的飲食，不再有失控的感覺。我變得更加自律。希望我能早幾年開始間歇斷食。
凱特琳·卡拉荷 （Caitlyn Carraher）	我希望我知道體力會變好。我開始在家裡到處跳舞，因為我充沛的體力需要發洩。我每天醒來都精神奕奕。不會頭暈腦脹。我喝咖啡，因為我喜歡喝咖啡，不是因為需要提神。我每天喝的第二杯咖啡已改成低咖啡因。
萊絲莉 澳洲 （Lesley from Australia）	我希望我知道這種生活方式能讓我感到很舒服、無負擔。一開始別太急躁，試著把早餐延後到十點、十一點。很快你就能把時間推到下午兩點或三點，延遲進食、延長斷食，這種感覺很棒。
莎拉·鮑爾 （Sara Bauer）	間歇斷食能使你心靈平靜、頭腦清晰，你甚至沒發現自己以前欠缺這兩樣東西。知道自己有能力完成這件充滿力量的事情、有能力控制自己的身體，處理生活中的其他方面時你也會更有信心、更有力量。你是否曾經希望你能完成了不起的成就？你當然可以！你一定做得到。而且可以一次又一次。你會想出適合自己的作法。
克勞黛·葛斯林·木倫 （Claudette Gosselin Mullen）	過間歇斷食的生活時，專注於自己的感受，歡慶非體重的進步，而且要大大慶祝，因為你的感受（而不是減重）才是間歇斷食之所以能改變人生的原因！我希望我在間歇斷食第一天就知道的事，排名第一的是：間歇斷食是一個過程／進程，沒有捷徑，

	好好觀察每一個變化，最重要的是慶祝每一次進步，這會讓生活變得更加輕鬆，你也會變得比以前更快樂。把「耐心等待，不要壓抑」當成每日箴言！
黛安 聖路易 （Diane from St. Louis）	我希望我能提早很多年認識、閱讀或聽說間歇斷食。 想像一下，如果過去二十年間歇斷食就已家喻戶曉，像「吸菸有害健康」一樣，那有多棒。 全體國民和我自己的體重與健康，會比現在好很多。 我希望我早點知道「耐心等待」其實很容易！
莎拉 亞士蘭 （Sarah from Ashland）	我希望我知道以前長時間不吃東西的那種感覺，跟「習慣」斷食後的感受不一樣。現在我還是會肚子餓，但是不會餓到發怒。也沒有那種低血糖、心神不寧、坐立難安的驚慌感。我只是單純感到飢餓，忍一下就過了，不會有生理上的症狀。我以前相信自己沒辦法長時間不吃東西。我會感到難受。現在我已改頭換面。我每天吃晚餐，偶爾下午會吃一小份點心。我以前不知道自己能做到，也不知道這麼做會讓身體感覺更舒服。
塞西 （Ceci）	我是護理師，所以我的第一個反應是抗拒。限時進食似乎相當違反直覺。但正如生命中的許多事情，質疑自己相信的「真相」能為你打開全新的可能性。說不定能為你帶來自由。我的兩種自體免疫疾病獲得大幅改善。當然你偶爾會覺得很餓，尤其是一開始的時候，但是飢餓感會消失。我經常想到地球上

	有很多人每天餓著肚子上床睡覺。我想到那些無法餵飽孩子的父母。我對自己富足的生活心懷感恩。我對自己的食物選擇更加謹慎,吃東西的時候也更加專注。
金妮 伍茲托克 (Ginny from Woodstock)	我決定嘗試間歇斷食,是因為我厭倦了一整天都在想要吃什麼。間歇斷食的資訊非常有用,幫助我決定這就是適合我的生活習慣。我沒料到我能再次享受食物。多年來我吃進嘴裡的東西都要先秤過、量過、數過。現在我專心吃飯,不再記錄我吃進肚子裡的每一種食材。這種感覺自由自在。煮飯也變得更加有趣。我不再記錄/秤重、計算每一盤菜餚的熱量/醣類含量。我用優質食材做菜,吃到心滿意足就不再進食。
譚美・哈德曼 (Tammy Haldeman)	我希望我知道我在開始間歇斷食之前得到的那些資訊與建議很有價值。我有個好朋友比我先開始斷食。我很幸運,好友為我提供了各種答案,我卻不知道這些建議那麼有用。 1. 相信過程並不是一句空話。只要你純淨斷食而且每天斷食,堅守進食與斷食時段,一定會有用:包括健康與減重。 2. 重點不是間歇斷食是否適合你,而是方法與時機。每個人都不一樣,都是一場獨立的實驗。 3. 相信你自己,相信你的身體會知道它需要什麼。吃適合你的食物,你的身體會告訴你哪些食物適合你、哪些不適合。

	4. 斷食時段就像個保險箱！門一關上，除了咖啡跟水，別的東西都進不去。因為保險箱固若金湯。 5. 飢餓不是緊急事件。你不會因為肚子餓就馬上死掉。飢餓是暫時的。假裝自己處於無法覓食的狀態，忍過一陣子就好。
琳賽 （Lindsey K.）	我發現糖是最不適合我的東西。我不會完全不吃糖，但是我更加注意糖分以及攝取糖分之後的感受。我現在較少脹氣（發炎減輕），連心情變得更加穩定、正面。我以前一整天都在喝無糖飲料，以為這樣很「健康」，現在我知道喝無糖飲料會導致荷爾蒙混亂。 身體演化的程度沒有我們想像得那麼高……上個世紀，文化與取得食物的便利性都發生了快速而重大的變化。我們的飲食應該盡量學習祖父母與曾祖父母：以自煮為主，吃「真正的」食物，一天吃一頓大分量的正餐，喝無甜味的飲料。一天吃一頓正餐能使我注重食物品質，讓我在非進食的時間自由自在。不但省時省錢，還能減輕體重、促進健康。
亞曼達 巴爾的摩 （Amanda from Baltimore）	首先，你會愈來愈得心應手。一天一天，一點一點，就算斷食時段只延長十五分鐘，也能慢慢抵達目標。其次，每個人的旅程都不一樣。不要聽到別人用 16:8 斷食而且完全不忌口瘦了四十五公斤，就覺得自己很失敗。第三，了解背後的科學原理，別人的建議不可全信。網路上並非人人都是專家。最後，這是一種生活習慣，不是節食。我的目的是讓

	身體用自然的方式運作，減重可有可無。為了找出最適合身體的方法可能得做些讓步。不過，別以為間歇斷食能治百病。這只是意味著我不是食物的奴隸，以及我的身體在沒有經常進食的情況下能運作得更好。
英國薩里斷食者（IF'er from Surrey UK）	DDD 是對健康最有益的生活習慣。一開始減重速度不會那麼快，因為身體會先療癒再減重。但是過了這個階段，身體就會快速燃燒脂肪、增加肌肉。我間歇斷食兩年了，現在的身材是二十幾歲以來最苗條的狀態。

常見問題

Q. 誰應該斷食，誰不應該斷食？

- 兒童跟青少年可以斷食嗎？（頁328）
- 第一型糖尿病患者可以斷食嗎？（頁328）
- 第二型糖尿病患者可以斷食嗎？（頁328）
- 女性適合間歇斷食嗎？我看過一篇部落格／聽朋友說／看過一支影片說女性不應該間歇斷食，或是女性應該用特殊的方式間歇斷食。間歇斷食會影響月經週期嗎？（頁329）
- 孕婦或打算懷孕的女性適合斷食嗎？（頁330）
- 哺乳的女性適合斷食嗎？（頁330）
- 斷食會不會導致進食障礙？（頁330）
- 生病時能不能／該不該斷食？（頁331）

Q. 一般問題

- 最適合的進食時段是什麼時間？（頁331）
- 進食時段愈短，對減重愈有利嗎？（頁332）
- 進食時段必須每天都是相同時間／相同長度嗎？（頁332）

Q. 斷食時段，能不能吃_____？

Q. 飲食選擇／營養

Q. 醫療問題

- 我斷食的時候會餓到發抖／想吐。我該怎麼做？（頁350）
- 生病也可以間歇斷食嗎？（頁351）
- 間歇斷食能治癒我的疾病嗎？（頁351）
- 為什麼開始間歇斷食後，我會開始便秘／腹瀉？（頁351）
- 我發現我在掉頭髮。這是怎麼回事？這是常態嗎？（頁352）
- 我的醫師從來沒聽過間歇斷食／說間歇斷食的效果來自減少熱量攝取／說間歇斷食會導致代謝變慢。為什麼我的醫師不知道間歇斷食的最新研究？我該怎麼做？（頁353）
- 間歇斷食對多囊性卵巢症候群有幫助嗎？（頁353）

Q. 運動

- 一天之中最適合運動的時間是？（頁354）
- 我的健身教練說運動前／後／中必須立刻補充蛋白質。是真的嗎？我很擔心進食時段攝取的蛋白質不夠多。我是否需要吃很多蛋白質才能增加肌肉？（頁354）
- 我可以在斷食時段吃運動前／運動後／支鏈胺基酸（BCAA）補充品嗎？（頁354）

Q. 追蹤進度

- 我會在＿＿＿天／週／月之後減輕＿＿＿公斤嗎？（頁355）
- 為什麼我的身材變瘦了，體重卻沒有減輕？（頁355）
- 為什麼我體重減輕了，身材卻沒有變化？（頁356）

- 已經三週了，我覺得我在進食時段吃得太多。而且我體重上升了。這是否代表間歇斷食對我沒用？（頁356）
- 為什麼體重每天上上下下？這是否代表我做錯了什麼？（頁357）

Q. 斷食的生理機制

- 早餐不是最重要的一餐嗎？（經常有人說：「不吃早餐會讓代謝停滯，體重上升」，或是「吃早餐與維持健康體重有關，不吃早餐的人更容易發胖」。）（頁358）
- 不改變飲食內容的間歇斷食真的能讓我們進入生酮狀態嗎？（頁359）
- 我是否應該檢測體內的酮濃度來確定自己處於生酮狀態？如果無此必要，我如何確定身體在斷食時段燃燒的是脂肪？（頁359）
- 為什麼我吃了東西大約一小時之後嘴裡會有酮的氣味？我有吃醣類，這樣不是會中止生酮狀態嗎？（頁359）
- 斷食多久才會啟動細胞自噬？我聽說至少要斷食二十四小時。也有人說是十六小時。哪一個才對？（頁360）
- 斷食後吃東西為什麼會有疲憊感？我很想睡一下！（頁360）
- 我斷食的時候覺得很冷，為什麼？是不是因為代謝變慢？（頁360）
- 我吃東西之後覺得很熱，為什麼？（頁361）
- 我看到文章說長期間歇斷食會讓身體慢慢適應進食時段，進

而減慢代謝率。是真的嗎？（頁361）

■ 救命！我睡不著該怎麼辦？（頁361）

■ 斷食時段為什麼血糖會上升？（頁362）

■ 為什麼開始間歇斷食之後，膽固醇不降反升？（頁362）

A. 誰應該斷食，誰不應該斷食？

■ 兒童跟青少年可以斷食嗎？

我在第9章說過，請不要讓孩子進行間歇斷食，就算你擔心他們體重過重也不行。詳情請見第9章。如果是青少年，請跟兒科醫師確認他們是否可以間歇斷食，或是何時可以開始間歇斷食。

■ 第一型糖尿病患者可以斷食嗎？

請與你的醫師討論。第一型糖尿病患無法（或幾乎無法）分泌胰島素，因此必須監測血糖濃度，確認血糖位於正常範圍內。間歇斷食的人很少進食，胰島素需求不同於傳統進食模式。

■ 第二型糖尿病患者可以斷食嗎？

間歇斷食對第二型糖尿病的作用已有科學研究，而且結果令人期待！[1]《糖尿病大解密》的作者馮傑森醫師指出，他有許多病患藉由間歇斷食、飲食改變或雙管齊下的方式逆轉了第二型糖尿病。事實上，他與同事曾在二〇一八年發表一份案例研究，論文中指出間歇斷食是逆轉第二型糖尿病的有效工具。[2]如果你或親友是第二型糖尿病患者（或糖尿病前期），我強烈推薦馮醫師的書。當然，請先與你的醫師討論這種作法是否適合你。

■ **女性適合間歇斷食嗎？我看過一篇部落格／聽朋友說／看過一支影片說女性不應該間歇斷食，或是女性應該用特殊的方式間歇斷食。間歇斷食會影響月經週期嗎？**

　　如果你上網查詢，會發現憂心或質疑女性是否體質太弱，不適合間歇斷食的部落格文章和影片多得不得了。別忘了在距今不那麼久遠的過去，女性曾被認為體質太弱，不適合跑步、投票跟穿著長褲。

　　女性的身體確實跟男性不一樣，女性也確實對長期節食或過度限制飲食反應不佳。這些都是真的。但是！我在這本書中一再強調，無論你是男性還是女性，都應該避免過度節食與過度限制飲食。這對每一個人來說都很重要，不分性別。女士們，不要過度節食，不要過度限制飲食，更不要將上述行為搭配高強度運動。（男性也一樣。）如果你有過度限制的感覺，你很可能是對的。在這樣的情況下，稍微（或大幅）減輕程度，直到身體感覺舒適為止。別忘了，有時候少即是多。

　　有沒有相關研究？二〇一六年的一項研究發現，對月經週期正常的女性來說，斷食七十二小時不會影響月經週期。[3]二〇一六年的一篇文獻回顧檢視了女性與斷食的過往研究，發現斷食與促進女性生殖健康有關。[4]整體而言，研究者認為「斷食可以是安全的醫療介入手段，也是可在許多方面促進女性健康的生活方式。」跟網路部落格文章或駭人聽聞的影片比起來，我選擇相信科學家。

　　不過女性確實要注意一件事：初次嘗試間歇斷食的那幾個月，你的月經週期可能會改變。如果你很緊張，想確定這樣的改變是否正常，可搜尋梅根・瑞摩斯（Megan Ramos）的一篇部落格文章。瑞

摩斯依照飲食加強管理診所的馮傑森醫師的指示，指導過數千名女性進行醫療管理斷食方案。這篇部落格文章叫〈女性與斷食：斷食會不會影響月經〉（*Women and Fasting: Does Fasting Affect Your Cycle*），她在文章中解釋了身體在適應間歇斷食的過程中會發生哪些狀況。她說一開始月經週期變亂很常見，但是病患的身體幾個月後就會大致適應，週期也會穩定下來。當然，如果你很擔心，請諮詢你的醫師。

■ 孕婦或打算懷孕的女性適合斷食嗎？

我在第9章說過，我不建議孕婦斷食。詳情請見第9章。

打算懷孕的女性比較難說。有些跟生育能力有關的疾病（例如多囊性卵巢症候群）或許能因間歇斷食獲益，在我們的互助團體中，常有多囊性卵巢症候群患者在間歇斷食一陣子之後宣布懷孕。有關多囊性卵巢症候群與斷食的資訊，請參考〈常見問題〉的「醫療問題」。

如果你打算懷孕又不確定間歇斷食是否適合你，我建議你跟婦產科醫師聊一聊比較保險。

■ 哺乳的女性適合斷食嗎？

我在第9章說過，哺乳的女性不建議斷食。詳情請見第9章。

■ 斷食會不會導致進食障礙？

我在第9章說過，進食障礙確診的人不建議斷食。詳情請見第9章。

請記住斷食本身不會造成進食障礙，但是原本就有進食障礙的人可能會因為斷食而觸發進食障礙行為。如果你對此有疑慮，請與

專業醫療人士或諮商師討論如何處理進食障礙。

■ 生病時能不能／該不該斷食？

我的首選答案是生病的時候，你應該聆聽身體的感受。如果你覺得吃東西會比較舒服，那就吃。如果你覺得斷食會比較舒服，那就斷食。科學研究也支持這個觀念。耶魯大學的研究者用老鼠做了初步研究，發現身體的食欲訊號可能與身體的需求一致。[5]不要忘了身體時時都想保護我們，所以生病的時候身體當然會傳送正確的訊息跟我們溝通！

A. 一般問題

■ 最適合的進食時段是什麼時間？

我在第6章說過，目前沒有在變因相同的情況下比較不同進食時段的研究。有些人假設進食時段早一點會有好處，但是我還在等待有定論的研究。在這樣的研究出現之前，我的看法是：「最適合」的進食時段不是以實驗或少數研究為依據的「最佳」時段。「最適合」的進食時段是讓你覺得最舒服的時段。以我來說，傍晚進食最舒服。為什麼？答案很簡單。進食時段愈早就愈難結束。如果我早上就開始吃東西，很容易一整天都在吃東西。把進食時段放在傍晚對我來說會輕鬆許多。晚一點吃東西也讓我睡得比較好。你的情況說不定剛好相反。或許你早上吃東西會比較舒服，就算接下來都不吃東西也不會肚子餓。早一點進食或許會讓你睡得好一點，而不是靠近睡覺時間才吃東西。讓身體指引你，怎麼舒服就怎麼做。

就算科學研究證明一天之中有一個對身體最好的特定進食時

段，要記住做為一種生活習慣，間歇斷食必須可長可久。我知道怎麼做最舒服，怎麼做不舒服。這就是最好的證據。從許多方面來說，我們每個人都是一場獨立的實驗。

■ 進食時段愈短，對減重愈有利嗎？

如果光靠計算熱量的進出就能減重，這個問題的答案是：「對」。進食時段愈短，你吃的食物就愈少，理應減輕更多體重對吧？

可惜真正的答案是：「不對」。如果你還記得身體逐漸適應低卡飲食的討論，就應該知道過度限制飲食的長期計劃並不明智。間歇斷食在許多方面對身體發揮保護作用，我們不應過度限制飲食，就算是間歇斷食也一樣。

此外，身體對壓力的反應因人而異。斷食大致上算是「好」壓力（就像運動也是「好」壓力一樣），但是超過一個程度就不妙了。關鍵是每個人的極限都不一樣。

有些人23:1斷食好幾個月或好幾年，體重減輕，身心舒暢。相反地，23:1斷食對有些人的身體來說過度強烈，是負面壓力。有些人對較長的進食時段反應比較好。說不定你的黃金組合是16:8斷食。也有可能是介於兩種極端之間。

所以別忘了，吃得少不一定等於效果好，選擇理想的進食時段尤其如此。慢慢調整，找到你的最佳方程式。

■ 進食時段必須每天都是相同時間／相同長度嗎？

當然不是！隨時都可以視需要調整進食時段。碰到特殊活動就

調動一下。如果很忙，也可以縮短。有必要的話，把進食時段延長。今天斷食時段比較短，明天可以把斷食時段延長。間歇斷食是一種有彈性、好安排的生活習慣。

■ 如果斷食時段很餓怎麼辦？

肚子餓不一定是真的肚子餓。是的，就算是已經間歇斷食多年的人也會感到陣陣的輕微飢餓。這很正常，不代表你有問題。關鍵在於飢餓的感覺是不是快速消失，你可以如常進行日常活動。繼續忙碌，喝一杯符合純淨斷食原則的飲料，然後把飢餓感拋諸腦後！

如果是另一種飢餓：噁心、發抖，無法如常活動，這可能是身體要你進食的訊號。你會慢慢懂得分辨無須立刻處理的輕微飢餓與「現在立刻進食！」的飢餓。兩者截然不同。如果你仍在FAST開跑階段，你的身體還在適應斷食，飢餓感會比較強烈。如果你需要放慢腳步，沒有關係。

■ 社交活動碰上斷食時段該怎麼辦？此外，不想吃東西卻碰到有進食壓力的場合該怎麼處理？

這是個好問題，因為受邀參加的活動剛好撞上斷食時段是一定會發生的事。或是有人在你的斷食時段請你吃東西。這對間歇斷食的新手跟老手來說，都不是容易處理的情況，因為食物的目的不只是為身體供應營養。「分享食物」這件事的意義遠超過食物本身。在某些文化中，食物代表愛。我完全明白。如果家人愛吃我為他們做的菜，我會非常開心。

面對這種窘境時，你有幾種選擇。

第一，你可以大大方方地吃，暫時改變平常的進食時段。當然我不建議你每次碰到有人請你吃東西都這麼做，但如果是特殊場合，而且是優質食物，絕對值得提早開啟或延長進食時段。碰到節日、特殊的慶祝活動或優質食物，我會毫不猶豫把進食時段提早或延長。

　　如果碰到不值得的食物，或是你當下就是不想吃東西，記住：決定你的身體該吃什麼的人是你，不是別人。

　　你可能有取悅別人的壓力，請丟掉這種想法。如果你吃花生會引發致命的過敏反應，別人請你吃花生，你肯定不會吃對吧？這是同樣的道理。也許本質上不一樣，畢竟提早開啟進食時段不會致命，但你是為了健康才選擇間歇斷食，不該因為它們就在眼前，或是因為你不吃姑媽的拿手餅乾她會生氣，就把這些無助於達成健康目標的食物吃進肚子裡。這也是練習「耐心等待」的好時機。練習說：「看起來真好吃！我現在不餓，待會兒我一定要嚐一嚐！」（每個老師都知道這一招，因為孩子們很愛用沾滿細菌的可愛小手拿東西請你吃，你當然不會吃，但是不用讓他們知道。）你也可以開心地說：「我決定耐心等一等，待會兒可以盡情吃！」這個答案的好處是你沒有說謊！

　　還有一個問題是如果大家都在吃，只有你不吃，你會覺得很尷尬。如果不是優質食物，你完全可以安心拒絕。如果是跟朋友在餐廳吃飯，碰到不想吃的食物就別吃。如果跟同事一起在茶水間休息時，大家都在吃甜甜圈，你不吃也無所謂。多數人都比較關心自己在幹嘛，不在乎你在幹嘛，這個發現使我澈底解脫。只要你不要小

題大作，別人也不會覺得有多嚴重。跟大家輕鬆坐在一起，享用你的純淨斷食飲料，不用覺得尷尬。（小故事：有次我跟一群老師一起吃午餐，大概有一半的人正在斷食。直到服務生來點餐時，我們才知道這件事。哈哈。後來我們給服務生很多小費，因為我們占據了其他客人的座位。雖然不是每個人都吃了午餐，但是我們聊得很開心。）

你或許會覺得自己錯過進食的機會，因為大家都在吃，只有你「不能」吃。放下這種「不能」的想法。你不是「不能」吃，而是「選擇」此時不吃。我還在學校教書的時候，午休是老師在教師休息室交流感情的時間。我必須斷食，只能看著大家吃午餐，剛開始確實很難熬，但是我發現思考大家的午餐內容對我有幫助。多數人吃的是冷凍微波餐、三明治跟剩菜。我可以藉此機會想想我的美味晚餐，而且同事吃的午餐對我都缺乏吸引力，不足以讓我想要打破斷食狀態（下午不會精神不濟！），所以我到家後能放心地盡情吃喝。

碰到這種情況時，如果你選擇不吃東西，你會說什麼？以下是我不希望你做的事。我不希望你為了解釋自己為什麼不吃東西而不得不說謊。不要說自己早餐吃了很多，或是你為了準備體檢正在斷食。（我看過有人建議這兩種藉口。）善意的謊言有什麼關係？我認為說謊意味著你認為自己的行為很可恥，或是必須隱瞞。我們不覺得間歇斷食很可恥。我們知道它是一種健康計畫，減重是它的副作用。我們知道它對身體有好處。所以我們不需要說謊。複習第24章裡的小訣竅。

■ 追蹤斷食時數比較好？還是追蹤進食時數？

　　跟其他間歇斷食的朋友討論這個主題很有趣，因為這個問題雖然沒有標準答案，卻能引發強烈共鳴。

　　我認為追蹤進食時數比較有用。我的進食時段維持在二到六小時之間最舒服，如果超過六小時，我會覺得自己吃太多。如果今天早一點開始進食，我不會因此感到焦慮，因為我知道我明天可能會延長斷食。我的作法是這樣的：昨天我提早幾個小時開始進食，因為中午有家庭聚會。我前一天的進食時段結束於晚上九點，所以我只斷食了十五小時。我昨天的進食時段是五小時，從中午十二點到下午五點，我停止進食，因為我覺得吃得已經夠多，而且我已心滿意足。今天我應該會在下午五點開始進食，進食時段四小時，晚上九點結束。這表示今天開始吃東西之前，我將斷食二十四小時。昨天斷食十五小時（比平常短）被今天的二十四小時（比平常長）抵銷掉。如果我的進食時段通常不到五小時，我的平均斷食時段會是至少十九小時。（還有一個重點：我昨天大可以選擇不要跟家人一起吃午餐，那也沒關係。我可以跟大家坐在一起，他們吃午餐時，我在旁邊喝純淨斷食飲料。我不會因為大家都在吃，所以我也要吃。只有在食物好吃、值得吃的時候，我才會吃。昨天的午餐符合這項要求。）

　　相反地，如果你想要充分發揮斷食狀態的好處，你會盡量做到斷食十六小時（或十八小時、二十小時等等）才開啟進食時段。我知道許多間歇斷食的人都偏好這種作法。

　　就像我說過的，沒有最好的方式。重點是你覺得舒服就好。

■ 斷食／進食時段加總不是二十四小時可以嗎？

討論斷食／進食的模式時，我們總是寫成加總二十四小時的格式：16:8、19:5、20:4等等。這當然是因為日曆上的一天有二十四小時。

有些人會擔心自己的斷食跟進食時段加總「不等於」二十四小時。這個觀念可能讓人摸不著頭緒。（我若說你不應該為此焦慮，你大概不會意外。）

我舉個例子說明一下。假設你週二吃完晚餐之後，晚上八點停止進食。隔天下午四點開始進食，晚上九點停止。讓我們來算算看，你週二晚上八點開始斷食到週三下午四點，等於斷食二十小時。然後你進食五個小時。二十加五等於二十五小時。等一下？！這是什麼新算數？

朋友，深呼吸。沒什麼大不了。沒錯，日曆上的一天有二十四小時。在大多數的情況下，我們會斷食過夜（除了輪夜班的人，你們是特例）。這意味著你的斷食時段橫跨兩天。所以斷食跟進食時段加總不一定剛好二十四小時。這不是什麼大事。只要記住：斷食、進食、重複循環。不要被這種無謂的小細節苦惱。

■ 可以每天都斷食二十四小時嗎？

如果你想這麼做，當然可以！但實際上並不可行。容我說明一下。斷食二十四小時後，你勢必得花一點時間進食。假設你晚上六點開始吃東西，就算你吃得非常快，也必須花費一段時間。假設你只花十五分鐘，吃到六點十五分（我不建議這種作法，因為聽起來很不舒服，也不容易變成長期的生活習慣）。六點十五分結束進食

時段，繼續斷食二十四小時，隔天晚上六點十五分開始進食。因此接下來的進食時段會是六點半、六點四十五分、七點，以此類推。不用多久，你的進食時段就會落在半夜。你可以每天斷食二十四小時嗎？當然可以。你會想要這麼做嗎？大概不會。

■ 如果斷食很健康，我為什麼不能連續斷食幾天／幾週／幾個月直到目標體重達標？

趕緊去複習第9章！有一種東西叫做過度斷食。雖然斷食對荷爾蒙與代謝有益，但過度斷食可能會漸漸導致代謝變慢。你可不希望發生這種事！

■ 我可以把一天的進食時段拆成兩個嗎？比如說早上八點到九點吃早餐，然後斷食，晚上六點到七點吃晚餐？

我不想當個掃興的人，但這個問題的答案是：不行。這樣的進食模式無法帶來我們預期的斷食益處，因為你的身體才剛要開始燃燒脂肪，你就吃起東西。你應該把進食集中在一個時段裡，今天的第一口到最後一口食物都在這個時段裡吃完。

■ 我的進食時段快要結束，但是我肚子不餓。我是不是應該趁現在多吃一點，以免待會兒肚子餓？

很多人都會碰到這種困境，尤其是新手。面對接下來的長時間斷食，我們認為自己必須趁現在吃點東西，等一下才不會那麼餓。回想一下我介紹過的食欲矯正，你進食的分量不應該超過身體想要或需要的分量。你不需要滿足尚未到來的飢餓。餓的時候才吃。如果你現在不餓就沒必要進食，只因為你認為自己應該吃東西。

■ **我的進食時段已結束，但是我肚子超餓。我該怎麼做？**

這是「聆聽身體感受」的時刻。若是真的飢餓，那就吃。不會有斷食警察跑來你家敲門，指責你不該吃東西。但是你必須確定自己是真的肚子餓，不是因為無聊。有個方法能幫助你判斷自己是不是真的肚子餓，那就是設定一個三十分鐘的鬧鐘。告訴自己三十分鐘結束後，如果還是很餓就能吃東西。說不定三十分鐘後你就不餓了，這表示你本來就不餓。不要因為某樣東西看起來很好吃或是大家都在吃就開啟進食時段。

■ **救命！我不小心在斷食時段嚐到食物的味道／喝了不符合斷食原則的飲料。我該怎麼做？**

首先，不要驚慌。這種情況很常見，尤其是新手。這會打破斷食嗎？當然會。吃東西就不是斷食。話雖如此，這種情況應該不嚴重。最好的作法是若無其事，繼續斷食（別再發生）。如果你在約莫一小時內發抖或想吐，你應該吃點東西。這表示你的血糖驟降（因為胰島素升高），你必須進食。

■ **我可以／應該安排「作弊日」嗎？**

我對間歇斷食的建議是絕對不要安排作弊日。不行。間歇斷食不允許作弊。

在你因為自己沒機會安排一天「快活一點」而沮喪之前，請先聽我解釋。

「作弊」意味著犯錯。例如逃稅、考試作弊、外遇。這些行為都是禁忌。

這一點很重要：間歇斷食不允許作弊，是因為這是一種生活習慣。

你可以因為今天有特殊活動而暫停斷食，但這不是作弊，而是有計畫的享樂。一切都在你的掌控之中。

你偶爾也會碰到飢餓肽分泌旺盛，進食量超乎預期的情況，說不定還因此不太舒服。但這也不是作弊，而是一種學習過程。你很快就會發現過度飲食令你不舒服。我認為這些過程很重要，能幫助我們內化一個重要觀念，那就是間歇斷食是一種舒服的生活方式，吃飽了就應該停止進食，而不是把自己吃撐。

所以你需要「作弊日」嗎？根本沒有這種東西！語言是有力量的！你可以配合身體的需要來一個「饗宴日」。享受特殊的社交場合，毫無罪惡感⋯⋯因為間歇斷食沒有作弊這種東西。

■ 我如何向孩子解釋我的飲食習慣？

很多父母，尤其是家裡有女兒的父母，想知道如何向孩子解釋斷食。我們都知道孩子很容易受父母影響，我們當然不想把錯誤的飲食行為教導給他們。所以，父母該怎麼做？

我們當然知道斷食很健康，也絕不是進食障礙，怎麼讓孩子明白這一點？我發現有個觀念一說就明白：發育中的身體跟發育完整的身體，各有不同的營養需求。我還沒遇過聽不懂這句話的孩子。

身體正在發育的時候，你必須更加頻繁地提供營養。（想想小嬰兒，他們一整天都在吃。這是他們這輩子生長速度最快的時候，所以進食頻率最高。）相反地，身體完整發育之後，就不需要那麼頻繁進食。

你吃東西的時候，讓孩子看看你享有進食的自由與熱情！他們會看見你與食物和進食之間的關係很健康，這正是我們為他們樹立的榜樣。

孩子的用餐時間如果不是你的進食時段，坐在一旁陪他們吃飯。雖然你不吃，但你們還是可以共享親子時刻！

A.斷食時段，能不能吃＿＿＿＿？

■ 如果我不遵循純淨斷食的建議，體重還會減輕嗎？

我要向你投射老師的嚴厲目光：「你為什麼這麼問？」這是典型的小孩子唱反調。

純淨斷食是這本書最重要的觀念。如果你還不知道純淨斷食有多重要，我給你的指定作業是把純淨斷食的章節複習幾次，直到你能明白純淨斷食建議的基本原理。我保證純淨斷食是間歇斷食的魔法關鍵。嘗試「純淨斷食挑戰」，親身感受純淨斷食的效果。

如果你想體驗斷食的荷爾蒙與代謝益處，純淨斷食是必要途徑。不純淨斷食的話，能不能減重？當然可以。我們以前沒用間歇斷食也瘦過，不是嗎？問題出在無法長期維持體重，或是對身體的代謝造成傷害，或兩者兼有。

不用純淨斷食當然可以減重。說不定體重減輕的速度還比純淨斷食更快，因為不會有純淨斷食帶來的神奇的身體組成改變。別忘了我們的目標不是快速減重，而是永久減脂，同時維持與增加肌肉量，防止代謝變慢。這些健康益處靠的都是純淨斷食。

■ **我看到一支影片說斷食時段可以吃 _____，但是你說不行。**
　為什麼你們的意見互相矛盾？

　讓我以自己為例來說明這件事。以前我不了解身體的運作機制，斷食時段會喝加了甜菊糖的咖啡。我四處尋找支持這種作法的證據，因為我不想放棄甜甜的美味咖啡。因此我能明白你為什麼想問這個問題，真的。你可以尋找「證據」支持你的作法，而且你一定找得到。我很幸運，因為我在二〇一六年看了馮傑森醫師的《肥胖大解密》，終於了解胰島素升高在體內產生的作用。我知道零卡的甜味也會刺激胰島素反射分泌（CPIR），導致胰島素上升。#SteviaYouAreDeadToMe。（有些人誤會我完全反對甜菊糖。進食時段你完全可以吃甜菊糖，斷食時段不要吃就好。我後來慢慢不喜歡甜菊糖的味道，所以沒有再吃。如果我喜歡，我會在進食時段享用。）

　碰到斷食時段能否吃什麼的衝突意見時，請先想一想。翻開第4章，複習純淨斷食的三大目標。你願意冒著胰島素濃度上升風險嗎？你願意冒著身體無法燃燒體脂肪的風險嗎？你願意冒著斷食期間細胞自噬不活躍的風險嗎？三個答案都是不願意。

　我一直相信小心駛得萬年船。如果有五則資訊說斷食時段不能吃一樣東西，另外五則說可以，我寧願選擇不吃。因為我不想把珍貴的斷食時段浪費在有可能使斷食功虧一簣的東西上。

■ **我聽到一個專家說喝咖啡跟茶也會打破斷食，只能喝水。你**
　有什麼看法？

　這是幾年前的一個podcast訪談內容，節目中有位斷食專家說

咖啡跟茶會打破斷食，所以斷食只能喝水。這個消息宛如炸藥引爆！斷食圈瘋傳這個節目好幾週，忽然間每個人都很擔心咖啡跟茶會打破斷食。

有趣的是，同一位專家不久後接受了另一個節目訪問，這次他說：「我〔在咖啡館〕排隊時，幾乎有九十五％的客人拿到咖啡之後會走到調料區，在咖啡裡加很多糖跟鮮奶油。正因如此，我們才會建議：『斷食時段不能喝咖啡，因為我們知道九十五％的人會加調味料。』如果能發揮自制力，只喝黑咖啡，至少撐過上半天是沒有問題的。」哈！所以他說不能喝咖啡是因為他知道大家做不到純淨斷食。

這個主題我研究得很透澈，如果我知道咖啡跟茶會干擾純淨斷食，我一定會告訴你。咖啡跟茶都與促進細胞自噬和燃燒脂肪有關，我對純淨斷食能喝這兩種飲料的建議充滿信心。[6]如果你仍有疑慮，也可以不喝咖啡跟茶，只喝水！

■ 斷食時段能吃藥物跟補充品嗎？會不會打破斷食？

若是醫師開的處方藥，務必要跟醫師與／或藥劑師討論過之後才能改變療程。也要問醫師間歇斷食會不會影響劑量或服藥時間，因為這也可能是個問題。有些藥物不能空腹吃，有些藥物若在斷食狀態服用會有問題（例如讓血壓或血糖下降至危險範圍）。

請注意我沒有回答會不會打破斷食，因為這根本不成問題。如果你必須吃藥，那吃藥就是一件重要的事，如何搭配間歇斷食務必遵循醫囑。

至於維他命跟補充品，這個問題不容易回答，因為每個品牌的

配方不同。有的補充品顯然有食物味道（查看成分表），最好等到進食時段再吃。許多維他命跟補充品都是跟食物一起吃效果比較好。

■ 我每天都得吃搭配食物的藥物，服藥時間剛好碰到斷食時段。我該怎麼做？

最適合跟你討論這個問題的人是你的醫師或藥劑師。他們對你服用的藥物、服藥時間以及是否應該跟某種食物一起服用非常了解。你會很驚訝醫師可以幫你調整藥物或服藥時間，讓你不用在斷食時段服藥。不問不會知道答案！

如果你必須在斷食時段吃不能空腹服用的藥物，進食確實會打破斷食。不過，藥物治療的重要性遠高於斷食。如果你必須在斷食時段吃不能空腹服用的藥物，可選擇對胰島素反應刺激較小的食物。高脂、低蛋白、低醣的食物是較好的選擇，因為跟醣類或蛋白質相比，脂肪刺激的胰島素反應比較小。聽起來或許有點奇怪，但是你吃藥時可以考慮搭配一點奶油或奶油乳酪。如果是不能搭配乳製品的藥物，可以吃幾顆夏威夷豆或一小把綠葉蔬菜。（綠葉蔬菜不是高脂食物，但是馮傑森醫師的《斷食全書》〔*The Complete Guide to Fasting*〕❶建議綠葉蔬菜，原因是熱量低，而且對斷食的干擾程度也比較低。）

■ 我怎麼知道斷食時段能不能吃_____？

這個問題經常有人問。而且有趣的是，這個問題通常跟茶有關，因為市面上有許多名字叫做「茶」卻不是茶的飲料。

---

❶ 譯註：繁體中文版由如果出版社於2018年出版。

每當你不確定斷食時段能不能吃或喝什麼，不管是茶還是其他食物，請查閱純淨斷食的表格。將包裝上標示的成分對照表格中的「能吃」與「不能吃」清單。如果所有成分都屬於「能吃」，那就沒問題。如果有屬於「不能吃」的成分，那就不行。若不確定，直接選擇不吃。

茶確實較難判斷，請使用相同的技巧。先查看成分表裡有沒有香料，如果有，顯然不及格。記住任何有食物味道的成分都要避免，只能喝苦味的茶飲。

■ 領聖餐會打破斷食嗎？

嚴格說來，會。領聖餐就是吃東西，會「打破斷食」。不過領聖餐是一種心靈活動也是宗教儀式，所以當你遵循信仰參與聖餐禮的時候，不用想那麼多。如常生活，當作自己沒吃東西就好。

如果領完聖餐後發現自己餓到發抖，可以直接進食。領聖餐的那幾天，你完全可以調動進食時段。別忘了，間歇斷食是一種由你作主的生活習慣。你必須安排間歇斷食來配合你的日常活動，領聖餐只是其中一個例子。

■ 抽電子菸／咀嚼菸草／抽菸會打破斷食嗎？

先說電子菸。電子菸裡的液體通常含有水果或糖果味的香料，這也是電子菸的賣點之一。我們已經知道斷食時段不能碰甜味與水果味的香料（或帶有食物味道的香料），所以有甜味或食物味道的電子菸自然不能抽。如果真想抽，可選無香料的電子菸。

咀嚼用的菸草通常也會添加香料與／或甜味劑。斷食時段不能

碰香料跟甜味劑,所以這種菸草不符合純淨斷食。

　　為了確認斷食時段能不能抽菸,我上了雷諾菸草公司的網站。雷諾菸草公司是美國香煙製造商,位於北卡羅來納州的溫斯頓-薩冷(Winston-Salem),剛好也是我上大學的城市。沒錯,這座城市的名字正好是兩種香菸品牌的名字。(一九八九年我還在教書的時候,我們校外教學會帶三年級的學生去參觀香菸工廠。參觀結束後,老師的紀念品是一盒香菸,孩子們的紀念品是糖果。真是美好年代。)

　　根據雷諾菸草的網站資訊,香菸可能含有(不限於以下成分):濃縮蘋果汁、紅糖、角豆、巧克力利口酒、可可粉、玉米糖漿、葡萄糖、無花果萃取物、蜂蜜、轉化糖、糖蜜、濃縮鳳梨汁、蔗糖、甜菜汁與／或香草精。[7]以上只是列舉其中幾種有食物味道或甜味的成分,另外還有幾十種成分。

　　我知道香菸是用火點燃之後將菸吸入體內,而不是直接吞嚥個別成分,但是我不知道甜味的訊息會不會傳達到大腦,也不知道它會不會觸發胰島素反射分泌(CPIR)。我們知道吸菸與胰島素抗性和較高的第二型糖尿病患病風險有關,這應該是個線索。[8,9]

　　重點是,如果你認為斷食是身體的療癒跟修復時間,而且你想要確實維持純淨斷食,那就不要冒險吸菸、嚼菸草或吸電子菸。如果你原本就有使用這些產品的習慣,我想你應該有考慮過戒除。這說不定正是個好機會,你能為了健康做出正面的改變!幸好尼古丁貼片不會打破斷食,還可以幫你戒掉壞習慣。

■ 斷食時段可以吃外源酮補充品嗎？

答案是不行。我在第4章解釋過這個觀念，請複習第4章的完整說明。把購買昂貴補充品的錢省下來，去買你能在進食時段享用的美味食物！

■ 斷食時段想消除口臭可以吃什麼？

因為不能吃口香糖跟薄荷錠，很多人不知道如何在斷食時段保持口氣清新。我明白！我以前非常愛吃口香糖。我最喜歡的口香糖都是一次買六百顆大包裝，身上隨時都有帶口香糖。接受純淨斷食之後，我已不再吃口香糖。

薄荷精油（食物等級）屬於灰色地帶，有不少人用它來維持好口氣。別忘了灰色地帶不屬於「能吃」，而是「看情況」。測試灰色地帶的食物之前，一定要確定身體已完全適應純淨斷食。如果吃了之後全身發抖或極度飢餓，表示這種食物不適合你的身體。除此之外，使用精油必須注意安全。舌頭上一小滴就夠了，而且不要吞嚥。有一種方法聽起來古怪但效果很好，那就是在（乾淨的）手背上滴一滴精油，然後用舌頭舔掉。你也可以在小噴罐裡裝水，水裡滴幾滴精油，自製口氣清新噴劑。（記住一件事：不要把薄荷精油當成調味品加進飲水裡。我們喝的水不需要那麼刺激。請喝無調味的水。）

除了薄荷油，我發現用白開水漱口或是刷洗舌頭也很有用，尤其是喝過咖啡之後。我也掌握了不要對著別人的臉吹氣的技藝，如果其他招數都沒用的話，這一招很不賴。

■ 斷食時段可以用有味道的護唇膏嗎？

這個問題聽起來很怪，但仔細想想：這些護唇膏有味道。我沒有看過針對護唇膏與胰島素的研究，可是護唇膏的香料刺激程度輕微的胰島素反射分泌（CPIR）似乎很合理。因此，選擇味道不像甜食的護唇膏比較安全。我用薄荷口味的護唇膏沒什麼問題，但是我不會用水果或「香草杯子蛋糕」口味。

■ 斷食時段可以吃纖維補充品嗎？

斷食的目的之一是讓消化系統好好休息。基於這個原因，你應該避免刺激消化作用。把纖維補充品留到進食時段再吃。更好的作法是從營養豐富的食物中攝取纖維！

A.飲食選擇／營養

■ 進食時段開啟時，吃什麼最好？

我知道你習慣由飲食計畫告訴你該吃什麼，我的回答可能會令你驚訝：我不知道。

我的意思是，我不知道你吃什麼最好。

因為你的身體跟我的不一樣，適合我的食物不一定適合你。我通常會用脂肪跟醣類的組合開啟進食時段，例如乳酪配脆餅，酪梨醬配薯片，鷹嘴豆泥配椒鹽卷餅等等。這些食物很適合我。或許你適合吃蔬菜條配沙拉醬，或是蘋果配奶油花生醬。只要是好吃、有飽足感、讓你感到舒服的食物，都適合用來開啟進食時段。你吃這些食物「最好」。

多方嘗試，你會慢慢找到答案。

我能告訴你多數人可能不適合用哪些食物來開啟進食時段：高度加工的含糖食物不適合，例如餅乾或甜味拿鐵，因為突然大吃加工／含糖食物會導致血糖飆升。當你一下子攝取大量容易吸收的葡萄糖，身體會快速分泌胰島素，造成血糖驟降。如果你曾經歷這種情況，你會知道有多麼不舒服。

我也不建議斷食一結束就喝酒。空腹喝酒，身體會快速吸收酒精，這可能很危險。喝酒之前一定要吃點東西。相信我。這當然不是我的親身體驗，真的。

■ 進食時段是否應該計算熱量／醣類／脂肪等等，確定自己沒有吃太多？

不用！如果你不記得為什麼不用，回去複習Part II的這三章：〈生物個體性〉、〈將熱量拋諸腦後〉與〈食欲矯正〉。你必須相信你可以靠自己掌握飲食，不需要借助計算熱量或巨量營養素之類的外力。享受自由！

■ 若進食時段縮短，我如何確定自己攝取足夠的每日熱量？

如果你選擇間歇斷食是為了燃燒體脂肪、減輕體重，請仔細想想：你為什麼要攝取更多熱量？你的身體早就裝滿熱量。現在你要想辦法把熱量用光。

在傳統的計算熱量思維下，我們很擔心自己是不是吃進太多（或足夠）熱量，非得計算不可。我在第15章說過，這種思維漏洞百出。

當間歇斷食成為生活習慣後，請記住純淨斷食期間，你的身體

會取用體脂肪。斷食的時候，體脂肪為你供應熱量，你的身體會知道你不缺熱量！第1章有深入說明。

■ 為什麼一進入進食時段，我就會大吃大喝？

會問這個問題的人，可能剛開始間歇斷食才兩個月。我在前面的章節解釋過，身體在適應間歇斷食的時候，過度飲食是常見的現象。記住，身體學會在斷食時段取用體脂肪之前，它仍在摸索該去哪裡找能源。

如果你已經間歇斷食好幾個月卻依然如此，請複習第16章，試試我建議的方法。如果還是沒用，我聽說《戰勝暴食症》（*Brain over Binge*，暫譯）這本書值得一讀，建議你也看看。

■ 進食量變少了，我是否需要擔心營養攝取不足？

雖然很多營養素都有每日建議攝取量，但是我們必須知道食物是營養素與化合物的複雜組合體，我們無法充分了解這樣的組合體。與其煩惱每天攝取多少營養素，不如關注整體的飲食模式。[10] 只要每天都吃多種營養豐富的食物，應該就無需擔心。我確信現在間歇斷食的我每天攝取的營養，超過以前吃標準美國飲食的我。如果你有疑慮，可以在進食時段補充優質維他命。

A. 醫療問題

■ 我斷食的時候會餓到發抖／想吐。我該怎麼做？

如果你斷食的時候會發抖、想吐、身體不適，趕緊吃東西。這些反應代表血糖驟降。身體不舒服就不要勉強斷食，這一點非常重

要。身體尚未適應間歇斷食的新手可能會碰到這種情況。一開始不要把自己逼得太緊，慢慢來沒關係。如果你不小心吃了刺激胰島素分泌的食物，也會出現這些反應。記住胰島素的作用：把血液裡的葡萄糖送至細胞。胰島素突然飆升，會導致血糖快速下降。這可以解釋你的血糖為什麼會驟降。碰到這種情況，回想一下你剛才吃了什麼。如果是純淨斷食表格裡「看情況」或「不能吃」的食物，就表示你的身體在斷食時段不可以吃這些東西。

■ 生病也可以間歇斷食嗎？

如果你是病人，不確定自己是否適合間歇斷食，請務必跟你的醫師討論。間歇斷食有可能是你的絕佳選擇，也有可能完全不適合你。雖然對許多人來說，這是一種健康的生活方式，但你必須確認它是否適合你的身體。

■ 間歇斷食能治癒我的疾病嗎？

間歇斷食對許多健康問題有好處，卻不一定對你的健康問題有幫助。人類的身體非常複雜，我們無法斬釘截鐵地保證間歇斷食對你的疾病有正面效果。你一定要讓你的醫師知道你想怎麼做，並且遵照醫囑。不要用間歇斷食取代正規醫療。

■ 為什麼開始間歇斷食後，我會開始便秘／腹瀉？

有些間歇斷食新手會在嘗試新模式的時候，驚訝地發現排便習慣發生變化。這些變化都很常見，隨著身體漸漸適應，多數人的問題都會消失。

你便秘嗎？便秘有可能跟體內的水分平衡有關。斷食期間身體會使用肝醣儲量，每一公克的肝醣都跟三到四公克的水儲存在一起。[11]隨著身體釋出多餘水分，我們容易缺水，進而導致便秘。

還有一個原因是斷食會減少進食量，消化系統的活動因此變得緩慢。

相反地，進食會「喚醒」消化系統，所以有些人會腹瀉，尤其是一開始的時候。腹瀉也有可能是因為與斷食有關的變化影響了腸道菌群（不過斷食有助於促進腸道菌群平衡，所以如果你的腸道不適跟菌群改變有關，應該很快就會改善）。

如果排便問題沒有自動消失，你可以吃鎂補充品處理便秘。身體缺鎂的人還不少，所以吃鎂補充品可以一箭雙鵰。除此之外，別忘了補充纖維與水分。

■ 我發現我在掉頭髮。這是怎麼回事？這是常態嗎？

二〇一四年夏天我吃生酮飲食的時候也有掉髮的情況，嚇死我了。我掉了超多頭髮，我很擔心自己會禿頭！幸好沒嚴重到那個地步。

導致掉髮的原因很多。身體碰到壓力源的第一個反應就是掉髮。這叫做壓力性掉髮。有興趣的人可以上網查一下。

壓力性掉髮通常會在壓力事件發生的二至三個月後出現。身體可能會把間歇斷食（或任何生活習慣改變）視為壓力源。如果你正在掉髮，回想一下兩、三個月前有沒有發生什麼壓力大的事情。如果沒有，說不定間歇斷食就是禍首。

遺憾的是，一旦開始掉髮（如果真的是壓力性掉髮）就必須等

它走完全程。幸好你的頭髮不會全部脫落，而且還會長回來。

■ **我的醫師從來沒聽過間歇斷食／說間歇斷食的效果來自減少熱量攝取／說間歇斷食會導致代謝變慢。為什麼我的醫師不知道間歇斷食的最新研究？我該怎麼做？**

別擔心。有很多觀念新穎、富有創意的醫師都過著間歇斷食的生活，也有不少醫師建議病患間歇斷食。如果你的醫師不熟悉間歇斷食，你可以選擇幾種作法。第一，你可以跟他們分享資訊。告訴他們有哪些科學研究可以參考，他們是受過訓練的科學家，這是最容易說服他們的方式（可以用我收錄在這本書裡的研究）。你也可以分享一本醫師的著作（例如馮傑森醫師的書，他使用間歇斷食幫助過許多病患）。當你的醫師看到有這麼多科學文獻支持間歇斷食，他們說不定也會成為信眾！我聽過有人跟他們的醫師分享間歇斷食經驗，通常是在健康大幅改善或成功減重之後，結果他們的醫師也開始嘗試間歇斷食，最後還推薦給其他病患。病患的驚人成就足以說服疑心病最重的醫師！

要是你的醫師就是不接受怎麼辦？最重要的是你在做醫療決定的時候，醫療團隊必須是你的夥伴。雖然你不應該無視或忽略醫師的建議，但是你絕對可以換一個跟你醫療觀念相近的醫師。

■ **間歇斷食對多囊性卵巢症候群有幫助嗎？**

最近有一項研究證實，斷食對多囊性卵巢症候群有多種好處。[12]這種病症與高胰島素血症有關，因此斷食能發揮正面作用相當合理。[13]除了斷食，多囊性卵巢症候群患者可考慮用其他方法降低胰

島素濃度，低醣飲食是個好選擇。

A. 運動

■ 一天之中最適合運動的時間是？

我在第21章說過，只要能配合你日常作息，就是最適合的運動時間。話雖如此，斷食狀態運動的益處有很多相關證據。快去複習第21章提供的資訊！

■ 我的健身教練說運動前／後／中必須立刻補充蛋白質。是真的嗎？我很擔心進食時段攝取的蛋白質不夠多。我是否需要吃很多蛋白質才能增加肌肉？

簡短版的答案是你不需要在運動前／後／中立刻補充蛋白質。回去看第21章，複習補充蛋白質的時間跟運動的部分，那裡有詳盡說明。

如果你是健美選手，你或許有較高的蛋白質需求。我建議你尋找了解間歇斷食與健美訓練如何配合的教練或專家。

■ 我可以在斷食時段吃運動前／運動後／支鏈胺基酸（BCAA）補充品嗎？

請回想第3章，科學家發現身體處於斷食狀態會分泌更多肉鹼，並且回收使用支鏈胺基酸。因此你不需要吃補充品，尤其是斷食的時候！別忘了大部分的補充品建議都來自販售補充品的人，他們想要說服你相信你需要補充品。

此外，補充品裡的蛋白質／類似食物的成分會打破斷食。如果

你的目標是降低胰島素、促進細胞自噬，斷食時段最好不要吃此類補充品。

A. 追蹤進度

■ 我會在＿＿＿天／週／月之後減輕＿＿＿公斤嗎？

我們都聽過飲食法的各種神奇保證：「第一週就能瘦五公斤！」或是「第一個月就能瘦三個尺碼！」間歇斷食不是這樣的計畫。我在第18章說過，間歇斷食跟你試過的飲食法在許多方面恰恰相反。傳統飲食法通常是第一週瘦得最快，接下來減重進度會逐漸變慢。最後體重停滯，然後再次復胖。間歇斷食不是這個樣子。身體適應斷食的時候，體重甚至會微幅上升。身體需要一些時間適應（跟療癒），然後才能有效率地取用體脂肪。完成FAST開跑階段後，體重會緩慢地穩定下降，平均一週一公斤。只要每週平均體重呈現下滑趨勢，就表示減重有進展。

所以你會在特定的期限之前減輕＿＿＿公斤嗎？不要有這種期待！不要給自己有期限的量化減重目標，這樣壓力太大。記得間歇斷食是一輩子的生活習慣，你有很多時間達到身體應有的自然體重。這是個無法加速的過程。

■ 為什麼我的身材變瘦了，體重卻沒有減輕？

回去看第18章，重讀關於改變身體組成的部分！減去脂肪、增加肌肉的同時，身體也會變瘦，當然也得穿尺碼較小的衣服。不過體重不一定會減輕。身材的變化比磅秤上的數字更可信！

■ **為什麼我體重減輕了,身材卻沒有變化?**

跟上一個問題恰好相反,偶爾也會碰到這種情況:體重大幅下降,但是身材尺寸卻毫無變化,穿不下尺碼較小的衣服。我也聽說過這種事,體重輕了五到十公斤,但身材尺寸跟衣服尺碼都沒變。這是怎麼回事?

脂肪分布在體內各處。你可能聽過內臟脂肪,據說是最不健康的脂肪。內臟脂肪存在於腹腔裡,將你的臟器團團包圍。高比例內臟脂肪跟多種健康問題有關,例如胰島素抗性、第二型糖尿病、心臟病等等。

斷食期間,身體會取用體內各處的體脂肪,我們當然希望能把不健康的內臟脂肪也燒掉。我們也希望能燃燒其他部位的脂肪,例如肝臟脂肪。

如果你發現體重下降但身材沒有變化,不要苦惱也無須擔心,你的身體沒有問題。請面帶微笑,想像身體正在清除最不健康的脂肪。

■ **已經三週了,我覺得我在進食時段吃得太多。而且我體重上升了。這是否代表間歇斷食對我沒用?**

堅持下去,新手們!回去複習〈FAST開跑〉那一章。我說過最初二十八天不要量體重,就是這個原因。

適應期的身體還在調節飽足與飢餓荷爾蒙,身體燃燒體脂肪的效率還不高。所以你當然肚子很餓!身體傳送飢餓訊息是為了叫你多吃一點。你很難對這種訊息置之不理。

因此一開始你的進食量可能會超過身體需求，體重也可能上升。

這是FAST開跑階段之所以如此重要的原因。你必須先讓身體與荷爾蒙一段時間適應。

相信我，新手們，問題不是間歇斷食不適合你，而是你需要多一點時間。

■ 為什麼體重每天上上下下？這是否代表我做錯了什麼？

歡迎來到體重上下起伏的真實世界！正因如此，你如果每天量體重的話，要計算每週平均來比較（或是用APP幫你計算趨勢）。體重的每日起伏沒什麼意義，習慣就好，或是乾脆跟我一樣把磅秤丟掉，或至少讓家人幫你藏起來。

體重每天（或甚至一天之內）可能會上下幾公斤。當你站上磅秤，發現體重比前一天多了兩公斤，這不等於你一夜之間胖了兩公斤。反過來也一樣，你不會一夜之間減掉兩公斤。

體重快速起伏的兩大原因是食物／廢物與水分平衡。

如果你吃得比平常多（或是上餐廳吃飯），身體會裝滿食物。這些進入消化系統的食物不但會增加體重，也會讓身體留住更多水分，因為處理大量食物需要更多水分。

有一次我跟一群女性朋友出城度週末，當時我剛剛達到目標體重，每天都有量體重的習慣。星期五離家前我量了體重，接下來三天吃吃喝喝得很愉快。星期一回到家，站上磅秤，重了四公斤。

這是否表示間歇斷食破壞了我的身體，因為代謝率變慢，所以一個週末的「放縱」就讓我快速復胖？

當然不是。

我們整個週末都在餐廳吃飯，包括一家會讓身體留住大量水分的餐廳：日式牛排館。我吃了很多食物。我的手指水腫，我也能感受到身體裡裝滿了食物。（名實相符的「吃飽了撐著」。）

我有沒有因此感到沮喪，認為自己需要更激進的減重方式，例如連續斷食數日，彌補「變胖」的錯誤？

當然沒有。

我繼續原本的間歇斷食日常，增加的體重到了星期四就「消失」了。

像我這樣體重劇烈起伏可能讓多數人感到驚慌，其實就算只是一兩公斤的輕微起伏說不定就能嚇壞你。別擔心！

記住第18章的建議：體重只要看整體趨勢就行了。我保證。

A. 斷食的生理機制

■ **早餐不是最重要的一餐嗎？（經常有人說：「不吃早餐會讓代謝停滯，體重上升」，或是「吃早餐與維持健康體重有關，不吃早餐的人更容易發胖」。）**

在我們用科學證據回答這個問題之前，先探究一下「早餐是最重要的一餐」以及不吃早餐會導致整日代謝緩慢的迷思從何而來。這個觀念大家都聽過，而且多數人不僅深信不疑，還堅持身體力行。你知道支持這項建議的科學研究都是由早餐穀片公司資助的嗎？此事千真萬確！舉個例子。二〇〇〇年有一項研究宣稱：「早餐吃穀片的人……身體質量指數（BMI）顯著低於不吃早餐與早餐

吃肉類與蛋的人。這項分析可證明不吃早餐並非管理體重的有效方法。」這篇論文的第一頁寫著：「本研究資金由家樂氏公司提供。」[14]驚訝吧。家樂氏出資的研究不但發現不吃早餐不能有效管理體重，還認為最好的早餐不是蛋也不是培根，而是穀片，這未免太巧了吧？謝啦，家樂氏。

好消息！我們不用接受家樂氏的早餐建議。二〇一九年，澳洲科學家針對早餐建議的科學文獻進行了系統回顧。[15]他們檢視了所有數據，認為「沒有證據支持早餐有助於減重，或是不吃早餐會導致體重上升。」因此你可以在進食時段吃穀片，不限時間，因為沒有科學證據支持早上的第一餐一定要吃穀片。

■ **不改變飲食內容的間歇斷食真的能讓我們進入生酮狀態嗎？**

很多人在這個問題上卡關，因為他們誤以為只有生酮飲食才能讓他們進入生酮狀態。這是錯的。斷食也能生酮。[16]如果你不記得這種生理機制，請複習第1章。

■ **我是否應該檢測體內的酮濃度來確定自己處於生酮狀態？如果無此必要，我如何確定身體在斷食時段燃燒的是脂肪？**

我在第1章解釋過，我不建議測量酮濃度。回去複習第1章，裡面有詳細說明！

■ **為什麼我吃了東西大約一小時之後嘴裡會有酮的氣味？我有吃醣類，這樣不是會中止生酮狀態嗎？**

加速燃燒脂肪的超能力之後，身體會進入代謝靈活狀態。你會在斷食時段把脂肪變成酮，為大腦提供能量。吃東西的時候，身體

會改由你剛攝取的食物取得熱量，此時你不再需要身體在斷食時段製造的酮。這些酮需要有地方去！吃完第一餐之後，你可能會發現自己呼出酮大約一個小時。這不是因為你「回到生酮狀態」，而是你正在排出身體在斷食時段製造的酮。

■ 斷食多久才會啟動細胞自噬？我聽說至少要斷食二十四小時。也有人說是十六小時。哪一個才對？

這是間歇斷食圈永恆的疑問。要是有細胞自噬測量儀這種東西就太棒了，我們可以立刻知道身體正在清掃與修復細胞。當然這種測量儀並不存在。我們只知道細胞自噬的活躍與生酮狀態有關。複習一下第2章，你會知道細胞自噬的活躍程度因人而異（甚至因日而異），沒有簡單的量化答案。（如果有人告訴你細胞自噬的明確時刻，這可能只是對方根據平均值的猜測。）

■ 斷食後吃東西為什麼會有疲憊感？我很想睡一下！

想一下獵殺之後的獅群會做什麼？睡覺！消化食物相當耗費能量，所以飯後疲倦很正常。（回憶一下吃完感恩節大餐之後的感覺。）順帶一提，飯後有睡意在間歇斷食新手身上特別明顯。這種情況通常會慢慢改善，但我必須承認我喜歡斷食狀態那種頭腦敏銳清晰的感覺，所以我才會把進食時段放在傍晚。

■ 我斷食的時候覺得很冷，為什麼？是不是因為代謝變慢？

消化食物的時候，身體會產生很多熱能，幫助我們保持溫暖舒適。此外，斷食的時候身體會把血液送到有體脂肪的地方，取用脂肪做為燃料，所以肢體末梢的血流會變少。[17]覺得冷完全正常，喝

點熱飲，如有需要也可互相取暖。

■ 我吃東西之後覺得很熱，為什麼？

吃東西後，身體會加速消化，產生熱能。我老公說，有時候他能在晚餐後明顯感覺到我在散發熱氣。（我曾因為體溫升高而量體溫，高到超過三十七度，很有意思。）我認為這是因為我正在加速代謝，燃燒晚餐。

■ 我看到文章說長期間歇斷食會讓身體慢慢適應進食時段，進而減慢代謝率。是真的嗎？

代謝變慢確實是不了解間歇斷食的人常提出的擔憂。長期過度限制飲食會讓代謝變慢，但是有彈性的間歇斷食是一種生活習慣，你會慢慢學會聆聽飢餓與飽足訊號，所以不用擔心代謝適應作用。請複習第1章！

如果你擔心整體代謝變慢，可以追蹤體溫變化，體溫是很好的代謝健康指標。體溫升高是個好徵兆。體溫降低就不妙了。[18]

如果你發現體溫隨著時間慢慢降低，我的建議是隔日斷食一段時間，詳情請見第7章。由於有飽日的緣故，若身體需要提振代謝，這是個好方法。別忘了每日進食時段不是間歇斷食的唯一模式！

我個人使用每日進食時段模式很多年了，沒有發現任何代謝問題。當然，這是專屬於我的獨立實驗。

■ 救命！我睡不著該怎麼辦？

偶爾會聽到這種情況，尤其是新手。我發現進食時段吃得不夠多確實會影響我的睡眠品質。

多試試不同的進食時段與食物，看看能否改善。比如說，我攝取充足醣類並且把進食時段放在傍晚會睡得比較好；如果吃太多糖或喝太多酒，就會睡得不好。有些人把進食時段放在早上會睡得比較好。

■ 斷食時段為什麼血糖會上升？

我不是醫師，無法提供醫療建議。但是你不妨回想一下第1章。斷食的時候，儲藏在肝臟的肝醣會釋放出來，為大腦跟身體提供熱量。這或許造成血糖升高，而這些血糖來自身體的儲量！關於如何控制血糖，一定要尋求醫師的建議。

■ 為什麼開始間歇斷食之後，膽固醇不降反升？

再次強調：我不是醫師，你必須遵循醫師的建議。不過，有一種常見的情況是減脂的時候，由於儲存在體內的體脂肪被釋放，所以膽固醇會暫時升高。這種情況叫做暫時性高膽固醇血症（transient hypercholesterolemia）。[19]「暫時性」意味著只會短暫持續。不過，我還是建議你跟醫師討論這件事。

建議讀物

我認識的每個老師都擁有大量書本，我自己也不例外。我們也喜歡向別人推薦好書。我要在本章分享幾本我最喜歡的書（還有一篇精彩的研究論文），主題都跟「斷食，進食，重複循環」有關。雖然我可以列出幾十本，但是我去蕪存菁了一番，在此只推薦最精華的幾本。你可以把這張書單當成加分作業！

→ 斷食

〈開啟代謝開關：了解和應用斷食的健康益處〉(*Flipping the Metabolic Switch: Understanding and Applying Health Benefits of Fasting*)

作者：Stephen D. Anton, Keelin Moehl, William T. Donahoo, Krisztina Marosi, Stephanie Lee, Arch G. Mainous III, Christiaan Leeuwenburgh, and Mark P. Mattson

這篇論文發表於二〇一八年二月的《肥胖症》期刊。網路上有完整內容可免費下載，你可以搜尋論文名稱，也可以直接輸入網

址：https://www.ncbi.nlm.nih.gov/pmc/articles/PMC5783752/。這篇論文是斷食科學原理的寶庫。有很多科學術語，但我想看完這本書之後，你肯定沒問題！

《肥胖大解密》與《糖尿病大解密》
作者：馮傑森醫師

看完這本書之後，你或許可以從科學的角度進一步了解荷爾蒙與肥胖症之間的關聯。先看《肥胖大解密》了解基礎觀念，如果你或你的親友已確診第二型糖尿病或糖尿病前期，《糖尿病大解密》是必讀書籍。

→ 進食

《食物無罪》（*In Defense of Food*）❶
作者：麥可・波倫（Michael Pollan）

我是麥可・波倫的粉絲，他主持的系列影集《烹》（Cooked）啟發我在家自製麵包。我希望有一天能與他一起享用美食。他的著作《食物無罪》能幫你永遠擺脫節食腦，享受烹飪與美味的「真」食物。看完這本書，你會知道吃東西應該是一種喜樂，而不是焦慮。你也會明白我們為什麼會陷入這種困惑。

---

❶ 譯註：繁體中文版由平安文化於 2009 年出版。

《飲食的迷思》(*The Diet Myth*)❷
作者：蒂姆·斯佩克特

　　我的這本書用螢光筆做了很多記號，還有二十七片破破爛爛的自黏標籤貼，一看就知道這本好書被我反覆翻閱多年。斯佩克特是腸胃研究者，他也做雙胞胎研究，釐清我們為什麼如此獨特。是基因嗎？是腸道菌群嗎？或是兩者的交互作用？這本書用平易近人的方式說明他的精采研究，你會一頁接一頁迫不及待往下看，就像看驚悚小說一樣。

《食欲矯正的威力》(*AC: The Power of Appetite Correction*)
作者：伯特·赫林

　　這本小書改變了我人生的許多方面，因為它讓我知道我再也不需要計算熱量。學會相信食欲控制中樞之後，我的人生澈底改變。當身體說我已經吃夠了，我相信它。當身體說我需要吃更多食物，我也相信它。謝謝你，赫林醫師，你用簡單而充滿力量的一句話闡述這個觀念！了解食欲矯正會使你得到自由，就像我一樣。

---

❷ 譯註：簡體中文版由廣西師範大學出版社於 2019 年出版。

→ 重複循環

《心態致勝》
作者：卡蘿・杜維克

　　卡蘿・杜維克是心理學家，研究成就與成功的科學原理長達數十年。這本書從很多方面改變了我的人生，因為它清楚說明培養正確的心態有多重要，包括我們自己、孩子，以及我們想要啟發的每一個人（員工、同事、親朋好友）。當你將杜維克博士的原則付諸實踐，你不但可以改變自己，也可以在你跟生命中的重要人物互動時運用這些工具。

《啟動你的內在療癒力》(*You Are the Placebo*) ❸
作者：喬・迪斯本札（Joe Dispenza）

　　我原本想用自己的話介紹這本書，但是封底的書介已有最完整的說明：「《啟動你的內在療癒力》收錄神經科學、生物學、催眠、行為制約與量子力學的最新研究，將安慰劑效應的原理抽絲剝繭……說明看似不可能的事如何化為可能。」是的，這就是這本書的內容！請抱持開放心態閱讀這本書，保證讓你大開眼界。

---

❸ 譯註：繁體中文版由遠流出版社於2018年出版。

參考資料

你跟我一樣熱愛科學嗎？或是對這本書裡的某些觀念仍心存疑問？如果你不相信我的片面之詞（或是單純想要了解更多），可以直接查閱這本書參考的原始資料，深入挖掘你想要的資訊。我寫這本書的目的，本就是想要正確呈現接下來提供的這些科學研究。

前　言　節食的殘酷真相

1. Lowe MR, Doshi SD, Katterman SN, Feig EH. Dieting and restrained eating as prospective predictors of weight gain. *Front Psychol.* 2013;4:577. doi:10.3389/fpsyg. 2013.00577

2. Kalm LM, Semba RD. They starved so that others be better fed: Remembering Ancel Keys and the Minnesota Experiment. *J Nutr.* 2005;135(6):1347–1352. doi:10.1093/ jn/135.6.1347

3. Fothergill E, Guo J, Howard L, et al. Persistent metabolic adaptation 6 years after "The Biggest Loser" competition. *Obesity (Silver Spring).* 2016;24(8):1612–1619. doi:10.1002/oby.21538

4. Rosenbaum M, Hirsch J, Gallagher DA, Leibel RL. Long-term persistence of adaptive thermogenesis in subjects who have maintained a reduced body weight. *Am J Clin Nutr.* 2008;88(4):906–912. doi:10.1093/ajcn/88.4.906

5. Melby CL, Paris HL, Foright RM, Peth J. Attenuating the biologic drive for weight regain following weight loss: Must what goes down always go back up? *Nutrients.* 2017;9(5). doi:10.3390/nu9050468

6. Tremblay A, Royer M-M, Chaput J-P, Doucet É. Adaptive thermogenesis can make a difference in the ability of obese individuals to lose body weight. *Int J Obes.* 2013;37:759–764. doi:10.1038/ijo.2012.124

第1章　啟動燃燒脂肪的超能力！

1. Crofts CAP. Hyperinsulinemia: A unifying theory of chronic disease? *Diabesity*. 2015;1(4):34. doi:10.15562/diabesity.2015.19

2. Duncan RE, Ahmadian M, Jaworski K, Sarkadi-Nagy E, Sul HS. Regulation of lipolysis in adipocytes. *Annu Rev Nutr.* 2007;27:79–101. doi:10.1146/annurev.nutr.27.061406.093734

3. Webber J, Macdonald IA. The cardiovascular, metabolic and hormonal changes accompanying acute starvation in men and women. *Br J Nutr.* 1994;71(3): 437–447.

4. Polonsky KS, Given BD, Van Cauter E. Twenty-Four-Hour Profiles and Pulsatile Patterns of Insulin Secretion in Normal and Obese Subjects.

5. Müller MJ, Enderle J, Bosy-Westphal A. Changes in energy expenditure with weight gain and weight loss in humans. *Curr Obes Rep.* 2016;5(4):413–423. doi:10.1007/s13679-016-0237-4

6. Webber, Macdonald. The cardiovascular, metabolic and hormonal changes.

7. Mansell PI, Fellows IW, Macdonald IA. Enhanced thermogenic response to epinephrine after 48-h starvation in humans. *Am J Physiol Integr Comp Physiol.* 1990;258(1): R87-R93. doi:10.1152/ajpregu.1990.258.1.R87

8. Anton SD, Moehl K, Donahoo WT, et al. Flipping the metabolic switch: Understanding and applying the health benefits of fasting. *Obesity (Silver Spring).* 2018;26(2):254–268. doi:10.1002/oby.22065

9. Mattson MP, Longo VD, Harvie M. Impact of intermittent fasting on health and disease processes. *Ageing Res Rev.* 2017;39:46–58. doi:10.1016/j. arr.2016.10.005

10. Ruderman N, Meyers M, Chipkin S, Tornheim K. Hormone-Fuel Interrelationships: Fed State, Starvation, and Diabetes Mellitus | Oncohema Key. https://oncohemakey.com/hormone-fuel-interrelationships-fed-state-starvation-and-diabetes-mellitus/. Accessed August 6, 2019.

11. Smith RL, Soeters MR, Wüst RCI, Houtkooper RH. Metabolic flexibility as an adaptation to energy resources and requirements in health and disease. *Endocr Rev.* 2018;39(4):489–517. doi:10.1210/er.2017-00211

12. Ibid.

13. McPherron AC, Guo T, Bond ND, Gavrilova O. Increasing muscle mass to improve metabolism. *Adipocyte.* 2013;2(2):92–98. doi:10.4161/adip.22500

14. Varady KA. Intermittent versus daily calorie restriction: Which diet regimen is more effective for weight loss? *Obes Rev.* 2011;12(7):e593–e601. doi:10.1111/j.1467-789X.2011.00873.x

15. Salgin B, Marcovecchio ML, Hill N, Dunger DB, Frystyk J. The effect of prolonged fasting on levels of growth hormone-binding protein and free growth hormone. *Growth*

Horm IGF Res. 2012;22(2):76–81. doi:10.1016/j. ghir.2012.02.003

16. Ho KY, Veldhuis JD, Johnson ML, et al. Fasting enhances growth hormone secretion and amplifies the complex rhythms of growth hormone secretion in man. *J Clin Invest.* 1988;81(4):968–975. doi:10.1172/JCI113450

17. Monson JP, Drake WM, Carroll PV, Weaver JU, Rodriguez-Arnao J, Savage MO. Influence of growth hormone on accretion of bone mass. *Horm Res Paediatr.* 2002;58(1): 52–56. doi:10.1159/000064765

18. Bex M, Bouillon R. Growth hormone and bone health. *Horm Res Paediatr.* 2003;60(3):80–86. doi:10.1159/000074507

19. Dioufa N, Schally AV, Chatzistamou I, et al. Acceleration of wound healing by growth hormone-releasing hormone and its agonists. *Proc Natl Acad Sci USA.* 2010;107(43): 18611. doi:10.1073/PNAS.1013942107

20. Lal SO, Wolf SE, Herndon DN. Growth hormone, burns and tissue healing. *Growth Horm IGF Res.* 2000;10:S39–S43. doi:10.1016/S1096-6374(00)80008-8

第2章　間歇斷食：減重只是副作用

1. Perlman RL. Mouse models of human disease: An evolutionary perspective. *Evol Med Public Heal.* 2016;2016(1):170–176. doi:10.1093/emph/eow014

2. Crofts CAP. Hyperinsulinemia: A unifying theory of chronic disease? *Diabesity.* 2015;1(4):34. doi:10.15562/diabesity.2015.19

3. Webber J, Macdonald IA. The cardiovascular, metabolic and hormonal changes accompanying acute starvation in men and women. *Br J Nutr.* 1994;71(3):437–447.

4. Sutton EF, Beyl R, Early KS, Cefalu WT, Ravussin E, Peterson CM. Early time-restricted feeding improves insulin sensitivity, blood pressure, and oxidative stress even without weight loss in men with prediabetes. *Cell Metab.* 2018;27. doi:10.1016/j.cmet.2018. 04.010

5. Gabel K, Kroeger CM, Trepanowski JF, et al. Differential effects of alternate-day fasting versus daily calorie restriction on insulin resistance. *Obesity.* July 2019:oby.22564. doi:10.1002/oby.22564

6. Mattson MP, Longo VD, Harvie M. Impact of intermittent fasting on health and disease processes. *Ageing Res Rev.* 2017;39:46–58. doi:10.1016/j.arr.2016.10.005

7. Anton SD, Moehl K, Donahoo WT, et al. Flipping the metabolic switch: Understanding and applying the health benefits of fasting. *Obesity (Silver Spring).* 2018;26(2):254–268. doi:10.1002/oby.22065

8. Patterson RE, Sears DD. Metabolic effects of intermittent fasting. *Annu Rev Nutr.* 2017;37(1):371–393. doi:10.1146/annurev-nutr-071816-064634

9. Dinicolantonio JJ, Mccarty M. Autophagy-induced degradation of Notch1, achieved

through intermittent fasting, may promote beta cell neogenesis: Implications for reversal of type 2 diabetes. *Open Heart*. 2019;6:1028. doi:10.1136/openhrt-2019-001028

10. Furmli S, Elmasry R, Ramos M, Fung J. Therapeutic use of intermittent fasting for people with type 2 diabetes as an alternative to insulin. *BMJ Case Rep*. 2018;2018. doi:10.1136/bcr-2017-221854

11. Hutchison AT, Regmi P, Manoogian ENC, et al. Time-restricted feeding improves glucose tolerance in men at risk for type 2 diabetes: A randomized crossover trial. *Obesity*. 2019;27(5):oby.22449. doi:10.1002/oby.22449

12. Horne BD, Muhlestein JB, May HT, et al. Relation of routine, periodic fasting to risk of diabetes mellitus, and coronary artery disease in patients undergoing coronary angiography. *Am J Cardiol*. 2012;109(11):1558–1562. doi:10.1016/j. amjcard.2012.01. 379

13. Dinicolantonio, Mccarty. Autophagy-induced degradation of Notch1.

14. Risk Factors: Chronic Inflammation - National Cancer Institute. https://www.cancer.gov/ about-cancer/causes-prevention/risk/chronic-inflammation. Accessed July 5, 2019.

15. Anton, Moehl, Donahoo, et al. Flipping the metabolic switch.

16. Mattson, Longo, Harvie. Impact of intermittent fasting.

17. Sutton, Beyl, Early, Cefalu, Ravussin, Peterson. Early time-restricted feeding improves insulin sensitivity.

18. Youm Y-H, Nguyen KY, Grant RW, et al. The ketone metabolite β-hydroxybutyrate blocks NLRP3 inflammasome–mediated inflammatory disease. *Nat Med*. 2015;21(3): 263–269. doi:10.1038/nm.3804

19. Aksungar FB, Topkaya AE, Akyildiz M. Interleukin-6, C-reactive protein and biochemical parameters during prolonged intermittent fasting. *Ann Nutr Metab*. 2007;51(1):88–95. doi:10.1159/000100954

20. Faris MA, Kacimi S, Al-Kurd RA, et al. Intermittent fasting during Ramadan attenuates proinflammatory cytokines and immune cells in healthy subjects. *Nutr Res*. 2012;32(12): 947–955. doi:10.1016/J.NUTRES.2012.06.021

21. Johnson JB, Summer W, Cutler RG, et al. Alternate day calorie restriction improves clinical findings and reduces markers of oxidative stress and inflammation in overweight adults with moderate asthma. *Free Radic Biol Med*. 2007;42(5):665–674. doi:10.1016/ j.freeradbiomed.2006.12.005

22. Hayter SM, Cook MC. Updated assessment of the prevalence, spectrum and case definition of autoimmune disease. *Autoimmun Rev*. 2012;11(10):754–765. doi:10.1016/ J.AUTREV.2012.02.001

23. Liu Y, Yu Y, Matarese G, La Cava A. Fasting-induced hypoleptinemia expands functional regulatory T cells in systemic lupus erythematosus. *J Immunol*. 2012;188(5):2070–2073. doi:10.4049/jimmunol.1102835

24. Regulation of Inflammation in Autoimmune Diseases. https://www.hindawi.com/journals/jir/si/495348/cfp/. Accessed July 6, 2019.

25. Sköldstam L, Larsson L, Lindström FD. Effect of fasting and lactovegetarian diet on rheumatoid arthritis. *Scand J Rheumatol.* 1979;8(4):249–255.

26. Said MSM, Vin SX, Azhar NA, et al. The effects of the Ramadan month of fasting on disease activity in patients with rheumatoid arthritis. *Turkish J Rheumatol.* 2013;28(3):189–194. doi:10.5606/tjr.2013.3147

27. Damiani G, Watad A, Bridgewood C, et al. The impact of Ramadan fasting on the reduction of PASI score, in moderate-to-severe psoriatic patients: A real-life multicenter study. *Nutrients.* 2019;11(2). doi:10.3390/nu11020277

28. Choi IY, Piccio L, Childress P, et al. A diet mimicking fasting promotes regeneration and reduces autoimmunity and multiple sclerosis symptoms. *Cell Rep.* 2016;15(10):2136–2146. doi:10.1016/j.celrep.2016.05.009

29. Mattson, Longo, Harvie. Impact of intermittent fasting.

30. Anton, Moehl, Donahoo, et al. Flipping the metabolic switch.

31. Varady KA, Bhutani S, Church EC, Klempel MC. Short-term modified alternate-day fasting: A novel dietary strategy for weight loss and cardioprotection in obese adults. *Am J Clin Nutr.* 2009;90(5):1138-1143. doi:10.3945/ajcn.2009.28380

32. Horne BD, May HT, Anderson JL, et al. Usefulness of routine periodic fasting to lower risk of coronary artery disease among patients undergoing coronary angiography. *Am J Cardiol.* 2008;102(7):814–819. doi:10.1016/j.amjcard.2008.05.021

33. Sutton, Beyl, Early, Cefalu, Ravussin, Peterson. Early time-restricted feeding improves insulin sensitivity.

34. Aksungar, Topkaya, Akyildiz. Interleukin-6, C-reactive protein.

35. Wan R, Ahmet I, Brown M, et al. Cardioprotective effect of intermittent fasting is associated with an elevation of adiponectin levels in rats. *J Nutr Bio-chem.* 2010;21(5):413–417. doi:10.1016/j.jnutbio.2009.01.020

36. Anton, Moehl, Donahoo, et al. Flipping the metabolic switch.

37. Mattson, Longo, Harvie. Impact of intermittent fasting.

38. Lee J, Seroogy KB, Mattson MP. Dietary restriction enhances neurotrophin expression and neurogenesis in the hippocampus of adult mice. *J Neurochem.* 2002;80(3):539–547. doi:10.1046/j.0022-3042.2001.00747.x

39. Mattson MP. Energy intake, meal frequency, and health: A neurobiological perspective. *Annu Rev Nutr.* 2005;25(1):237–260. doi:10.1146/annurev. nutr.25.050304.092526

40. Anton, Moehl, Donahoo, et al. Flipping the metabolic switch.

41. Li L, Wang Z, Zuo Z. Chronic intermittent fasting improves cognitive functions and brain structures in mice. Xie Z, ed. *PLOS ONE.* 2013;8(6):e66069. doi:10.1371/journal.pone.0066069

42. Halagappa VKM, Guo Z, Pearson M, et al. Intermittent fasting and caloric restriction ameliorate age-related behavioral deficits in the triple-transgenic mouse model of Alzheimer's disease. *Neurobiol Dis.* 2007;26(1):212–220. doi:10.1016/J.NBD.2006.12.019

43. Mattson, Longo, Harvie. Impact of intermittent fasting.

44. Mattson. Energy intake, meal frequency, and health.

45. Hussin NM, Shahar S, Teng NIMF, Ngah WZW, Das SK. Efficacy of fasting and calorie restriction (FCR) on mood and depression among ageing men. *J Nutr Health Aging.* 2013;17(8):674–680. doi:10.1007/s12603-013-0344-9

46. Ding H, Zheng S, Garcia-Ruiz D, et al. Fasting induces a subcutaneous-to-visceral fat switch mediated by microRNA-149-3p and suppression of PRDM16. *Nat Commun.* 2016;7(1):11533. doi:10.1038/ncomms11533

47. Anton, Moehl, Donahoo, et al. Flipping the metabolic switch.

48. Ding, Zheng, Garcia-Ruiz, et al. Fasting induces a subcutaneous-to-visceral fat switch.

49. Anton, Moehl, Donahoo, et al. Flipping the metabolic switch.

50. Mattson, Longo, Harvie. Impact of intermittent fasting.

51. Arnold JW, Roach J, Azcarate-Peril MA. Emerging technologies for gut microbiome research. *Trends Microbiol.* 2016;24(11):887–901. doi:10.1016/j. tim.2016.06.008

52. Malla MA, Dubey A, Kumar A, Yadav S, Hashem A, Abd Allah EF. Exploring the human microbiome: The potential future role of next-generation sequencing in disease diagnosis and treatment. *Front Immunol.* 2018;9:2868. doi:10.3389/fimmu.2018.02868

53. Castaner O, Goday A, Park Y-M, et al. The gut microbiome profile in obesity: A systematic review. *Int J Endocrinol.* 2018;2018:4095789. doi:10.1155/2018/4095789

54. Alang N, Kelly CR. Weight gain after fecal microbiota transplantation. *Open Forum Infect Dis.* 2015;2(1):ofv004. doi:10.1093/ofid/ofv004

55. Patterson, Sears. Metabolic effects of intermittent fasting.

56. Lee C, Raffaghello L, Brandhorst S, et al. Fasting cycles retard growth of tumors and sensitize a range of cancer cell types to chemotherapy. *Sci Transl Med.* 2012;4(124): 124ra27. doi:10.1126/scitranslmed.3003293

57. Harvie MN, Howell T. Could intermittent energy restriction and intermittent fasting reduce rates of cancer in obese, overweight, and normal-weight subjects? A summary of evidence. *Adv Nutr.* 2016;7(4):690–705. doi:10.3945/an.115.011767

58. Rabin-Court A, Rodrigues MR, Zhang X-M, Perry RJ. Obesity-associated, but not obesity-independent, tumors respond to insulin by increasing mitochondrial glucose oxidation. Tan M, ed. *PLOS ONE.* 2019;14(6):e0218126. doi:10.1371/journal.pone. 0218126

59. Harvie, Howell. Could intermittent energy restriction and intermittent fasting.

60. Lee, Raffaghello, Brandhorst, et al. Fasting cycles retard growth.

61. Mattson, Longo, Harvie. Impact of intermittent fasting.

62. Descamps O, Riondel J, Ducros V, Roussel A-M. Mitochondrial production of reactive oxygen species and incidence of age-associated lymphoma in OF1 mice: Effect of alternate-day fasting. *Mech Ageing Dev.* 2005;126(11):1185–1191. doi:10.1016/J.MAD. 2005.06.007

63. Kirkin V. History of the selective autophagy research: How did it begin and where does it stand today? *J Mol Biol.* May 2019. doi:10.1016/J.JMB.2019.05.010

64. Upcycling. https://en.wikipedia.org/wiki/Upcycling. Accessed July 6, 2019.

65. Rabinowitz JD, White E. Autophagy and metabolism. *Science.* 2010;330(6009): 1344–1348. doi:10.1126/science.1193497

66. Fung J. How Much Protein Is Excessive? Intensive Dietary Management (IDM). https://idmprogram.com/how-much-protein-is-excessive/. Accessed July 6, 2019.

67. Dunlop EA, Tee AR. mTOR and autophagy: A dynamic relationship governed by nutrients and energy. *Semin Cell Dev Biol.* 2014;36:121–129. doi:10.1016/J. SEMCDB. 2014.08.006

68. Rabinowitz, White. Autophagy and metabolism.

69. Takagi A, Kume S, Maegawa H, Uzu T. Emerging role of mammalian autophagy in ketogenesis to overcome starvation. *Autophagy.* 2016;12(4):709–710. doi:10.1080/15548 627.2016.1151597

70. McCarty MF, DiNicolantonio JJ, O'Keefe JH. Ketosis may promote brain macroautophagy by activating Sirt1 and hypoxia-inducible factor-1. *Med Hypotheses.* 2015;85(5):631–639. doi:10.1016/J.MEHY.2015.08.002

71. Mizushima N, Yamamoto A, Matsui M, Yoshimori T, Ohsumi Y. In vivo analysis of autophagy in response to nutrient starvation using transgenic mice expressing a fluorescent autophagosome marker. *Mol Biol Cell.* 2004;15(3):1101. doi: 10.1091/MBC. E03-09-0704

72. Ibid.

第3章　斷食：真正的青春泉源？

1. Teruya T, Chaleckis R, Takada J, Yanagida M, Kondoh H. Diverse metabolic reactions activated during 58-hr fasting are revealed by non-targeted metabolomic analysis of human blood. *Sci Rep.* 2019;9(1):854. doi:10.1038/s41598-018-36674-9

2. Canani RB, Costanzo M Di, Leone L, Pedata M, Meli R, Calignano A. Potential beneficial effects of butyrate in intestinal and extraintestinal diseases. *World J Gastroenterol.* 2011;17(12):1519–1528. doi:10.3748/wjg.v17.i12.1519

3. Lee J, Giordano S, Zhang J. Autophagy, mitochondria and oxidative stress: Cross-talk and redox signalling. *Biochem J.* 2012;441(2):523–540. doi:10.1042/BJ20111451

4. Wang C, Youle RJ. The role of mitochondria in apoptosis. *Annu Rev Genet.* 2009;43:95–

118. doi:10.1146/annurev-genet-102108-134850

5. Kaur J, Debnath J. Autophagy at the crossroads of catabolism and anabolism. *Nat Rev Mol Cell Biol*. 2015;16(8):461–472. doi:10.1038/nrm4024

6. Ibid.

7. Feldscher K. Intermittent Fasting May Be Center Of Increasing Lifespan-Harvard Gazette. *Harvard Gazette*. https://news.harvard.edu/gazette/story/2017/11/intermittent-fasting-may-be-center-of-increasing-lifespan/. Accessed July 5, 2019.

8. Han Y-M, Bedarida T, Ding Y, et al. β-hydroxybutyrate prevents vascular senescence through hnRNP A1-mediated upregulation of Oct4. *Mol Cell*. 2018;71(6):1064–1078.e5. doi:10.1016/j.molcel.2018.07.036

9. Mihaylova MM, Cheng C-W, Cao AQ, et al. Fasting activates fatty acid oxidation to enhance intestinal stem cell function during homeostasis and aging. *Cell Stem Cell*. 2018;22(5):769–778.e4. doi:10.1016/j.stem.2018.04.001

10. Anton SD, Moehl K, Donahoo WT, et al. Flipping the metabolic switch: Understanding and applying the health benefits of fasting. *Obesity (Silver Spring)*. 2018;26(2):254–268. doi:10.1002/oby.22065

11. Mitchell SJ, Bernier M, Mattison JA, et al. Daily fasting improves health and survival in male mice independent of diet composition and calories. *Cell Metab*. 2019;29(1):221–228.e3. doi:10.1016/j.cmet.2018.08.011

第4章　純淨斷食的神奇效用！

1. Satoh-Kuriwada S, Shoji N, Miyake H, Watanabe C, Sasano T. Effects and mechanisms of tastants on the gustatory-salivary reflex in human minor salivary glands. *Biomed Res Int*. 2018;2018:1–12. doi:10.1155/2018/3847075

2. Tonosaki K, Hori Y, Shimizu Y, Tonosaki K. Relationships between insulin release and taste. *Biomed Res*. 2007;28(2):79–83.

3. Just T, Pau HW, Engel U, Hummel T. Cephalic phase insulin release in healthy humans after taste stimulation? *Appetite*. 2008;51(3):622–627. doi:10.1016/j. appet.2008.04.271

4. Dhillon J, Lee JY, Mattes RD. The cephalic phase insulin response to nutritive and low-calorie sweeteners in solid and beverage form. *Physiol Behav*. 2017;181:100–109. doi:10.1016/J.PHYSBEH.2017.09.009

5. Teff KL, Mattes RD, Engelman K, Mattern J. Cephalic-phase insulin in obese and normal-weight men: Relation to postprandial insulin. *Metabolism*. 1993;42(12):1600–1608. doi:10.1016/0026-0495(93)90157-J

6. Tonosaki, Hori, Shimizu, Tonosaki. Relationships between insulin release and taste.

7. Glynn EL, Fry CS, Drummond MJ, et al. Excess leucine intake enhances muscle anabolic signaling but not net protein anabolism in young men and women. *J Nutr*. 2010;140(11):

1970–1976. doi:10.3945/jn.110.127647

第5章　純淨斷食！

1. Tonosaki K, Hori Y, Shimizu Y, Tonosaki K. Relationships between insulin release and taste. *Biomed Res.* 2007;28(2):79–83.

2. Pietrocola F, Malik SA, Mariño G, et al. Coffee induces autophagy in vivo. *Cell Cycle.* 2014;13(12):1987–1994. doi:10.4161/cc.28929

3. Ryu S, Choi SK, Joung SS, et al. Caffeine as a lipolytic food component in creases endurance performance in rats and athletes. *J Nutr Sci Vitaminol (Tokyo).* 2001;47(2): 139–146.

4. Martin JV, Nolan B, Wagner GC, Fisher H. Effects of dietary caffeine and alcohol on liver carbohydrate and fat metabolism in rats. *Med Sci Monit.* 2004;10(12):BR455–461.

5. Xie X, Yi W, Zhang P, et al. Green tea polyphenols, mimicking the effects of dietary restriction, ameliorate high-fat diet-induced kidney injury via regulating autophagy flux. *Nutrients.* 2017;9(5). doi:10.3390/nu9050497

6. Finnell JS, Saul BC, Goldhamer AC, Myers TR. Is fasting safe? A chart review of adverse events during medically supervised, water-only fasting. *BMC Complement Altern Med.* 2018;18(1):67. doi:10.1186/s12906-018-2136-6

第6章　TRE：「進食時段」斷食

1. Klein S, Sakurai Y, Romijn JA, Carroll RM. Progressive alterations in lipid and glucose metabolism during short-term fasting in young adult men. *Am J Physiol.* 1993;265(5 Pt 1):E801-E806. doi:10.1152/ajpendo. 1993.265.5.E801

2. Stote KS, Baer DJ, Spears K, et al. A controlled trial of reduced meal frequency without caloric restriction in healthy, normal-weight, middle-aged adults. *Am J Clin Nutr.* 2007;85(4):981–988. doi:10.1093/ajcn/85.4.981

3. Van Norren K, Rusli F, Van Dijk M, et al. Behavioural changes are a major contributing factor in the reduction of sarcopenia in caloric-restricted ageing mice. 2015. doi:10.1002/jcsm.12024

4. Acosta-Rodríguez VA, De Groot MHM, Rijo-Ferreira F, Green CB, Takahashi JS. Mice under caloric restriction self-impose a temporal restriction of food intake as revealed by an automated feeder system. *Cell Metab.* 2017;26:267-277. doi:10.1016/j.cmet.2017.06. 007

5. Davoodi SH, Ajami M, Ayatollahi SA, Dowlatshahi K, Javedan G, Pazoki-Toroudi HR. Calorie shifting diet versus calorie restriction diet: A comparative clinical trial study. *Int J Prev Med.* 2014;5(4):447–456.

6. Ibid.

7. Sutton EF, Beyl R, Early KS, Cefalu WT, Ravussin E, Peterson CM. Early time-restricted feeding improves insulin sensitivity, blood pressure, and oxidative stress even without weight loss in men with prediabetes. *Cell Metab.* 2018;27. doi:10.1016/j.cmet.2018.04.010

8. Hutchison AT, Regmi P, Manoogian ENC, et al. Time-restricted feeding improves glucose tolerance in men at risk for type 2 diabetes: A randomized crossover trial. *Obesity.* 2019;27(5):oby.22449. doi:10.1002/oby.22449

9. Ibid.

第7章　隔日斷食：飢飽交錯

1. Davoodi SH, Ajami M, Ayatollahi SA, Dowlatshahi K, Javedan G, Pazoki-Toroudi HR. Calorie shifting diet versus calorie restriction diet: A comparative clinical trial study. *Int J Prev Med.* 2014;5(4):447–456.

2. Dirlewanger M, di Vetta V, Guenat E, et al. Effects of short-term carbohydrate or fat overfeeding on energy expenditure and plasma leptin concentrations in healthy female subjects. *Int J Obes Relat Metab Disord.* 2000;24(11):1413–1418.

3. Harris AM, Jensen MD, Levine JA. Weekly changes in basal metabolic rate with eight weeks of overfeeding. *Obesity.* 2006;14(4):690–695. doi:10.1038/oby.2006.78

4. Varady KA. Intermittent versus daily calorie restriction: Which diet regimen is more effective for weight loss? *Obes Rev.* 2011;12(7):e593–e601. doi:10.1111/j.1467-789X.2011.00873.x

5. Alhamdan BA, Garcia-Alvarez A, Alzahrnai AH, et al. Alternate-day versus daily energy restriction diets: Which is more effective for weight loss? A systematic review and meta-analysis. *Obes Sci Pract.* 2016;2(3):293–302. doi:10.1002/osp4.52

第8章　間歇斷食工具箱

1. Keesey RE, Hirvonen MD. Body weight set-points: Determination and adjustment. *J Nutr.* 1997;127(9):1875S–1883S. doi:10.1093/jn/127.9.1875S

2. Iepsen EW, Lundgren J, Holst JJ, Madsbad S, Torekov SS. Successful weight loss maintenance includes long-term increased meal responses of GLP-1 and PYY3–36. *Eur J Endocrinol.* 2016;174(6):775–784. doi:10.1530/EJE-15-1116

3. Davoodi SH, Ajami M, Ayatollahi SA, Dowlatshahi K, Javedan G, Pazoki-Toroudi HR. Calorie shifting diet versus calorie restriction diet: A comparative clinical trial study. *Int J Prev Med.* 2014;5(4):447–456.

第9章 斷食的危險信號

1. Janse van Rensburg D, Nolte K. Sports injuries in adults: Overview of clinical examination and management. *South African Fam Pract.* 2011;53(1):21–27. doi:10.1080/20786204.2011.10874055
2. Webber J, Macdonald IA. The cardiovascular, metabolic and hormonal changes accompanying acute starvation in men and women. *Br J Nutr.* 1994;71(3):437–447.
3. (UK) NCC for MH. Diagnostic criteria for eating disorders. 2004.
4. Hoddy KK, Kroeger CM, Trepanowski JF, Barnosky AR, Bhutani S, Varady KA. Safety of alternate day fasting and effect on disordered eating behaviors. *Nutr J.* 2015;14. doi:10.1186/s12937-015-0029-9
5. Childhood Obesity Facts | Healthy Schools | CDC. https://www.cdc.gov/healthyschools/obesity/facts.htm. Accessed July 30, 2019.
6. Ramadan Fast: Should Children Give Up Food and Water? -BBC News. https://www.bbc.com/news/world-europe-44107950. Accessed July 30, 2019.
7. Riordan J. Breastfeeding and Human Lactation - Jan Riordan - Google Books. https://books.google.com/books?id=aiVesab_2bwC&printsec=frontcover&dq =Breastfeeding+and+Human+Lactation+riordan&hl=en&sa=X&ved=0ahUKEwieyaX_xt3jAhWJneAKHZ_iBO0Q6AEIKDAA#v=onepage&q=Breastfeeding and Human Lactation riordan&f=false. Accessed July 30, 2019.

第13章 趕走「節食腦」

1. Yamagishi K, Iso H, Yatsuya H, et al. Dietary intake of saturated fatty acids and mortality from cardiovascular disease in Japanese: The Japan Collaborative Cohort Study for Evaluation of Cancer Risk (JACC) Study. *Am J Clin Nutr.* 2010;92(4):759–765. doi:10.3945/ajcn.2009.29146
2. Kitada M, Ogura Y, Monno I, Koya D. The impact of dietary protein intake on longevity and metabolic health. *EBioMedicine.* 2019;43:632–640. doi:10.1016/j. ebiom.2019.04.005

第14章 生物個體性

1. What Is the Best Diet for Humans? | Eran Segal | TEDxRuppin - YouTube. https://www.youtube.com/watch?v=0z03xkwFbw4. Accessed July 31, 2019.
2. Zeevi D, Korem T, Zmora N, et al. Personalized nutrition by prediction of glycemic responses article personalized nutrition by prediction of glycemic responses. *Cell.* 2015;163:1079–1094. doi:10.1016/j.cell.2015.11.001

3. About Glycemic Index. http://www.glycemicindex.com/about.php. Accessed August 1, 2019.

4. Glycemic Index for 60+ Foods - Harvard Health. https://www.health.harvard.edu/diseases-and-conditions/glycemic-index-and-glycemic-load-for-100-foods. Accessed August 1, 2019.

5. *Overview of the ZOE Scientific Project for Researchers & Clinicians*; 2019.

6. Spector T, et al. Predicting personal metabolic responses to food using multi-omics machine learning in over 1000 twins and singletons from the UK and US: The PREDICT 1 Study. *Curr Dev Nutr.* 2019;3(Suppl 1):nzz037. doi:10.1093/cdn/nzz037.OR31-01-19

7. Hamideh D, Arellano B, Topol EJ, Steinhubl SR. Your digital nutritionist. *Lancet (London, England)*. 2019;393(10166):19. doi:10.1016/S0140-6736(18)33170-2

8. Fumagalli M, Camus SM, Diekmann Y, et al. Genetic diversity of CHC22 clathrin impacts its function in glucose metabolism. *Elife.* 2019;8. doi:10.7554/eLife.41517

第15章 將熱量拋諸腦後

1. Hargrove JL. Does the history of food energy units suggest a solution to "calorie confusion"? *Nutr J.* 2007;6:44. doi:10.1186/1475-2891-6-44

2. Carmody RN, Weintraub GS, Wrangham RW. Energetic consequences of thermal and nonthermal food processing. *Proc Natl Acad Sci USA.* 2011;108(48):19199–19203. doi:10.1073/pnas.1112128108

3. Barr SB, Wright JC. Postprandial energy expenditure in whole-food and processed-food meals: Implications for daily energy expenditure. *Food Nutr Res.* 2010;54. doi:10.3402/fnr.v54i0.5144

4. Groopman EE, Carmody RN, Wrangham RW. Cooking increases net energy gain from a lipid-rich food. *Am J Phys Anthropol.* 2015;156(1):11–18. doi:10.1002/ajpa.22622

5. Novotny JA, Gebauer SK, Baer DJ. Discrepancy between the Atwater factor predicted and empirically measured energy values of almonds in human diets. *Am J Clin Nutr.* 2012;96(2):296–301. doi:10.3945/ajcn.112.035782

6. Baer DJ, Gebauer SK, Novotny JA. Walnuts consumed by healthy adults provide less available energy than predicted by the Atwater factors. *J Nutr.* 2016;146(1):9–13. doi:10.3945/jn.115.217372

7. Horton TJ, Drougas H, Brachey A, Reed GW, Peters JC, Hill JO. Fat and carbohydrate overfeeding in humans: Diferent effects on energy storage. *Am J Clin Nutr.* 1995;62(1):19–29. doi:10.1093/ajcn/62.1.19

8. Dirlewanger M, di Vetta V, Guenat E, et al. Effects of short-term carbohydrate or fat overfeeding on energy expenditure and plasma leptin concentrations in healthy female subjects. *Int J Obes Relat Metab Disord.* 2000;24(11):1413–1418.

第16章 食欲矯正

1. Intuitive Eating. https://www.intuitiveeating.org/. Accessed August 5, 2019.
2. Gruzdeva O, Borodkina D, Uchasova E, Dyleva Y, Barbarash O. Leptin resistance: Underlying mechanisms and diagnosis. *Diabetes Metab Syndr Obes.* 2019;12:191–198. doi:10.2147/DMSO.S182406
3. *From Lesions to Leptin: Review Hypothalamic Control of Food Intake and Body Weight.*
4. Erlanson-Albertsson C. How palatable food disrupts appetite regulation. *Basic Clin Pharmacol Toxicol.* 2005;97(2):61–73. doi:10.1111/j.1742-7843.2005. pto_179.x
5. Tremblay A, Royer M-M, Chaput J-P, Doucet É. Adaptive thermogenesis can make a difference in the ability of obese individuals to lose body weight. *Int J Obes.* 2013;37: 759–764. doi:10.1038/ijo.2012.124
6. Ravussin E, Beyl RA, Poggiogalle E, Hsia DS, Peterson CM. Early time-restricted feeding reduces appetite and increases fat oxidation but does not affect energy expenditure in humans. *Obesity.* 2019;27(8):1244–1254. doi:10.1002/oby.22518
7. Ahima RS, Antwi DA. Brain regulation of appetite and satiety. *Endocrinol Metab Clin North Am.* 2008;37(4):811–823. doi:10.1016/j.ecl.2008.08.005
8. Tremblay, Royer, Chaput, Doucet. Adaptive thermogenesis can make a difference.

第17章 食物的品質重要嗎？

1. Augusto Monteiro C, Cannon G, Moubarac J-C, Bertazzi Levy R, Laura Louzada MC, Constante Jaime P. The UN Decade of Nutrition, the NOVA food classification and the trouble with ultra-processing. 2017. doi:10.1017/S1368980017000234
2. Ibid.
3. *Food Systems and Diets: Facing the Challenges of the 21st Century;* 2016.
4. Monteiro CA, Cannon G, Levy RB, et al. Ultra-processed foods: What they are and how to identify them. *Public Health Nutr.* 2019;22(5):936–941. doi:10.1017/ S1368980018003762
5. *Food Systems and Diets.*
6. Hall KD, Ayuketah A, Brychta R, et al. Ultra-processed diets cause excess calorie intake and weight gain: An inpatient randomized controlled trial of ad libitum food intake. *Cell Metab.* 2019;30(1):67–77.e3. doi:10.1016/J. CMET.2019.05.008
7. Ibid.
8. de Macedo IC, de Freitas JS, da Silva Torres IL. The influence of palatable diets in reward system activation: A mini review. *Adv Pharmacol Sci.* 2016;2016:7238679. doi:10.1155/2016/7238679

第18章 追蹤進度的終極指南

1. Ashwell M, Mayhew L, Richardson J, Rickayzen B. Waist-to-height ratio is more predictive of years of life lost than body mass index. *PLOS ONE.* 2014;9(9):e103483. doi:10.1371/journal.pone.0103483
2. Murray S. Is waist-to-hip ratio a better marker of cardiovascular risk than body mass index? *CMAJ.* 2006;174(3):308. doi:10.1503/cmaj.051561

第20章 建立正確心態

1. Tétreault P, Mansour A, Vachon-Presseau E, Schnitzer TJ, Apkarian AV, Baliki MN. Brain connectivity predicts placebo response across chronic pain clinical trials. Wager TD, ed. *PLOS Biol.* 2016;14(10):e1002570. doi:10.1371/journal.pbio.1002570
2. Crum AJ, Langer EJ. Mindset matters: Exercise and the placebo effect. *Psychol Sci.* 2007;18(2):165–171. doi:10.1111/j.1467-9280.2007.01867.x
3. Hoffmann V, Lanz M, Mackert J, Müller T, Tschöp M, Meissner K. Effects of placebo interventions on subjective and objective markers of appetite—A randomized controlled trial. *Front Psychiatry.* 2018;9:706. doi:10.3389/fpsyt.2018.00706
4. Panayotov VS. Studying a possible placebo effect of an imaginary low-calorie diet. *Front Psychiatry.* 2019;10:550. doi:10.3389/fpsyt.2019.00550
5. Ranganathan VK, Siemionow V, Liu JZ, Sahgal V, Yue GH. From mental power to muscle power–gaining strength by using the mind. *Neuropsychologia.* 2004;42(7):944–956. doi:10.1016/j.neuropsychologia.2003.11.018
6. Levy BR, Slade MD, Kunkel SR, Kasl SV. Longevity increased by positive self-perceptions of aging. *J Pers Soc Psychol.* 2002;83(2):261–270.
7. Maruta T, Colligan RC, Malinchoc M, Offord KP. Optimism-pessimism assessed in the 1960s and self-reported health status 30 years later. *Mayo Clin Proc.* 2002;77(8):748–753. doi:10.4065/77.8.748
8. Maruta T, Colligan RC, Malinchoc M, Offord KP. Optimists vs pessimists: Survival rate among medical patients over a 30-year period. *Mayo Clin Proc.* 2000;75(2):140–143. doi:10.4065/75.2.140
9. Hernandez R, Kershaw KN, Siddique J, et al. Optimism and cardiovascular health: Multi-Ethnic Study of Atherosclerosis (MESA). *Heal Behav Policy Rev.* 2015;2(1):62–73. doi:10.14485/HBPR.2.1.6

第21章 動起來！斷食也能運動

1. Swift DL, Johannsen NM, Lavie CJ, Earnest CP, Church TS. The role of exercise and

physical activity in weight loss and maintenance. *Prog Cardiovasc Dis.* 2014;56(4):441–447. doi:10.1016/j.pcad.2013.09.012

2. Lee I-M, Hsieh C, Paffenbarger RS. Exercise intensity and longevity in Men. *JAMA.* 1995;273(15):1179. doi:10.1001/jama.1995.03520390039030

3. Warburton DER, Nicol CW, Bredin SSD. Health benefits of physical activity: The evidence. *CMAJ.* 2006;174(6):801–809. doi:10.1503/cmaj.051351

4. Dunn AL, Trivedi MH, O'Neal HA. Physical activity dose-response effects on outcomes of depression and anxiety. *Med Sci Sports Exerc.* 2001;33(6 Suppl): S587–S97; discussion 609–610.

5. LaMonte MJ, Buchner DM, Rillamas-Sun E, et al. Accelerometer-measured physical activity and mortality in women aged 63 to 99. *J Am Geriatr Soc.* 2018;66(5):886–894. doi:10.1111/jgs.15201

6. LaCroix AZ, Bellettiere J, Rillamas-Sun E, et al. Association of light physical activity measured by accelerometry and incidence of coronary heart disease and cardiovascular disease in older women. *JAMA Netw Open.* 2019;2(3):e190419. doi:10.1001/jamanetworkopen.2019.0419

7. Jones N, Kiely J, Suraci B, et al. A genetic-based algorithm for personalized resistance-training. *Biol Sport.* 2016;33(2):117–126. doi:10.5604/20831862.1198210

8. Møller AB, Vendelbo MH, Christensen B, et al. Physical exercise increases autophagic signaling through ULK1 in human skeletal muscle. *J Appl Physiol.* 2015;118(8):971–979. doi:10.1152/japplphysiol.01116.2014

9. Anton SD, Moehl K, Donahoo WT, et al. Flipping the metabolic switch: Understanding and applying the health benefits of fasting. *Obesity (Silver Spring).* 2018;26(2):254–268. doi:10.1002/oby.22065

10. Ibid.

11. Schoenfeld BJ, Aragon AA, Krieger JW. The effect of protein timing on muscle strength and hypertrophy: A meta-analysis. *J Int Soc Sports Nutr.* 2013;10(1):53. doi:10.1186/1550-2783-10-53

12. Salgin B, Marcovecchio ML, Hill N, Dunger DB, Frystyk J. The effect of prolonged fasting on levels of growth hormone–binding protein and free growth hormone. *Growth Horm IGF Res.* 2012;22(2):76–81. doi:10.1016/j. ghir.2012.02.003

13. Ho KY, Veldhuis JD, Johnson ML, et al. Fasting enhances growth hormone secretion and amplifies the complex rhythms of growth hormone secretion in man. *J Clin Invest.* 1988;81(4):968–975. doi:10.1172/JCI113450

14. Graham TE. Caffeine and exercise: Metabolism, endurance, and performance. *Sport Med.* 2001;31(11):785–807. doi:10.2165/00007256-200131110-00002

15. Teruya T, Chaleckis R, Takada J, Yanagida M, Kondoh H. Diverse metabolic reactions activated during 58-hr fasting are revealed by non-targeted metabolomic analysis of

human blood. *Sci Rep.* 2019;9(1):854. doi:10.1038/s41598-018-36674-9

16. Bröer S, Bröer A. Amino acid homeostasis and signalling in mammalian cells and organisms. *Biochem J.* 2017;474(12):1935–1963. doi:10.1042/BCJ20160822

17. Sou Y, Waguri S, Iwata J, et al. The Atg8 conjugation system is indispensable for proper development of autophagic isolation membranes in mice. Subramani S, ed. *Mol Biol Cell.* 2008;19(11):4762–4775. doi:10.1091/mbc.e08-03-0309

第22章 減重太慢或體重停滯該怎麼辦？

1. Shelmet JJ, Reichard GA, Skutches CL, Hoeldtke RD, Owen OE, Boden G. Ethanol causes acute inhibition of carbohydrate, fat, and protein oxidation and insulin resistance. *J Clin Invest.* 1988;81(4):1137–1145. doi:10.1172/JCI113428

2. Siler SQ, Neese RA, Hellerstein MK. De novo lipogenesis, lipid kinetics, and whole-body lipid balances in humans after acute alcohol consumption. *Am J Clin Nutr.* 1999;70(5):928–936. doi:10.1093/ajcn/70.5.928

3. Yeomans MR. Short term effects of alcohol on appetite in humans. Effects of context and restrained eating. *Appetite.* 2010;55(3):565–573. doi:10.1016/J. APPET.2010.09.005

第24章 勇敢分享

1. Foodinsight.org. *2018 Food & Health Survey;* 2018.

常見問題

1. Arnason TG, Bowen MW, Mansell KD. Effects of intermittent fasting on health markers in those with type 2 diabetes: A pilot study. *World J Diabetes.* 2017;8(4):154–164. doi:10.4239/wjd.v8.i4.154

2. Furmli S, Elmasry R, Ramos M, Fung J. Therapeutic use of intermittent fasting for people with type 2 diabetes as an alternative to insulin. *BMJ Case Rep.* 2018;2018. doi: 10.1136/bcr-2017-221854

3. Soules MR, Merriggiola MC, Steiner RA, Clifton DK, Toivola B, Bremner WJ. Short-term fasting in normal women: Absence of effects on gonadotrophin secretion and the menstrual cycle. *Clin Endocrinol (Oxford).* 1994;40(6): 725–731.

4. Nair PMK, Khawale PG. Role of therapeutic fasting in women's health: An overview. *J Midlife Health.* 2016;7(2):61–64. doi:10.4103/0976-7800.185325

5. Wang A, Huen SC, Luan HH, et al. Opposing effects of fasting metabolism on tissue tolerance in bacterial and viral inflammation. *Cell.* 2016;166(6):1512–1525.e12. doi:10. 1016/j.cell.2016.07.026

6. Pietrocola F, Malik SA, Mariño G, et al. Coffee induces autophagy in vivo. *Cell Cycle*. 2014;13(12):1987–1994. doi:10.4161/cc.28929

7. Cigarette Ingredients: R.J. Reynolds Tobacco Company. https://www.rjrt.com / commercial-integrity/ingredients/cigarette-ingredients/. Accessed July 5, 2019.

8. Bajaj M. Nicotine and insulin resistance: When the smoke clears. *Diabetes*. 2012;61(12):3078–3080. doi:10.2337/db12-1100

9. Attvall S, Fowelin J, Lager I, Von Schenck H, Smith U. Smoking induces insulin resistance–A potential link with the insulin resistance syndrome. *J Intern Med*. 1993;233(4):327–332.

10. Tapsell LC, Neale EP, Satija A, Hu FB. Foods, nutrients, and dietary patterns: Interconnections and implications for dietary guidelines. *Adv Nutr*. 2016;7(3): 445–454. doi:10.3945/an.115.011718

11. Olsson K-E, Saltin B. Variation in total body water with muscle glycogen changes in man. *Acta Physiol Scand*. 1970;80(1):11–18. doi:10.1111/j.1748-1716.1970.tb04764.x

12. Zangeneh F, Abedinia N, Mehdi Naghizadeh M, Salman Yazdi R, Madani T. The effect of Ramadan fasting on hypothalamic pituitary ovarian (HPO) axis in women with polycystic ovary syndrome. *Women's Heal Bull*. 2014;1(1). doi:10.17795/whb-18962

13. Marshall JC, Dunaif A. Should all women with PCOS be treated for insulin resistance? *Fertil Steril*. 2012;97(1):18–22. doi:10.1016/j.fertnstert.2011.11.036

14. Cho S, Dietrich M, Brown CJP, Clark CA, Block G. *The Effect of Breakfast Type on Total Daily Energy Intake and Body Mass Index: Results from the Third Naional Health and Nutrition Examination Survey (NHANES III)*.

15. Sievert K, Hussain SM, Page MJ, et al. Effect of breakfast on weight and energy intake: Systematic review and meta-analysis of randomised controlled trials. *BMJ*. 2019;364:l42. doi:10.1136/bmj.l42

16. Anton SD, Moehl K, Donahoo WT, et al. Flipping the metabolic switch: Understanding and applying the health benefits of fasting. *Obesity (Silver Spring)*. 2018;26(2):254–268. doi:10.1002/oby.22065

17. Funada J, Dennis AL, Roberts R, Karpe F, Frayn KN. Regulation of subcuta neous adipose tissue blood flow is related to measures of vascular and autonomic function. *Clin Sci*. 2010;119(8):313–322. doi:10.1042/CS20100066

18. Landsberg L, Young JB, Leonard WR, Linsenmeier RA, Turek FW. Do the obese have lower body temperatures? A new look at a forgotten variable in energy balance. *Trans Am Clin Climatol Assoc*. 2009;120:287–295.

19. Phinney SD, Tang AB, Waggoner CR, Tezanos-Pinto RG, Davis PA. The transient hypercholesterolemia of major weight loss. *Am J Clin Nutr*. 1991;53(6): 1404–1410. doi:10.1093/ajcn/53.6.1404

間歇斷食減重全指南
避開讓你失敗的斷食地雷，量身訂做專屬你的無痛苦減重計畫
Fast. Feast. Repeat.: The Comprehensive Guide to Delay, Don't Deny® Intermittent Fasting–Including the 28-Day FAST Start

作者　琴・史蒂文斯（Gin Stephens）
譯者　駱香潔
編輯　張海靜
封面設計　萬勝安
行銷業務　王綬晨、邱紹溢
行銷企畫　曾志傑
副總編輯　張海靜
總編輯　王思迅
發行人　蘇拾平
出版　如果出版
發行　大雁出版基地
地址　台北市松山區復興北路333號11樓之4
電話　02-2718-2001
傳真　02-2718-1258
讀者傳真服務　02-2718-1258
讀者服務信箱E-mail　andbooks@andbooks.com.tw
劃撥帳號　19983379
戶名　大雁文化事業股份有限公司
出版日期　2022年5月初版
定價　480
ISBN　978-626-7045-343（平裝）

Copyright © 2020 by Virginia Stephens
Published by arrangement with Park & Fine Literary and Media,
through The Grayhawk Agency.

歡迎光臨大雁出版基地官網
www.andbooks.com.tw
訂閱電子報並填寫回函卡

國家圖書館出版品預行編目資料

間歇斷食減重全指南：避開讓你失敗的斷食地雷，量身訂做專屬你的無痛
苦減重計畫／琴・史蒂文斯（Gin Stephens）著；駱香潔譯. -- 初版. -- 臺
北市：如果出版：大雁出版基地發行, 2022.05
　　面；　公分
譯自：Fast.feast.repeat. : the comprehensive guide to delay, don't deny®
　　　intermittent fasting--including the 28-day fast start
ISBN 978-626-7045-34-3（平裝）

1.CST：減重　　2.CST：斷食療法

411.94　　　　　　　　　　　　　　　　　　111005902